糖尿病护理指导大全

主　编　陈立英　王　群　王丽芹

副主编　张明霞　庞晓燕　贾春雨

编　者：（以姓氏笔画为序）

王　宣　王　锐　王　群　王丽芹　孙亚兰

田佳宁　刘建琴　李阳溪　李建荣　苏　宁

孟俊华　张明霞　张文慧　陈立英　宋　梅

陆建英　赵　芳　庞晓燕　贾春雨　夏国宝

董　燕　董迎越　童　奥

中国协和医科大学出版社

图书在版编目（CIP）数据

糖尿病护理指导大全／陈立英，王群，王丽芹主编. —北京：中国协和医科大学出版社，2016.9

ISBN 978-7-5679-0641-9

Ⅰ. ①糖… Ⅱ. ①陈… ②王… ③王… Ⅲ. ①糖尿病-护理 Ⅳ. ①R473.5

中国版本图书馆 CIP 数据核字（2016）第 208530 号

糖尿病护理指导大全

主　　编：陈立英　王　群　王丽芹
责任编辑：许进力　高淑英

出版发行：**中国协和医科大学出版社**
　　　　　（北京东单三条九号　邮编100730　电话65260378）
网　　址：www.pumcp.com
经　　销：新华书店总店北京发行所
印　　刷：北京佳艺恒彩印刷有限公司

开　　本：787×1092　1/16 开
印　　张：22
字　　数：450 千字
版　　次：2016 年 11 月第 1 版　　2016 年 11 月第 1 次印刷
印　　数：1—3000
定　　价：49.00 元

ISBN 978-7-5679-0641-9

主 编 简 介

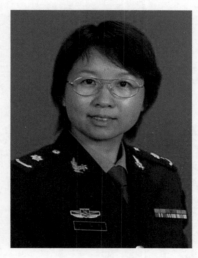

陈立英　副主任护师，解放军第 309 医院糖尿病
专科护士

任职情况：
北京护理学会内分泌专业委员会秘书
309 医院糖尿病学组组长
卫生部临床医生科普项目医学科普专家
成果和文章：
获军队医疗成果三等奖 4 项，华夏科技二等奖 1 项，完成院课题 1 项，参与
首发基金 1 项，参编专著 4 部，国内发表文章 20 余篇
教学：
主办北京市 I 类继续医学教育 2 期，主办全国 I 类继续医学教育 1 期
曾获荣誉：
优秀护士长、优秀共产党员、北京市英雄护士健康天使、中国南丁格尔优秀志
愿者、9.3 抗战老兵乘车方队先进个人

主 编 简 介

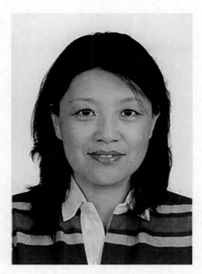

王　群　副主任护师，糖尿病健康教育护理师

任职情况：

北京大学第三医院内分泌科病房护士长

北京护理学会内分泌专业委员会主任委员

中华护理学会糖尿病专业委员会委员

中华医学会北京分会内分泌学专业委员会糖尿病教育与管理学组委员

进修情况：

1997 年和 2007 年分别在美国 Joslin 糖尿病中心和香港威尔斯亲王医院进行糖尿病管理的学习

成果和文章：

近年来完成院内种子基金项目 3 项，参与编写临床培训手册 3 本，指南编写 2 本，发表核心期刊论文 10 余篇等

主要研究方向：

糖尿病患者教育和管理

主 编 简 介

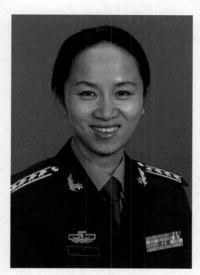

王丽芹　解放军 309 医院护理部主任，副主任护师，
　　　　硕士生导师

任职情况：

现任全军护理专业委员会委员

中华护理学会静脉治疗专业委员会委员

北京市护理学会静脉输液专业委员会委员

成果和文章：

近 3 年作为负责人承担中华感染专项基金课题 1 项，参与首发课题 1 项，
主编专著 8 部，以第一作者发表核心期刊论文 13 篇，申请专利 3 项

主要研究方向：

静脉治疗、老年慢性病护理等

前　言

中国糖尿病的患病率为 11.6%，糖尿病前期患病率为 50.1%，已经成为我国公共卫生服务体系的沉重负担，糖尿病给社会、家庭带来沉重的经济负担。据调查，我国城市糖尿病患者的医疗费用约占国家医疗总花费的 3.6%，其中，有并发症患者的费用是没有并发症患者的 4 倍。

目前，我国糖尿病在出现高患病率的同时，伴随着的是糖尿病的低知晓率、低治疗率和更低的规范治疗率和控制率、高并发症发生率。广大人民群众对糖尿病的认知程度与糖尿病流行趋势不相适应，不能积极有效地参与糖尿病预防与治疗。近年来，国内许多医院，越来越重视糖尿病教育工作，采取不同的教育形式开展了不同程度的糖尿病教育活动，有糖尿病患者住院教育，糖尿病患者门诊教育，联合国糖尿病日义诊活动、社区教育等，采取的形式有一对一教育、小组教育、大课堂教育、同伴支持教育等，并取得了一定的效果。

为了使糖尿病患者及家属能够及时查阅了解糖尿病知识，以指导自己的行为，本书在参考大量国内外资料的基础上，结合我国糖尿病患者的实际问题，汇聚了北京护理学会内分泌专业委员会糖尿病健康教育专家的力量编写了此书。包括糖尿病一般知识、糖尿病饮食指导、糖尿病运动指导、糖尿病用药指导、胰岛素注射指导、血糖监测指导、糖尿病足部指导、糖尿病急慢性并发症指导、儿童糖尿病指导、妊娠糖尿病指导、老年糖尿病指导、围术期糖尿病指导、糖尿病心理指导、糖尿病日常生活中的自我管理指导、糖尿病合并骨质疏松症的指导、糖尿病合并冠心病的指导、糖尿病合并肾病的指导、糖尿病合并脑血管病的指导、糖尿病合并视网膜病变的指导、糖尿病合并结核病、糖尿病与吸烟的指导以及常见糖尿病化验检查结果的解读，同时附上了 20 个常见的临床案例进行解析，希望对我国广大糖尿病患者及家属在日常生活中有所帮助，同时对社区医护人员进行糖尿病健康教育提供指导。

由于编写时间仓促，书中的缺点与错误在所难免，恳望广大读者批评指正。

北京护理学会内分泌专业委员会
中国人民解放军第 309 医院糖尿病教育学组
陈立英
2016 年 10 月

目　录

第一章　糖尿病基础知识

第二章　糖尿病患者的饮食

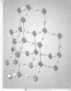

第三章　糖尿病患者运动护理

第四章　糖尿病口服降糖药的治疗与护理

第五章　糖尿病的胰岛素治疗及规范注射

第六章 糖尿病患者的自我监测及控制目标

第七章 糖尿病患者生活中的自我管理

第八章　糖尿病急性、慢性并发症的护理

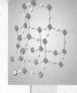

第九章　糖尿病患者的足部护理

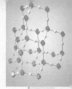

第十章　儿童糖尿病的护理

第十一章　妊娠糖尿病的护理

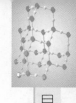
第十二章　　老年糖尿病的护理

第十三章　糖尿病围术期护理

第十四章 糖尿病患者如何应对心理压力

第十五章　糖尿病与骨质疏松症

第十六章　糖尿病与心脑血管疾病

第十七章　糖尿病与肾病

第十八章　糖尿病与眼病

第十九章　糖尿病与结核病

第二十章　糖尿病与吸烟

第二十一章　糖尿病患者如何看检查报告单

第一章
糖尿病基础知识

　　本章围绕着糖尿病的相关概念、糖尿病的分型、糖尿病的危险因素、糖尿病的诊断、糖尿病的临床表现、糖尿病的预防、糖尿病的健康教育、糖尿病前期，介绍了糖尿病这一慢性病的概况。

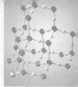

1 什么是血糖？血糖来自哪里？血糖如何被利用？

血糖是指存在于血液中的葡萄糖。不在血液中的糖类不能称之为血糖，而血液中葡萄糖以外的糖类，也不能叫做血糖，它们只有在转化为葡萄糖后才能被称为血糖，如血液中的其他单糖、果糖和半乳糖。血糖来自进食后食物中碳水化合物的消化和吸收，空腹状态时肝内储存糖原的分解，以及由脂肪和蛋白质转化而来。血糖一部分转化为维持人体生命活动所需的能量，一部分转化为糖原储存于肝脏、肾脏和肌肉中，还有一部分会转变为脂肪和蛋白质等成分，在机体中储存起来。人体内的糖类、蛋白质、脂肪不断相互转化，正常人血糖的产生和利用处于动态平衡。

2 血糖常用的测定单位是什么？它们之间如何换算？

其测定单位有毫克/分升（mg/dl）和毫摩尔/升（mmol/L）两种，将以毫摩尔/升为单位的血糖值乘以 18，就是相应的以毫克/分升为单位的血糖值；反之，以毫克/分升为单位的血糖值除以 18，即以毫摩尔/升为单位的血糖值。

3 什么是胰岛素？胰岛素是如何被发现的？

胰岛素是由胰腺的胰岛 β 细胞合成分泌的。它的分泌受血糖的控制，血糖升高立即引起胰岛素分泌，使血糖降低，分泌也即减少。它是体内唯一降低血糖的激素，它必须与细胞膜上的受体结合，才能发挥作用。胰岛素能使血糖被组织利用，使血糖的来源和去路保持平衡，使血糖维持在正常范围。

胰岛素的发现，改变了糖尿病患者的命运，使许多糖尿病患者重获新生，能像正常人那样生活、学习和工作。1921 年加拿大外科医生班廷开始给切除胰腺的狗从颈静脉注射胰腺提取物，终于在实验进行到第 92 只狗时发现有糖尿病的狗血糖浓度明显下降。胰腺提取物注射量较大时还可出现低血糖反应。从此，班廷在一个夜晚产生的提取胰岛素的灵感变成了现实，揭示了糖尿病发生之谜，同时也为糖尿病的治疗奠定了物质基础。1922 年 1 月 1 日，班廷首次将含有胰岛素的牛胰腺提取物给多伦多总医院的一位生命垂危的糖尿病患者汤姆森进行注射，血糖恢复到正常水平，尿糖和酮体也消失了。他的这次试验性治疗开辟了糖尿病胰岛素治疗的先河。

4 胰岛素是如何降血糖的？哪些因素影响胰岛素分泌？

胰岛素会刺激肝脏和肌肉细胞对葡萄糖的吸收以及肝糖原的合成。可以促进葡萄糖转化为脂肪、蛋白质及糖原，以减少血液中的葡萄糖浓度，从而降低血糖。

影响胰岛素分泌的因素有：①血糖浓度是影响胰岛素分泌的最重要因素；②食用蛋白质含量较高的食物后，血液中的氨基酸浓度会升高，胰岛素分泌也会增加；③进餐后胃肠道蠕动急速增加，可促进胰岛素分泌；④自由神经功能状态可影响胰岛素的分泌。

5 什么是 C-肽？

每生成一个胰岛素分子，就同时释放一个分子的 C-肽。C-肽有一定的生物活性，有调节胰岛素合成与分泌的作用。其分泌有一定特点：首先，C-肽与胰岛素是等分子释放，测定 C-肽的量就反映胰岛素的水平；其次，C-肽分子比胰岛素稳定，在体内保存的时间较长，对测定胰岛功能较为有利；更重要的是 C-肽分子与胰岛素相差甚远，注射胰岛素的患者无法测自身产生的胰岛素水平，但是测定 C-肽就不受是否注射胰岛素的影响。所以，C-肽是反映自身胰岛素分泌能力的一个良好指标，对于鉴别糖尿病患者是 1 型糖尿病还是 2 型糖尿病有所帮助。

6 什么是胰岛素抗体？

胰岛素抗体主要指的是糖尿病患者注射了胰岛素后，对外来胰岛素中的杂质产生的抗体，因此所注射的胰岛素的结构与人自身的胰岛素相差的越多，纯度越低，患者体内就越容易产生胰岛素抗体，从而影响胰岛素制剂的功效。胰岛素抗药性与胰岛素抗体的产生关系密切，胰岛素抗体能与胰岛素结合，降低胰岛素降糖作用的强度，使患者不得不用更大剂量的胰岛素。除了对外来胰岛素产生抗体外，人体在某些情况下也可能对自身的胰岛素产生抗体，这种抗体称为胰岛素自身抗体。

 7 什么是胰岛素受体？

胰岛素受体能够且仅与胰岛素相结合，胰岛素受体就是胰岛素作用的靶子。胰岛素

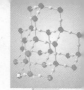

受体是一种糖和蛋白质结合的产物，位于胰岛素靶细胞，如肝细胞、肌肉细胞和脂肪细胞的膜上。胰岛素能与其受体结合，使这些细胞发生结构和功能上的改变，细胞外的葡萄糖、氨基酸等营养物质容易进入细胞，同时细胞内的酶等活性物质也被激活，从而调节糖、脂肪、蛋白质等重要物质的合成与代谢。胰岛素受体的数量和亲和力正是胰岛素发挥降糖作用的先决条件，如果胰岛素受体数量减少，或其亲和力下降，都会引起血糖的升高。

 8　什么是胰岛素抵抗？

胰岛素抵抗是 2 型糖尿病的一个特征，可抑制糖尿病患者肝脏、肌肉、脂肪细胞的正常活动，通俗地讲，就是 2 型糖尿病患者不缺乏胰岛素，但所分泌的胰岛素不起作用，不能发挥降糖作用。

9　什么是空腹状态？

指无食物消化吸收的一段时间，即进餐后 5~6 小时至下次进餐前的一段时间，空腹状态的长短依进餐的频率而定，一般以晚餐的餐后状态至次日早餐前未进食的一段时间（10~14 小时），被称作为空腹状态。

10　为什么糖尿病患者不仅要控制空腹血糖，更强调要控制餐后血糖？为什么有时候餐后血糖比餐前血糖还低？

因为餐后血糖对全天平均血糖影响比空腹血糖大，可以推测全天的血糖基本情况，所以，糖尿病患者不仅要控制空腹血糖，更重要的是要控制好餐后血糖，这样才能减少并发症的发生。

糖尿病患者进食后会出现明显的血糖升高，但有些糖尿病患者监测血糖时会出现餐后血糖比餐前还低，主要原因有：胰岛素分泌过多和高峰延迟，胰岛素维持在较高浓度不能恢复到基线水平，因而餐后血糖低甚至出现低血糖；饮食不足或餐后运动过大；药物影响，降糖药物剂量过大，或与饮食不匹配出现血糖低。

11　什么是糖尿病？糖尿病分哪几型？为什么要重视糖尿病？糖尿病会遗传吗？

糖尿病是一组由于胰岛素分泌不足和（或）胰岛素作用缺陷而导致的以慢性高血

糖为特征的代谢性疾病。除高血糖（碳水化合物）外，还可伴有蛋白质、脂肪、水电解质代谢紊乱以及各种急、慢性并发症的发生。

糖尿病共分四大类，即 1 型糖尿病、2 型糖尿病、妊娠糖尿病和特殊类型的糖尿病。糖尿病可导致长期碳水化合物及脂肪、蛋白质代谢紊乱引起多系统损害，最终导致眼、肾、神经、心脏、血管等组织器官的慢性进行性病变、功能减退及衰竭；病情严重或应激时可发生急性严重代谢紊乱，如糖尿病酮症酸中毒、糖尿病非酮症高渗综合征、乳酸酸中毒等。因此要重视糖尿病。

大多数糖尿病属于遗传病范畴，但是，有些糖尿病的患病是在一定条件下得的。例如：2 型糖尿病、大部分妊娠糖尿病，个体从父方或母方获得了多个基因突变，存在可能患糖尿病的风险，但在生长过程中不一定患糖尿病，是否患病，还要看个体生活和环境因素，如肥胖、缺乏锻炼者易患糖尿病；另一种情况是个体从父方或母方遗传所获得的单个基因突变导致的血糖增高。

12 什么是 1 型糖尿病？什么是 2 型糖尿病？

1 型糖尿病，也称胰岛素依赖型糖尿病，多发生在儿童和青少年，也可发生于各种年龄，病因和发病机制尚不清楚。起病比较急剧，体内胰岛素绝对不足，容易发生酮症酸中毒，必须终身使用胰岛素治疗才能获得满意疗效，否则将危及生命。

2 型糖尿病多发生于成年人，有明显的遗传倾向，多有糖尿病家族史。主要表现为胰岛素相对不足和胰岛素抵抗。2 型糖尿病的病情一般较缓和，治疗以运动和饮食控制为主或加用口服降糖药物，一般不需要用胰岛素治疗，但在必要时也以注射胰岛素来控制血糖。

13 哪些人群属于糖尿病的高危人群，高危人群应如何定期检查以便及早查出糖尿病？

糖尿病的高危人群指：年龄在 45 岁以上；有糖尿病阳性家族史；肥胖者；曾患妊娠糖尿病的妇女；娩出过巨大儿的妇女；高血压者；高血脂者。对 45 岁以上糖尿病高危人群来说，应该每 3 年进行 1 次血糖检测，对于肥胖或超重的人来说，每 1~2 年进行 1 次检测。通过定期检查对可能发展成糖尿病的高危人群做到早发现、早诊断和早治疗；对重点高危人群定期进行体格检查和筛查的糖尿病二级预防，定期监测糖尿病患者的空腹血糖、餐后血糖和糖耐量检查；还可以对糖尿病患者的病情起到预防和监督的作用，对于预防延缓糖尿病及其并发症的发生和进展有很大的帮助。

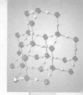

14 糖尿病常见的危险因素有哪些?

糖尿病常见的危险因素有遗传、肥胖、高龄、不健康的生活方式等。无论是 1 型糖尿病,还是 2 型糖尿病,均有家族发病的特点。糖尿病患者的子女,其发生糖尿病的机会明显高于正常人,而且,随着年龄的增长发病率也在增加。对于 2 型糖尿病,肥胖是其发病的一个重要因素。肥胖的程度与糖尿病发病率呈正比。肥胖者脂肪细胞的胰岛素受体减少,导致对胰岛素不敏感而导致糖尿病。尤其是中心性肥胖的患者,他们比那些臀部及大腿上脂肪丰富的人更容易患 2 型糖尿病。年龄也是 2 型糖尿病的发病因素,大多数 2 型糖尿病多在 40 岁以后发病,高龄患者容易出现糖尿病。吃高热量的食物和运动量减少也可引起糖尿病。

15 如何早期发现糖尿病? 如何诊断糖尿病?

中老年、肥胖、高血压、高血脂患者都是糖尿病的易感人群,应定期到医院检查及早发现。另外,出现以下症状时应引起重视:①常发生疖肿、毛囊炎等皮肤感染;②有异常分娩史,如原因不明的多次流产、早产、娩出畸形儿或巨大儿等;③女性下身瘙痒,按阴道炎治疗效果不佳;④男性性功能障碍,排除泌尿、生殖道病变;⑤年轻患者发生动脉硬化、冠心病、眼底病变等。

诊断糖尿病可根据以下标准:糖尿病症状(典型症状包括多饮、多食、多尿和不明原因的体重下降)加上以下任意一项:①任意时间血浆葡萄糖水平 ≥ 11.1mmol/L(200mg/dl)或空腹血浆葡萄糖 ≥ 7mmol/L(126mg/dl)或口服葡萄糖耐量试验(OGTT)中,2 小时血糖水平≥11.1mmol/L(200mg/dl);(备注:空腹指至少 8 小时内无任何热量摄入;任意时间指一日内任何时间,无论上次进食时间及食物摄入量);②无糖尿病症状,则需另日重复检查上述血糖;③儿童的糖尿病诊断标准与成人一致。

16 糖尿病诊断误区有哪些?

常见糖尿病诊断误区有:①血糖高就是糖尿病。血糖升高有可能是多种因素引起的生理反应,如情绪激动、应激(感染、外伤等),及使用药物都可暂时性引起血糖升高,一些全身性疾病,如甲状腺功能亢进、肢端肥大症也可导致高血糖。②尿糖阳性就是糖尿病。血糖在肾脏的排泄过程中由血糖浓度、肾脏对血糖的滤出能力和再吸收能力决定的。当血糖超过 10mmol/L 时才出现尿糖，如果肾脏对血糖的滤出能力降低，而对滤出血糖的再吸收能力尚好时，血糖浓度虽高但无尿糖，医学上称"肾糖阈增高"，反之，"肾糖阈降低"，即血糖浓度正常，尿糖却呈阳性。因此，尿糖检查不能反映血糖的真正水平。③患 2 型糖尿病都是成年人。成年人大多患 2 型糖尿病，但成年人自身免疫性糖尿病（LADA）属于 1 型糖尿病，它具有起病隐匿、迟发等特点。④患 1 型糖尿病都是儿童。儿童大多患的是 1 型糖尿病，但目前随着肥胖儿童的增多，他们常常患 2 型糖尿病。⑤空腹血糖正常就不是糖尿病。很多早期 2 型糖尿病患者的空腹血糖是正常的，而餐后血糖却是高的，因此，不能认为空腹血糖正常就不是糖尿病。

17 糖尿病有哪些主要临床表现？

糖尿病主要临床表现有：①典型症状："三多一少"即多饮、多尿、多食和消瘦（体重下降）。由于尿液中糖分过高带出更多的水分而导致多尿，尿液过多会导致体内丢失大量水分而感到口渴，但往往喝了很多水后也仍感口渴。由于体内胰岛素缺乏，葡萄糖不能被身体有效利用，因此会感到饥饿、乏力，饭量较前明显增加，可体重却反而下降。②不典型症状：反复皮肤感染、皮损及术后伤口不愈合；皮肤瘙痒，尤其是女性外阴瘙痒或泌尿系感染；不明原因的双眼视力下降；下肢麻木、烧灼感；尿中有蛋白；男性可有不明原因性功能减退、勃起功能障碍（阳痿）。

18 为什么有些糖尿病患者没有症状，而有的糖尿病患者经常感觉很累？

有的 2 型糖尿病患者，尤其是老年人患糖尿病可以无症状，在体检或其他疾病检查时被发现。这是由于他们肾排糖阈值增高所致，即使血糖高达 11.1~16.7 mmol/L，也无糖尿，所以没有三多症状，常常得病多年后才被发现，有的患者不是没有症状，而是被忽略了，他们常常因为并发症（如视力不好或皮肤感染后不容易好等）到医院看病，发现血糖高或确诊糖尿病。有的糖尿病患者经常感觉很累的原因很多，可能是高血糖、运动量不足，或是抑郁的先兆，高血糖会使糖尿病患者感觉疲惫，抑郁更容易加重高血糖。抑郁和血糖控制不良会使糖尿病患者感觉疲劳。

19 什么是妊娠糖尿病，妊娠糖尿病诊断标准是什么？

妊娠糖尿病（GDM）指妊娠期间出现或发现的糖尿病，是糖尿病及糖耐量异常分类中的一种独立类型，约占妊娠合并糖尿病的 80%。妊娠糖尿病如果病情较重，对孕妇、胎儿影响极大，可导致胚胎发育异常而流产、早产甚至死亡。其诊断标准是：患者在空腹情况下抽血，尔后口服 75 克葡萄糖，用 250~300 毫升温开水送服，5 分钟内喝完。如果空腹血糖 ≥5.1mmol/L，餐后 1 小时血糖 ≥10.0mmol/L，餐后 2 小时血糖 ≥8.5 mmol/L，任何一项异常即可诊断为妊娠糖尿病。

20 导致孕期胰岛素抵抗的因素有哪些？

导致孕期胰岛素抵抗的因素包括妊娠期激素水平变化、自身免疫、遗传等导致胰岛分泌胰岛素功能下降及机体组织器官对胰岛素敏感性下降等。孕期不健康的生活方式也会诱发妊娠糖尿病的发生。

21 为什么要做口服葡萄糖耐量试验？如何进行口服葡萄糖耐量试验？

有些患者尿糖阳性，有眼底病变、神经病变、肾脏病变，提示为糖尿病，但空腹血糖正常或稍高，餐后血糖增高处于界限状态，为了明确是否为糖尿病，需做糖耐量试验明确诊断。

按照以下方法进行口服葡萄糖耐量试验（OGTT）：①晨 7~9 时开始，受试者空腹（8~14 小时）取血后，口服溶于 200~300ml 水内的无水葡萄糖粉 75g，如用 1 分子水葡萄糖则为 82.5g。儿童则给予每千克体重 1.75g，总量不超过 75g。糖水在 5 分钟内服完。②从服糖第一口开始计时，于服糖后 30 分钟、1 小时、2 小时、3 小时取血。③试验过程中，受试者不喝茶及咖啡，不吸烟，不做剧烈运动，但也无需绝对卧床。④取血后应尽早将标本送检。⑤试验前 3 天内，每日碳水化合物摄入量不少于 150g。⑥试验前停用可能影响 OGTT 结果的药物，如避孕药、利尿剂、苯妥英钠等 3~7 天。

22 为什么肥胖者容易得糖尿病？如何诊断肥胖？

主要是与胰岛素介导的糖脂代谢异常有关，胰岛素是促进葡萄糖的利用，当吃饭后血糖会升高，升高的血糖会刺激胰腺中的 β 细胞分泌胰岛素发挥降糖作用，因此，健康人进食后不久血糖就会降至正常。而肥胖者，胰岛素的这种作用发挥障碍，肥胖者会不得不分泌更多胰岛素保障升高的血糖恢复正常，时间长了，胰岛长期处于过重负荷的状态，分泌功能越来越差，分泌的胰岛素不能满足降糖需要，导致血糖升高，出现糖尿病。

　　判断肥胖可参考以下方法：体重指数是最常用的简易方法，计算公式是：体重指数 = 体重（kg）/身高平方（m^2）。1999 年 WHO 公布 BMI≥23 为超重，≥25 为肥胖。我国对中国成人体重指数的建议是 BMI 18.5～23.9 为正常，BMI 24.0～27.9 为超重，BMI＞28.0 为肥胖。判断腹型肥胖的简易方法是量腰围，男性腰围≥90cm，女性腰围≥80cm 为腹型肥胖。

23 糖尿病的慢性并发症有哪些？糖尿病急性并发症有哪些？

　　糖尿病的慢性并发症有：包括大血管病变、微血管病变和糖尿病足。其中，大血管病变有心脑血管疾病等。微血管病变有糖尿病肾病、糖尿病视网膜病变、糖尿病神经病变。糖尿病足是糖尿病最严重的和治疗费用最高的慢性并发症之一，严重者可导致截肢。糖尿病这些并发症就像隐形的无声杀手，是糖尿病患者致残、致死的最主要因素。

　　糖尿病的急性并发症有：当糖尿病的病情未能得到及时诊断和有效治疗，血糖控制不佳时，有可能会导致糖尿病急性并发症的出现，包括低血糖、糖尿病酮症酸中毒、糖尿病高渗性非酮症综合征及乳酸性酸中毒。这些并发症的特点是起病急、病情凶险、病死率高，掌握相关的预防知识很重要。

24 什么是低血糖？

　　血糖系指血液中的葡萄糖，人体组织主要靠血糖供应能量。正常人血糖下降至 2.8mmol/L（50mg/dl）时，胰岛素分泌受抑制，升高血糖激素的分泌被激活，使血糖浓度维持在正常水平。对非糖尿病患者来说，低血糖的标准为小于 2.8mmol/L（50mg/dl）。而糖尿病患者只要血糖值≤3.9mmol/L（70mg/dl）就属于低血糖的范畴。

25 糖尿病容易并发哪些皮肤病变？

　　糖尿病容易并发以下皮肤病变：①真菌感染，这是糖尿病最容易并发的皮肤病；②皮肤化脓性感染，临床表现为疖、痈、毛囊炎，这些皮肤感染如不能及时治疗，可加重病情，诱发酸中毒；③皮肤瘙痒，多见于老年性糖尿病患者；④结缔组织障碍引起的皮肤病，如糖尿病性硬化性水肿；⑤脂肪代谢障碍引起的皮肤病，如胡萝卜素沉着症；

⑥血管性障碍引起的皮肤病，如糖尿病性大疱。

26 糖尿病患者为什么容易合并泌尿系感染？

糖尿病患者容易合并泌尿系感染的主要原因是糖尿病患者血糖高导致尿糖高，尿糖是细菌生长良好的培养基，加之糖尿病患者抵抗力差，因此容易发生泌尿系感染，泌尿系感染尤其在女性糖尿病患者中很常见，因为女性尿道短更容易被感染。

27 如何预防和控制糖尿病？糖尿病能治愈吗？

糖尿病目前虽然需要终身治疗，不过是可以预防和控制的。通过"五驾马车"的综合管理，包括饮食治疗、合理运动、药物治疗、血糖监测和糖尿病自我管理教育。良好的血糖、血脂、血压等方面的代谢控制，完全可以控制糖尿病，避免急慢性并发症的发生。

目前糖尿病是不能治愈的，但糖尿病本身对我们不会造成生命威胁，但是如果长期的高血糖、高血压、高血脂会造成糖尿病慢性并发症，对我们的生命造成威胁，但只要坚持饮食、运动、药物、监测综合治疗，是可以很好地控制住糖尿病的。

28 2 型糖尿病理想的控制目标是什么？

糖尿病控制的目标是个性化的，中国 2 型糖尿病患者的理想控制目标为：

项　目	目标值
血糖（mmol/L）：空腹	4.4~7.0
非空腹	10.0
HbA1c（%）	<7.0
血压（mmHg）	<140/80
TC（mmol/L）	<4.5
HDL-C（mmol/L）：男性	>1.0
女性	>1.3
TG（mmol/L）	<1.7

续　表

项　目	目标值
LDL-C（mmol/L）：未合并冠心病	<2.6
合并冠心病	<1.8
体重指数（BMI，kg/m^2）	<24.0
尿白蛋白/肌酐比值（mg/mmol）：男性	<2.5（22mg/g）
女性	<3.5（31mg/g）
尿白蛋白排泄率	<20.0μg/min（30.0mg/d）
主动有氧活动（分钟/周）	≥150.0

29　什么是糖尿病前期，糖尿病前期要干预吗？

糖尿病前期是指空腹血糖异常（空腹血糖：6.1~7mmol/L，餐后 2 小时血糖<7.8 mmol/L）和糖耐量减退（空腹血糖<7mmol/L，餐后 2 小时血糖 7.8~11.1mmol/L）。糖尿病前期是介于糖尿病和正常人之间的一种状态，它是发展为糖尿病的危险阶段，如果能够提早干预，改变不健康的生活方式，可以防止糖尿病的发生。处于"糖尿病前期"的人千万别认为自己还是十分安全的，因为这一时期的人除了血糖不正常外，还常有血压增高、血脂异常和肥胖。因此，"糖尿病前期"的人除了今后发生糖尿病的危险性明显增高外，以后发生心血管疾病的危险性也明显增高，甚至有些人在这个阶段已经发生了心血管疾病。因此，目前国际上学术界认为，这个阶段是预防糖尿病和心血管疾病发生的关键阶段。研究显示，如果任其不管，处于糖尿病前期的人群每年会以大约 10% 的速度进展为糖尿病。

30　如何对糖尿病前期人群进行干预？

对糖尿病前期的患者进行干预，包括控制饮食、进行规律的训练和运动，达到并维持理想的体重。使用药物、压力管理：当身体感受到压力时，会释放皮质醇动员能量来源，升高血糖。糖尿病前期的患者如果能够积极地改善不良的生活方式，必要时加用一定的药物治疗，不仅可以阻止或延缓糖尿病的发生，增加血糖、血脂和血压恢复正常的可能性，同时还可以减少今后发生心脑血管疾病、肾病、眼病等糖尿病并发症的危险，从而延长生存寿命，提高生活质量。

31 糖尿病的一级预防是什么，包括哪些预防措施?

糖尿病的一级预防是预防尚未发生糖尿病的高危个体或糖尿病前期患者发展为2型糖尿病，目的是控制各种危险因素，降低糖尿病的发病率。

一级预防措施包括：①健康教育：糖尿病的人群预防是病因预防，最重要的措施是对公众的健康教育，提高全社会对糖尿病危害的认识，教育对象不仅是糖尿病患者和家属，还要着眼于以预防为目的的公共教育，使整个社会提高对糖尿病危害的认识以改变不良的生活方式。②预防和控制肥胖：肥胖是糖尿病肯定的危险因素。肥胖者，尤其是高血压肥胖者，减轻体重就能减少糖尿病的发生率。肥胖者应严格限制吃高糖和高脂肪的食物，多吃富含纤维素和维生素的蔬菜和水果，防止能量的过分摄取。③加强体育锻炼和体力活动：经常性的参加适当的体育活动可以减轻体重，增强心血管的功能，从而预防糖尿病及其并发症。④提倡膳食平衡：首先要调节饮食，避免能量的过多摄入。可用复杂的碳水化合物取代容易吸收的碳水化合物。膳食纤维有益于控制血糖，改善脂蛋白构成，因此富含纤维素的天然食品如谷类、水果、蔬菜应该首选。其次，减少饱和脂肪酸的摄入。血清胆固醇是饱和脂肪酸高水平摄入的标志。有糖尿病阳性家族史且血清胆固醇高的人尤应注意避免饱和脂肪酸的摄入过多。提倡低脂肪高碳水化合物的膳食结构，碳水化合物可占总热量的50%~60%，限制脂肪摄入到总热量的30%以下，其中饱和脂肪酸，多不饱和脂肪酸和不饱和脂肪酸的比例为1：1：1。⑤戒烟、限酒。

32 糖尿病的二级预防是什么，包括哪些预防措施?

糖尿病的二级预防是在已诊断的2型糖尿病患者中预防2型糖尿病并发症的发生和发展，通过定期筛查尽量做到糖尿病的早发现、早诊断和早治疗，预防延缓糖尿病及其并发症的发生和进展。二级预防强调糖尿病高危人群的监测和定期筛查。

二级预防的主要措施是在高危人群中筛查糖尿病和糖耐量低减者。糖尿病的筛检不仅要查出隐性糖尿病患者、未引起注意的显性糖尿病患者，而且要查出IGT（糖耐量减低）者。IGT是正常和糖尿病之间的过渡状态，其转归具有双向性，既可转为糖尿病，又可转为正常。因此，在此阶段采取措施具有重要的公共卫生学意义和临床意义。

33 糖尿病的三级预防是什么？

糖尿病的三级预防就是减少 2 型糖尿病并发症的加重和降低致残率和死亡率，改善 2 型糖尿病患者的生活质量，是针对患者的预防措施，强调糖尿病的规范治疗和疾病管理。通过对糖尿病患者进行规范的治疗和管理，预防并发症的发生，提高生命质量。

34 什么是糖尿病健康教育，糖尿病健康教育的五驾马车指什么？

糖尿病教育是指由专业人员对糖尿病高危人群及患者进行系统化、专业化的教育和指导，以使其正确认识糖尿病，掌握预防和控制疾病的知识和技巧，提高他们对糖尿病综合防治的依从性，即成为糖尿病管理中最积极、最主动的参与者，最终达到"行为改变"的目标，从而使疾病得到良好的预防与控制。

糖尿病健康教育的五驾马车是指饮食治疗、合理运动、药物治疗、血糖监测和糖尿病自我管理教育。"五驾马车"是目前糖尿病综合防治的经典策略，其中，对糖尿病患者的教育是核心，因为，对于糖尿病的预防和治疗来说没有哪一种措施能离开患者的配合而显效的。

35 为什么提倡糖尿病患者进行自我管理？

糖尿病是一种慢性终身性疾病，目前还没有根治的方法，其发生和发展均与生活方式密切相关，如果糖尿病患者进行不合理的运动、饮食，即使用再多、再贵的药物也不可能把血糖控制好，所以，糖尿病患者应进行很好的自我管理，把饮食、运动、药物和监测管理好，糖尿病也就控制好了。

附：糖尿病风险预测

下面的表可自测您是否有患糖尿病的风险，少于 3 条时风险较低，3~6 条时风险为中等，大于 7 条则有高度风险。

1	您超重吗？	是	否
2	我的父母、兄弟、姐妹都有糖尿病	是	否
3	我是亚裔或太平洋岛国裔	是	否
4	我曾有妊娠糖尿病或曾分娩过 4kg 以上的小孩	是	否
5	我的血压>140mmHg 或患有高血压	是	否
6	血脂不正常，HDL-L<2.2mmol/L（男），<2.8mmol/L（女），三酰甘油>13.9mmol/L	是	否
7	每周运动少于 3 次	是	否
8	年龄在 45~64 岁之间	是	否
9	年龄超过 65 岁	是	否

（北京大学第三医院 王 群 张文慧）

第二章

糖尿病患者的饮食

　　糖尿病患者的饮食是糖尿病教育五驾马车之辕，是糖尿病治疗的基础。本章介绍了糖尿病患者饮食治疗的重要性、糖尿病患者饮食治疗的原则、糖尿病患者在日常生活中如何做到科学饮食、介绍了食物模型、推荐了糖尿病患者一日食谱。

36 为什么糖尿病患者强调饮食治疗？

饮食治疗是各种类型糖尿病患者最基本的治疗措施。合理控制饮食可以减轻胰岛 β 细胞的负荷，有利于血糖控制；提供符合患者生理需求的能量和营养；尽量达到并维持患者的理想体重；纠正代谢紊乱，使血糖、血脂、血压尽可能达到正常水平；预防和治疗低血糖、酮症酸中毒等急性并发症；防止急性并发症的发生和降低慢性并发症的风险；提高糖尿病患者的生活质量。

37 糖尿病患者饮食治疗的原则是什么？

糖尿病患者饮食治疗应按以下原则：

（1）能量摄入的原则：要求达到或维持理想体重。目前国际上用体重指数（BMI）来衡量患者的肥胖程度。

体重指数（BMI）（kg/m^2）= 体重（kg）/身高^2（m^2）

    BMI（男性）：理想<25、良好<27、差≥27

    BMI（女性）：理想<24、良好<26、差≥26

    标准体重（kg）= 身高（cm）-105

    标准体重±10%即为理想体重，<20%为消瘦，>20%为肥胖。

表1　成人糖尿病患者每日能量供给（kcal/kg 标准体重）

劳动强度	消瘦	正常	肥胖
轻体力	35	30	20~25
中体力	40	35	30
重体力	45	40	35

（2）碳水化合物摄入的原则：糖尿病患者的碳水化合物推荐摄入量比普通人群的 55~65% 供能比略低，但由于大脑唯一能量来源是葡萄糖，因此推荐糖尿病患者每天碳水化合物摄入量不应低于 130g。

（3）脂类摄入的原则：脂肪是重要的供能物质，糖尿病条件下对脂肪的关注主要在于摄入不同种类、剂量的脂肪后对糖代谢、胰岛素抵抗及血脂的影响，及随后表现在各系统器官的后果。自 20 世纪认识到摄入过量脂肪对患者长期心血管健康有不良影响后，减少脂肪摄入总量是糖尿病营养治疗中的重要环节，脂肪占全日总能量摄入不宜超过30%供能比。

38 什么是血糖生成指数？

血糖生成指数（GI）是食物的一种生理参数，是衡量食物引起餐后血糖反应的一项有效指标，它表示含50g有价值的碳水化合物的食物和相当量的葡萄糖在一定时间内体内血糖应答水平百分比值。餐后血糖应答值一般用血糖应答曲线下的面积来表示。一般认为：当血糖生成指数<55时，该食物为低GI食物；当血糖生成指数在55~75之间时，该食物为中等GI食物；当血糖生成指数>75时，该食物为高GI食物。如将葡萄糖GI定为100，则果糖为23、香蕉52、蜂蜜73、蔗糖65、麦芽糖105、馒头（富强粉）88.1、大米饭83.2、煮红薯76.7、苏打饼干72、小米饭71、大米粥69.4、全麦面包69、小米粥61.5、山药51、蒸芋头47.7、绿豆27.7、豆腐干23.7、大豆18、酸奶48、全脂牛奶27、西瓜72、芒果55、猕猴桃52、葡萄43、苹果36、梨28、柚子25、樱桃22等。

39 糖尿病患者如何科学地吃？

糖尿病患者可常吃的谷豆类有：玉米、小米、燕麦、荞麦、黄豆、黑豆、绿豆、红小豆、黑芝麻；适量少吃的谷豆类食物：年糕、粽子、酱豆腐；尽量不吃的谷豆类食物：油条、方便面、三明治、汉堡、粉丝。肉类是很好的蛋白质来源，但往往也含有较高的热量、胆固醇、脂肪，需要限量。可适当多吃的肉食有兔肉、鸡肉、鸭肉等；动物肝脏、肾脏、心脏应适量少吃；腌制、煎炸类食物尽量不吃。坚果分为两类：高脂肪、高蛋白、低碳水水化合物类如花生、瓜子、松子、杏仁、腰果、核桃、榛子；低脂肪、低蛋白、高碳水化合物类：如板栗、莲子、白果。50克坚果相当于大小适中的花生米66粒，大杏仁37粒，开心果76粒，葵花籽5把（成年女性手掌）。一般2克坚果相当于1克食用油，因此，糖尿病患者如果吃坚果，就要相应减少烹调油，比例大约是2∶1。

40 糖尿病患者在吃水果、饮酒、脂类摄入方面分别有哪些要求？

（1）糖尿病患者吃水果时需要注意血糖的控制、时间的选择和能量的转换三方面因素。①理想的血糖：空腹的血糖控制在 7.8mmol/L 以下，餐后血糖控制在 10mmol/L 以下；②时间选择在两餐之间即餐后两小时至下一餐 1 小时之前；③减少前一餐主食 25g（半两），可在两餐间食用 200g（4 两）苹果、橘子、柚子、猕猴桃或桃子。

（2）在饮酒方面：首先，不推荐糖尿病患者饮酒，若饮酒应计算酒精中所含的热量。其次，糖尿病患者每周不得超过 2 次饮酒，女性每天饮酒的酒精量不超过 15g，男性不超过 25g（15g 酒精相当于 450 毫升啤酒、150 毫升葡萄酒、50 毫升低度白酒）。

（3）在脂类摄入方面：应少吃肥肉、猪羊牛脂、禽类的皮下脂肪、黄油、可可油、椰子油等；多不饱和脂肪酸应占全日总量的 10%；单不饱和脂肪酸应大于或等于总能量的 10%。应适当减少饱和脂肪酸所占比例，以单不饱和脂肪酸代替饱和脂肪酸，其中橄榄油、茶籽油、花生油等富含单不饱和脂肪酸。胆固醇：每日摄入量应小于 300mg；蛋白质：占全日总能量的 15%~20%，优质蛋白占 50% 以上。有微量蛋白尿者限制在 0.8~1.0g/kg，有显性蛋白尿者应 <0.8g/kg。

41 食物中的脂肪分哪两类？

根据来源食物中的脂肪分为动物性脂肪和植物性脂肪，动物性脂肪中的鱼、虾等以不饱和脂肪酸为主，肉、蛋、奶以及各种动物油脂包括奶油、黄油等以饱和脂肪酸为主；植物性脂肪主要来源于我们所食用的食用油，如花生油、豆油、菜籽油等，以及各种坚果，它们的脂肪成分以多不饱和脂肪酸为主。

42 什么是植物蛋白质？什么是动物蛋白质？

植物蛋白质在植物中提取，其氨基酸的构成不如动物蛋白与人体接近，其吸收利用率相对较低。但豆类含有丰富的蛋白质又称之为"蛋白肉"，其氨基酸组成也比较合理在体内利用率较高，是植物蛋白质中非常好的蛋白质来源。适合肥胖、超重、血脂偏高的糖尿病患者食用。

动物蛋白质主要来源于禽、畜、鱼类等的肉、蛋、奶。其蛋白质的构成以酪蛋白为主，能被成人较好地吸收与利用；更重要的是，动物蛋白质的必需氨基酸种类齐全，比例合理，比一般的植物性蛋白质更容易消化、吸收和利用，营养价值也相对高些。

为改善蛋白质质量，在膳食中应保证有一定数量的优质蛋白质。一般要求动物性蛋白质和大豆蛋白质应占膳食蛋白质总量的 30%~50%。此外，应充分发挥蛋白互补作用，应尽量做到植物蛋白、动物蛋白搭配食用。

43 糖尿病肾病患者在摄入蛋白质方面应注意什么？

糖尿病患者的蛋白质摄入应以高生物效价的动物蛋白质为主，以易消化的鱼类、瘦肉为佳，因为植物蛋白不易被吸收，而且会增加患者肾脏负担。蛋白质中含钾较高，控制蛋白质摄入在一定程度上也利于限钾。高蛋白饮食会加重肾小球高灌注、高滤过，因此主张以优质蛋白摄入为原则。蛋白质的量应控制在每天每千克体重 0.6~0.8 克，患者早期应限制蛋白质摄入量至 0.8g/（kg·d），对已有大量蛋白尿和肾衰竭的患者可降低至 0.6g/（kg·d）。

44 糖尿病患者容易饥饿怎么办？

糖尿病患者出现饥饿感首先要排除低血糖；其次当血糖高时也会引起饥饿感，原因是患者胰岛素绝对或相对不足，不能充分利用葡萄糖，使得葡萄糖进入细胞减少，脑细胞能量不足，产生饥饿信号。为有效控制血糖，饮食控制是关键，患者往往主诉还不等到下顿饭时就饿了。因此，遇到此类情况时，方便时可先测快速血糖，如果不是低血糖，可以吃一些低热量含纤维素的食物，比如，黄瓜、西红柿来充饥。也可以控制饮食时将原来的 3 餐改为 4 餐或 5 餐，即在总热量不增加的情况下，把正餐的主食移出 1/4 做为加餐用，同时配以绿叶蔬菜等。

45 糖尿病患者需要控制饮水吗？喝牛奶可以取代日常饮水吗？

因为糖尿病患者体内处于高凝状态，血糖高，必须增加尿量将糖分从尿中排出体外，如果喝水少，血液浓缩，过多血糖和体内的含氮废物无法从体内排出，也会导致血容量减少，血糖升高，甚至可能出现酮症，对身体十分不利。所以糖尿病患者要适当多饮水，饮水后可以降低血液渗透压从而降低血糖，但对于肾功能不全、水肿的患者来说要适当控制饮水。

牛奶中主要提供蛋白质及脂肪和少量乳糖，是一种含有热量的饮品，而白开水中不含热量。如果全日饮水量用牛奶代替，其膳食总量会严重超标，对血糖必然会受到影响。全日饮水量建议：成人男性 1.7L，女性 1.5L。

46 糖尿病患者可以多吃无糖食品吗？

无糖食品实际上是未添加蔗糖的食品，而食品中原有的糖分依然存在，如无糖奶粉，只是奶粉中无蔗糖，而奶粉中原有的乳糖依然存在，消化后转变成葡萄糖和半乳糖。因此，糖尿病患者不能仅仅看到无糖二字就认为是不含糖类的食品。这里所讲的糖，是碳水化合物的总称。糖又分为单糖、双糖、多糖，我们食用的米饭、面条、馒头、面包、饼干等所含的淀粉都是多糖，多糖类的淀粉虽然不甜，但可以在淀粉酶的作用下分解为单糖，而且主要是葡萄糖。葡萄糖可以被人体吸收利用，但它的吸收利用需要胰岛素的帮助。如果含淀粉或糖的食物吃得过多，再加上运动少，没有足够的能量消耗，身体里的胰岛素就无法帮助把多余的糖类吸收和利用，就会使血糖升高，甚至通过肾脏滤出成为尿糖，最终导致糖尿病的发生。无糖食品大都只能做到不使用单糖或双糖类甜味剂调味，甚至一些无糖糕点其脂肪含量很高导致食品热量高。因此长时间食用对体重、血糖的控制均会带来消极作用。建议：无糖食品的同时选择低脂食品，食用量应得到严格的控制。

47 糖尿病患者能吃蜂蜜、喝粥吗？

糖尿病患者能吃蜂蜜，但蜂蜜对糖尿病患者不是好的食物，只有在糖尿病患者发生低血糖时作为首选以尽快纠正低血糖。蜂蜜中的主要成分是碳水化合物（糖类），而且含量极高，每百克蜂蜜中含葡萄糖约 35 克，果糖 40 克，蔗糖 2 克，糊精 2 克，葡萄糖和果糖均为单糖，不经过消化直接被吸收，蔗糖和糊精经水解后即可被吸收。因此，糖尿病患者在血糖没有控制好的情况下吃蜂蜜会使血糖越来越高。

糖尿病患者喝粥后餐后血糖迅速升高，是因为大米淀粉颗粒通过在水中加热使其膨胀，包膜破裂，加热时间越长，作用越彻底，进食后就越能同消化液充分接触，而迅速被吸收，血糖上升较快。粥熬得时间越长，越黏稠，吃后血糖升高得速度越快。如果既要喝粥了又不引起血糖迅速升高，可以将大米、豆类等用水泡后短时间熬成粥食用。

48 糖尿病患者可以吃月饼吗？

一般市售月饼仍然属于高糖、高油、高热量制作，糖尿病患者要尽量避免，但如果是低卡月饼，糖量少、增加纤维素、奶油量降低，增加低热量内容物或以代糖制作，可以适量摄入，但不能摄取过量，要按照糖尿病饮食热量计划，把吃进去的月饼热量算到总热量中。

49 爱吃甜食就容易得糖尿病吗？糖尿病患者饮食是不吃甜食或少吃主食吗？

甜食和糖尿病的发生没有直接关系。在正常饮食基础上长期大量摄入糖、高碳水化合物而导致热量过剩出现肥胖，肥胖可导致胰岛素抵抗和高胰岛素血症，最终引起胰岛素相对缺乏，血糖升高。

糖尿病患者膳食需要控制全日膳食总热量，其中碳水化合物 4kcal/g、蛋白质 4kcal/g、脂肪 9kcal/g。因此，在控制甜食和主食的同时还要管理蛋白质类食品（如肉、蛋、奶、豆制品）的食用量；严格限制全日脂肪摄入量，建议糖尿病患者全日食用植物油 20ml。

50 饮食控制＝饥饿疗法吗？得了糖尿病就不能吃水果了吗？

大家都知道，得了糖尿病要控制饮食，但许多糖尿病患者以为控制饮食就是饥饿疗法，尤其要少吃主食，这是一种误解。糖尿病患者饮食控制是因人而异控制总热量的，保持合理的膳食结构，而不仅仅是不吃主食或饥饿。假如患者一天的主食量少于 150克，就会导致人体在饥饿时，体内的升糖激素升高，不仅会升高血糖，还会分解体内的脂肪和蛋白质，生成大量的代谢产物，这些代谢产物需要肝脏分解，肾脏排泄，长期下来，会导致肝肾功能损害。另外，长期饥饿疗法还会导致营养不良，人体抵抗力下降，产生疾病。

得了糖尿病后，在血糖控制理想的情况下可以吃水果，水果中含有大量的维生素、膳食纤维和矿物质，适量食用对糖尿病有好处。水果含的糖分有葡萄糖、果糖、蔗糖，其中果糖在代谢时不需要胰岛素参与，所以糖尿病患者在血糖控制佳时，不必拒绝吃水果。如果空腹血糖在 6~7mmol/L，餐后血糖在 6~8mmol/L，可以在两餐之间适当吃一些水果。可以在正餐时和主食互换，适当减少主食的摄入量。

51 糖尿病患者是只能吃粗粮，不能吃细粮吗？

糖尿病患者粗粮和细粮应该搭配食用。由于粗粮富含的膳食纤维能减缓人体对葡萄糖的摄取，因此摄入等量的粗粮和细粮，餐后转化成血糖的程度有差别，血糖居高不下的患者，可暂时用粗粮取代细粮。但是一旦血糖得到控制，粗粮就不能吃得太多，因为这样会加重胃肠道的负担，时间长了会造成营养不良。因此，选择主食应做到粗细搭配。

52 糖尿病患者在饮食上如何做到食物交换分的互换？

选择食物时以糖尿病治疗原则为基础，各类食物灵活互换，但要切记同类食物之间可互相选择，非同类食物之间不得互换。部分蔬菜、水果可与主食（谷薯类）互换。糖尿病患者要注意保持三餐定时、饮食均衡的好习惯，少吃油腻、含糖分的食物，多吃高纤维素的食物，如各种蔬菜、全麦面包、全麦饼干、水煮马铃薯等。糖尿病患者饮食要注意减少盐分的摄入，每日限制在 6g 以内，高盐饮食是高血压的重要致病因素，而高血压又会增加脑卒中和心血管疾病的危险概率。

在血糖控制良好的情况下，糖尿病患者可以适量吃水果，但是要注意吃的时间和量，不能大量、空腹、餐后吃，一般上午 9 点到 9 点半，下午 3 点到 4 点；晚上睡前 9 点左右为宜，最好选在加餐时间吃，也可直接作为加餐食品，既预防低血糖，又可保持血糖不发生大的波动；限制饮酒：特别是肥胖、高血压和高三酰甘油血症的患者。酒精可引起治疗的患者出现低血糖，为防止酒精引起低血糖，饮酒的同时应摄入适量的碳水化合物；保持钙的摄入量在 1000～1500mg/d，以减少发生骨质疏松的危险性。

53 糖尿病患者饮食上如何掌握五大营养素的合理搭配？

糖尿病患者饮食需要控制总热量，建立合理的饮食结构，将体重控制在理想范围内，改善血糖、血脂，保持体力是糖尿病饮食治疗的原则。在此原则基础上要注意保持饮食均衡，糖尿病患者要达到控制血糖的目标，一定要养成正确的饮食习惯。①碳水化合物：红薯、土豆、山药、芋头、藕等根茎类蔬菜的淀粉含量很高，不能随意进食，需与粮食交换。严格限制白糖、红糖、蜂蜜、果酱、巧克力、各种糖果、含糖饮料、冰激凌及各种甜点心的摄入。②蛋白质：对于肾功能损害者，蛋白质摄入为每日每公斤体重 0.6～0.8 克，并以优质动物蛋白为主，限制主食、豆类及豆制品中的植物蛋白。③脂肪和胆固醇：糖尿病患者少吃煎炸食物，宜多采用清蒸、白灼、烩、炖、煮、凉拌等烹调方法。坚果类食物脂肪含量高，应少食用。每日胆固醇的摄入量应少于 300 毫克。④膳食纤维：膳食纤维具有降低餐后血糖、血脂、改善葡萄糖耐量的作用。糖尿病患者每日可摄入 20~30 克。粗粮富含膳食纤维，故每日在饮食定量范围内，可适当进食。⑤维生素、矿物质：糖尿病患者可多吃含糖量低的新鲜蔬菜，能生吃的尽量生吃，以保证维生素 C 的充分吸收。对于无高胆固醇血症的患者，可适当进食动物肝脏或蛋类，以保证维生素 A 的供应。糖尿病患者应尽量从天然食品中补充钙、硒、铜、铁、锌、锰、镁等矿物质以及维生素 B、维生素 E、维生素 C、B-胡萝卜素等维生素。食盐的摄入量每日应限制在 6 克以内。

54 什么是食物的营养模型？

食物模型具有直观明了、形象逼真的特点、用其来进行饮食知识教育，可通过用眼看、用手摸来感受食物重量、体积、厚度，便于掌握与实践，是一种较为满意的理论与实践相结合的教育形式。通过食物模型教育后，提高患者对食物数量、重量、体积认识，最主要的是营造了一个学习氛围，把以往的被动学习变为主动学习、相互交流，讨论今后该怎样饮食、应注意些什么，再以食物模型为食物，亲自动手搭配自己一日的食物。反复练习，对食物数量、重量、体积做到了心中有数便于回家实践，久之养成按量进食的习惯，是一种理论与实际相结合的较为满意的教育形式。

附：食品交换份法

表 2 食品交换份表四大类（八小类）食品的能量及所含主要营养素类别

组别	类别	重量（g）	能量（kcal）	主要营养素
谷薯类	谷薯类	25	90	碳水化合物、膳食纤维、维生素
菜果类	蔬菜类	500	90	维生素、矿物质、膳食纤维
	水果类	200	90	蛋白质
	大豆类	25	90	脂溶性维生素
肉蛋类	奶类	160	90	矿物质
	肉蛋类	50	90	蛋白质，脂肪
油脂类	油脂类	10(1 汤匙)	90	脂肪，脂溶性维生素

注：1. 表中食物均为生重，不含水。2. 将全日总量按 1/5、2/5、2/5 的比例，分配于三餐及加餐，为了保证食谱的多样化，可根据宗教信仰、饮食习惯、经济条件等，选择个人喜爱的食品。3. 为便于交换和计算，表 2 中每一"交换份"的食品，均大致可供能 90kcal

表3 等值谷薯类交换表（每份谷薯类提供蛋白质2g、碳水化合物20g，热能 90kcal）

食品	重量（g）	食品	重量（g）
大米、小米、糯米	25	绿豆、红豆、干豌豆	25
高粱米、玉米渣	25	干粉条、干莲子	25
面粉、玉米面	25	油条、油饼、苏打饼	25
混合面	25	烧饼、烙饼、馒头	35
燕麦片、荞麦面	25	咸面包、窝窝头	35
各种挂面、龙须面	25	生面条、魔芋生面条	35
马铃薯	100	鲜玉米	200

表4 等值蔬菜交换表（每份蔬菜类提供蛋白质5g、碳水化合物17g，热能 90kcal）

食品	重量（g）	食品	重量（g）
大白菜、圆白菜、菠菜	500	胡萝卜	200
韭菜、茴香	500	倭瓜、南瓜、花菜	350
芹菜、莴苣、油菜	500	扁豆、洋葱、蒜苗	250
葫芦、西红柿、冬瓜、苦菜	500	白萝卜、青椒、茭白、冬笋	400
黄瓜、茄子、丝瓜	500	山药、荸荠、藕	150
芥蓝菜、瓢菜	500	茨菇、百合、芋头	100
苋菜、雪里蕻	500	毛豆、鲜豌豆	70
绿豆芽、鲜蘑菇	500		

表5 等值水果交换表（每份水果类提供蛋白质1g、碳水化合物21g，热能 90kcal）

食品	重量（g）	食品	重量（g）
柿子、香蕉、鲜荔枝	150	李子、杏	200
梨、桃、苹果（带皮）	200	葡萄（带皮）	200
橘子、橙子、柚子	200	草莓	300
猕猴桃（带皮）	200	西瓜	500

表6　等值大豆类交换表（每份大豆类提供蛋白质 9g、
脂肪 4g、碳水化合物 4g，热能 90kcal）

食品	重量（g）	食品	重量（g）
腐竹	20	北豆腐	100
大豆	25	南豆腐	150
大豆粉	25	豆浆	400
豆腐丝、豆腐干	50		

表7　等值肉蛋类交换表（每份肉蛋类提供蛋白质 9g、脂肪 6g，热能 90kcal）

食品	重量（g）	食品	重量（g）
熟火腿、香肠	20	鸡蛋（一大个带壳）	60
半肥半瘦猪肉	25	鸭蛋、松花蛋（一大个带壳）	60
熟叉烧肉（无糖）午餐肉	35	鹌鹑蛋（六个带壳）	60
瘦猪、牛、羊肉	50	鸡蛋清	150
带骨排骨	50	带鱼	80
鸭肉	50	鹅肉	50
草鱼、鲤鱼甲鱼、比目鱼	80	大黄鱼、鳝鱼黑鲢、鲫鱼	100
兔肉	100	虾、清虾、鲜贝	100
熟酱牛肉、熟酱鸭	35	蟹肉、水浸鱿鱼	100
鸡蛋粉	15	水浸海参	350

表8　等值奶制品交换表（每份奶制品类提供蛋白质 5g、
脂肪 5g、碳水化合物 6g，热能 90kcal）

食品	重量（g）	食品	重量（g）
奶粉	20	牛奶	160
脱脂奶粉	25	羊奶	160
奶酪	25	无糖酸奶	130

表9 等值油脂交换表（每份油脂类提供脂肪10g，热能90kcal）

食品	重量（g）	食品	重量（g）
花生油、香油（1汤勺）	10	猪油（1汤勺）	10
玉米油	10	牛油（1汤勺）	10
菜籽油（1汤勺）			
豆油（1汤勺）	10	羊油（1汤勺）	10
红花油（1汤勺）	10	黄油（1汤勺）	10
核桃、杏仁、花生米	15	葵花籽（带壳）	25
西瓜子（带壳）	40		

55 糖尿病患者的食谱设计

根据患者的年龄、性别、劳动强度、BMI和标准体重，参考表1，可计算出患者每日所需总能量，然后确定三大营养素的供给量及比例，最后根据"食品交换份"设计食谱。

举例：张某，女性，身高150cm，体重48kg，中体力劳动工作，根据能量供给表，计算患者每日需要热量为1600千卡，折合食物是谷薯类250克（10份）、肉蛋豆类150克（3份）、奶类250克（1.5份）、菜果类500克（1份）、油脂类20克（2份）。一日三餐按5分制，1/5、2/5、2/5。早餐：主食50克（2份）、肉蛋豆类30克（0.6份）、菜果类100克（1/5份）；午餐：主食100克（4份）、肉蛋豆类60克（1.2份）、菜果类200克（2/5份）；晚餐：主食100克（4份），肉蛋豆类60克（1.2份）、菜果类200克（2/5份），牛奶和油适当安排。

第一天食谱

早餐：无糖牛奶250克（一袋），馒头50克，芹菜丝拌豆丝（芹菜100克、豆丝25克）；午餐：米饭100克，莴笋炒鸡丝（莴笋100克、鸡丝25克），蒜茸苦瓜100克，菠菜豆腐汤（豆腐50克、菠菜50克）；晚餐：五仁粥25克（大麦仁、紫米、大米、薏米、绿豆），烙发面饼75克，锅塌豆腐（豆腐50克、鸡蛋半个），木耳圆白菜（圆白菜150克，水发木耳5克）。

第二天食谱

早餐：无糖牛奶250克，油条25克，拌三丝（胡萝卜、白萝卜、豆丝各25克）；午餐：米饭100克，清蒸草鱼90克，香菇油菜；晚餐：玉米渣25克，素包子75克（韭菜、湿粉丝各10克、虾皮5克、鸡蛋1个、豆丝10克），拌海带丝（100克），素焖扁豆（150 克）。解释该食谱：油条 25 克与馒头 50 克交换，草鱼 90 克与鸡肉、豆腐交换；玉米渣、素包子、湿粉丝与五仁粥、发面饼交换；豆腐、鸡蛋与虾皮、鸡蛋、豆丝交换。

第三天食谱

早餐：小米粥 25 克，荠菜玉米面菜团子 25 克，蒜茸拌黄瓜 100 克，卤鸡蛋 1 个；午餐：捞面条 100 克，菜码（绿豆芽 150 克、黄瓜丝 50 克），肉末豆干炸酱（肥瘦肉 20 克、豆干丁 25 克，面酱 5 克）；晚餐：米饭 100 克，三鲜砂锅豆腐（火腿肉 10 克、鱿鱼 20 克、海米 5 克、豆腐 50 克，冬笋 25 克、香菇 5 克），素炒蒿子秆 150 克。

第四天食谱

早餐：芹菜粥 50 克，酱牛肉 50 克，红油拌黄瓜腐竹（10 克）；午餐：米饭 100 克，魔芋烧鸡块（魔芋 100 克，鸡块 100 克），清汤白菜 200 克；晚餐：菜肉馄饨 50 克，椒盐火烧 50 克，卤鸡翅中 1 块，蒜茸拌苋菜 200 克。

（北京大学人民医院　张明霞）

第三章

糖尿病患者运动护理

糖尿病患者的运动是糖尿病教育五驾马车之一。本章介绍了运动对糖尿病患者的重要性、运动的适应证、运动的禁忌证、糖尿病患者如何选择运动强度、运动方式、运动频率，还介绍了糖尿病患者在运动期间应注意的问题及正确处理的方法、糖尿病合并神经病变和血管病变时应如何运动，最后推荐了糖尿病的有氧运动处方和糖尿病合并症的运动处方。

56 为什么提倡糖尿病患者应进行运动？

规律的运动对每个人来说都非常重要，但对于糖尿病患者尤为重要。目前，世界各国已经公认控制饮食和运动治疗是糖尿病患者的两大基本疗法，许多病情较轻的患者仅控制饮食和适当运动就可以控制糖尿病。但是，运动也是有风险的，如增加低血糖的发生率，加重糖代谢紊乱等。因此，糖尿病患者需要在专业人员指导下进行运动，其益处是大于风险的。糖尿病患者运动时，就是要使运动的益处最大化、风险最小化。

57 哪些糖尿病患者适合运动，哪些不适合运动？

适合运动的糖尿病患者：病情控制稳定的 2 型糖尿病患者；体重超重的 2 型糖尿病患者；稳定的 1 型糖尿病；稳定期的妊娠糖尿病。不适合运动的糖尿病患者：合并各种急性感染的患者；伴有心功能不全、心律失常，且活动后加重的患者；伴有严重糖尿病肾病的患者；伴有严重糖尿病足的患者；伴有严重的眼底病变的患者；伴有新近发生的血栓的患者；有明显酮症或酮症酸中毒的患者；血糖控制不佳的患者。

58 糖尿病患者运动有哪些好处？

糖尿病患者运动有以下好处：①控制血糖：运动可以直接消耗葡萄糖，使血糖降低。②增强胰岛素的作用：运动可以增加胰岛素的敏感性，使胰岛素作用增强。③降低血脂：运动可以降低三酰甘油、极低密度脂蛋白（VLDL）和低密度脂蛋白-c（LDL-c）等容易引起冠心病的有害成分。④降低血压：坚持运动可以使血管弹性增加。有研究表明，胰岛素抵抗与高血压有关，运动能降低高胰岛素血症患者的血压水平，尤其是轻、中度高血压患者。⑤减肥：肥胖是导致 2 型糖尿病发病的重要因素，持之以恒的体育锻炼，加上严格的控制饮食，可使体重减轻，血糖也将随之降低。即使未患糖尿病，肥胖本身也使发生糖尿病的可能性大大增加。因此，运动不仅可降低体重，还可对糖尿病的发生起到预防作用。⑥活血：有氧健身运动可以提高抗凝因子的活性，使纤维蛋白溶解，改善血液的高凝状态，减少血栓的形成，是很好的活血方法。⑦改善心肺功能：运动时循环和呼吸功能加强，血流加快，毛细血管扩张，血管张力降低，氧供应量增加，对糖尿病并发症的发生起一定的预防作用。⑧防治骨质疏松：老年人和绝经后妇女常会出现骨质疏松，糖尿病可使骨质疏松加重，而经常运动可以延缓骨质疏松的发生和发展。⑨增强身体灵活度：经常坚持运动可使肌肉、关节、韧带都得到锻炼，使身体灵活度增加，尤其是老年人在日常生活中动作更加敏捷，从而减少受伤危险的发生。⑩放松紧张情绪：运动可以转移注意力，放松紧张心情，培养生活情趣，陶冶情操，从而提高生活质量。

59 糖尿病患者如何衡量运动强度，和选择运动方式呢？

一般来说，糖尿病患者所选择的运动强度应是最大运动强度的 60%~70%。通常用心率来衡量运动强度。最大运动强度的心率（次/分钟）= 200-年龄。糖尿病患者运动强度应保持心率（次/分钟）=（200-年龄）×（60%~70%）。简易计算法为：运动时保持脉率（次/分钟）= 170-年龄。运动强度还可根据自身感觉来掌握：周身发热、出汗，但不是大汗淋漓。糖尿病患者运动方式可分为有氧运动和无氧运动两种。有氧运动是指大肌肉群的运动，可消耗葡萄糖、动员脂肪、升高 ATP，并使心肺活动加强，如慢跑、游泳、骑车等。无氧运动一般是指特定肌肉的力量训练，或短时间、高强度的运动，由于氧气不足，使乳酸生成增加，导致气急、肌肉酸痛等，如举重、百米赛跑等。糖尿病患者可进行中低强度的有氧运动，而不宜进行无氧运动。

60 糖尿病患者如何选择运动的频率以及如何选择运动的时间？

糖尿病患者运动频率的选择：每周至少应坚持 3~5 次中低强度的运动。可根据每次运动量的大小而调整。如果运动量较大，间歇宜稍长；若每次运动量较小，而身体条件又较好，每次运动后均不觉疲劳的患者，运动频率可为每天 1 次。运动锻炼不应间断，若运动间歇超过 3~4 天，则效果及蓄积作用将减弱，难以产生疗效。糖尿病患者一天中较适宜运动的时间一般在早晨或下班后，不应在饱餐后或饥饿时，餐后半小时~1 小时运动为宜。早餐后是运动的最佳时间，因为这时可能是一天中血糖最高的时候，选择这一段时间运动不必加餐，很少会出现低血糖反应。与此相反，而在夜晚进行锻炼，则容易在夜间发生低血糖。血糖较高（尤其空腹血糖）的患者也不宜在清晨运动。这是由于"生物钟"现象，清晨时机体里一些对抗胰岛素（升血糖激素和生长激素、肾上腺皮质激素等）的分泌正处于高峰期，会刺激肝糖原分解外释，反而使血糖升高。

61 糖尿病患者每次运动持续多长时间，运动时应携带哪些物品？

包括运动前准备活动的时间和运动后恢复整理运动的时间。实际运动时间为 30 分钟，注意在达到应有的运动强度后应坚持 20~30 分钟，合计约为 60 分钟。这样才能起到降低血糖的作用。糖尿病患者运动时应随身携带糖果，以便有低血糖反应时及时自救。外出活动时要告诉家人活动地点和时间，随身携带糖尿病卡，注明患者的姓名、年龄、住址、家人电话以及目前所用的胰岛素或降糖药的剂量，写明出现意外时他人应如何帮助处理。

62 糖尿病患者运动前如何做热身运动？运动前为什么要饮一些白开水？

糖尿病患者在正式运动前应先做低强度热身运动 5~10 分钟，如散步等，使骨骼肌、心脏和肺为运动强度的逐渐增加做好准备。在短暂的热身之后轻轻伸展肌肉 5~10 分钟，将正式运动中要用到的肌肉伸展开，以免拉伤。糖尿病患者运动时会因脱水导致对血糖水平和心脏功能造成负面影响，尤其在热环境中运动时，需要注意维持机体水分，可在运动前充分饮水，运动过程中少量、多次饮水，以补充汗液的丢失和氧的消耗。

63 糖尿病患者运动中出现哪些情况应停止运动？

糖尿病患者运动中若出现乏力、头晕、心慌、胸闷、憋气、出虚汗以及腿痛等不适时，应立即停止运动，原地休息或进食一些甜食，若休息后仍不能缓解，应及时到附近医院就诊。糖尿病患者运动结束前再做 5~10 分钟的恢复整理运动，并逐渐使心率降至运动前水平，而不要突然停止运动。

64 什么是有氧运动？什么是无氧运动？什么是抗阻运动？

有氧运动是人体在氧气供应充分的情况下进行的身体运动形式。即在运动过程中，人体吸入的氧气与运动消耗的氧气相等，达到生理上的平衡状态。简单来说，有氧运动是指任何富有韵律性的运动，其运动时间较长，一般大于 15 分钟，运动强度在中等或中等以上。无氧运动是指人体骨骼肌在缺氧的状态下进行的高速剧烈运动。无氧运动大多是一些运动员负荷强度高、瞬间性强的运动形式，其特点是持续时间短，而且疲劳消除时间也较缓慢。抗阻运动人体骨骼肌在克服外来阻力的情况下进行的主动运动。阻力的大小根据个体肌力而定，以能够克服阻力完成运动为度。阻力可由他人、自身的肢体或器械（哑铃、沙袋、弹簧、橡皮筋弹力带等）产生。该运动形式能够达到恢复发展肌力的效果。

65 运动过度对身体有哪些损害？

健康的运动能够增加人体免疫力，而过度运动会破坏人体免疫力并导致人体过度疲劳，从而患上身体疾病。主要有以下不利影响：感觉更加疲惫；睡眠减少或者失眠；内分泌出现异常：内分泌失调是过度运动的一个主要副作用；有强烈的沮丧感：过度运动就可能让人变得心烦不堪或者喜怒无常，甚至完全没有动力做任何事情；运动后身体需要更长时间恢复。

66 糖尿病患者为什么运动后要充分休息？

如果在高强度锻炼后没有充分休息，很可能会让身体在下次锻炼后需要更多的时间恢复体力。也就是说，如果锻炼后不让身体重建健康状态，那么之前的锻炼付出都是白费的，对身体的健康起不到良好作用。所以，请保持一个健康的运动模式，一边锻炼身体，一边给身体足够的时间休养，这样才能够保持身体运动平衡，从而享受健身的乐趣。

67 糖尿病患者如何处理运动中出现的低血糖？

糖尿病患者在运动中出现了饥饿、手抖、心慌等症状，提示可能出现了低血糖，应采取以下方法：立即停止运动，进食随身携带的糖果约 15 克，一般口服糖果 15 分钟左右，低血糖症状可缓解。若 15 分钟后低血糖症状仍无缓解，可再次口服 15 克糖果，并请求其他人通知家人送医院。

68 为什么说运动与糖尿病关系密切？糖尿病患者可以把家务劳动当运动吗？

糖尿病之所以成为全球流行性疾病，与人们活动量的日益减少和肥胖的日益增多有关。因此，推广适当运动作为预防和治疗 2 型糖尿病的一项重要组成部分，是非常必要的。同时，也必须认识到在 2 型糖尿病的发展过程中，即从胰岛素抵抗进展到糖耐量低减，再到明显的血糖升高而需要口服降糖药物，以及最终需要胰岛素治疗的这样一个进程中，早期进行运动对改善代谢异常而获益的可能性是最大的。对于 1 型糖尿病患者来说，必须把重点放在调整治疗方案上，以确保患者能安全从事与其愿望和目标相一致的各种体育活动。如果家务劳动可使糖尿病患者心率持续增加 10 分钟的中等体力运动，如搬动吸尘器、打理草坪、拖地等，可以当做运动，如是简单扫地、熨衣服、洗碗等轻体力运动，不能计入每天的运动量，因为达不到运动的效果。

69 患有潜在心血管疾病高风险的患者运动前应注意什么问题？

应先做分级运动试验：运动时出现非特异性心电图改变，或安静状态下心电图有非特异性的 ST 段和 T 波改变的患者，可进行放射性核素负荷试验等检查。对已患冠状动脉疾病的患者，应在监护下对其运动时的缺血反应、缺血阈值，以及是否有发生心律失常倾向等做出评估。多数情况下还应对其安静和运动时的左心室收缩功能进行评估。

70 糖尿病患者运动前如何进行外周动脉疾病的评估？

评估有无外周动脉疾病（PAD）的症状和体征，包括间歇性跛行、足凉、下肢动脉搏动减弱或消失、皮下组织萎缩、汗毛脱落等，即便足背和胫后动脉存在，也不能排除足前部的缺血性病变。若体检时发现足前部和脚趾存在血流方面的问题，应进行足趾压力检查和踝部加压多普勒检查。

71 为什么有视网膜病变的糖尿病患者限制运动？

有活动性的增殖性糖尿病视网膜病变（PDR）的患者，若进行大强度运动，可能诱发玻璃体积血或牵扯性视网膜脱离。这类患者应避免无氧运动及用力、剧烈震动等。具体内容参见下表。

增殖性糖尿病视网膜病变患者运动限制建议

可进行的运动	不鼓励进行的运动
冲撞轻，心血管系统调整：	大强度运动，剧烈震动等：
游泳	举重
散步	慢跑
冲撞轻的有氧运动：	冲撞剧烈的有氧运动：
蹬车运动	用球拍的运动
耐力运动	用力吹的游戏

72 糖尿病合并周围糖尿病神经病变的患者如何进行运动评估及选择运动？

糖尿病合并周围神经病变（PN）可导致足部的保护性感觉丧失。严重周围神经病变时应限制负重运动。反复使感觉迟钝的双足运动，最终会导致足部溃疡和骨折。可通过检查深部腱反射、振动觉和位置觉来对周围神经病变进行评估。可使用特殊的尼龙丝检查触觉，提示保护性感觉丧失时，患者可参与的运动参见下表。

糖尿病足部保护性感觉丧失者的运动限制

禁忌运动	推荐运动
脚踏车	游泳
长时间行走	骑自行车
慢跑	划船
爬楼梯	坐式运动
	手臂的锻炼
	其他非负重运动

73 糖尿病合并自主神经病变者运动时注意什么？

自主神经病变可能会限制患者的运动能力，并且在运动中会增加心血管不良事件的风险。心脏自主神经病变（CAN）可表现为静息性心动过速（>100次/分）及直立性低血压（直立时收缩压下降>20mmHg）。自主神经病变还可累及皮肤、瞳孔、胃肠道或泌尿生殖系统，导致其自主神经功能障碍。自主神经病变的患者在剧烈运动后更容易发生低血压或高血压。因此，应全面观察和掌握运动的强度，而不只是观察心率。此外，由于这些患者在体温调节方面存在障碍，建议他们避免在过冷或过热的环境中运动，并注意多饮水。

74 糖尿病足部病变时运动应注意什么？

糖尿病足是糖尿病的一种并发症，主要由于血管、神经因素及感染因素所致，其致残率极高，严重影响患者的生活质量。因此，糖尿病足患者在不同阶段，可采取不同的锻炼方式，延缓病程的进展。运动时间相对固定，运动强度相对固定，切忌运动量忽大忽小。注射胰岛素的患者，运动前最好将胰岛素注射在腹部。因为肢体的活动使胰岛素吸收加快、作用加强，易发生低血糖。有条件者最好在运动前和运动后各测一次血糖，以掌握运动强度与血糖变化的规律，防止发生低血糖。运动后仔细检查双脚，发现红肿、青紫、水疱、血疱、感染等，应及时请专业人员协助处理。如果患者是糖尿病足0级，运动时应注意：此时皮肤没有破溃，常表现为肢端供血不足，若出现肢端皮肤发凉，呈紫褐色，有麻木、刺痛、灼痛感，皮肤感觉迟钝或消失，足及足趾畸形时，此时运动可与未发生糖尿病足时相同，但应减少运动量，如1分钟行走40米或做拖地板等家务，根据自己的承受能力，每活动几分钟休息一会儿再活动，不要等到出现肢体疼痛或走路困难时再停止运动。在运动前检查鞋中是否有异物，以防出现血疱、水疱、鸡眼等。如果是糖尿病足Ⅰ级，运动时应注意：此时肢端皮肤有破溃、血疱、水疱、鸡眼、胼胝、冻伤、烫伤及其他皮肤损伤所致的皮肤溃疡，活动度可比糖尿病足0级更轻一些，避免血疱、水疱擦破，防止鸡眼、冻伤损伤，尽量避免患侧肢体受力。如果仍勉强活动，则可促使Ⅰ级向Ⅱ级转化；如果患者是糖尿病足Ⅱ级，运动时应注意：此时病灶已侵入深部肌肉等软组织，常并有蜂窝织炎、多发性脓性灶、窦道形成。此时患者尚可轻度活动，以健侧肢体活动为主，患侧肢体不要承重吃力，以免造成挤压，使感染灶沿肌腱扩散。如果患者是糖尿病足Ⅲ级，运动时应注意：此时足部的肌腱、韧带等组织已破坏，可出现大脓腔，脓性分泌物和坏死组织，但骨质尚未受到明显破坏。当Ⅳ级足时，已出现骨质破坏、骨质缺损、骨髓炎、骨关节破坏或已形成假关节，部分趾和足严重湿性或干性坏疽。当Ⅴ级足时，足的大部分或全部感染、缺血，导致严重湿性或干性坏疽。肢端变黑，干尸样表现，常累及踝关节及小腿，多需高位截肢。患者处于糖尿病足的这些阶段时，应以坐位或床上运动为主，不宜站立时间过长。

75 糖尿病足患者如何处理好运动与应用胰岛素的关系？患者运动前应注意什么？

糖尿病足患者多数应用胰岛素治疗，如果完全不活动，摄入的能量堆积，可使体重增加。因此，在不妨碍糖尿病足预防和治疗的同时，采取力所能及的运动方式进行活动，有利于血糖的控制。糖尿病足患者在开始任何运动计划之前，都应该彻底地筛查任何潜在的并发症，排除潜在的疾病或损伤，除外危险因素，以确保运动安全。

76 糖尿病足患者制订运动计划应考虑哪些问题？

运动前确定运动方式和运动量。应选择合脚、舒适的运动鞋和袜子，要注意鞋的密闭性和透气性。运动场地要平整、安全，空气新鲜。同时，糖尿病足患者运动前也要考虑到血糖。如果空腹血糖大于 13.9mmol/L，且出现酮体，应避免运动。如果血糖大于 16.7mmol/L，但未出现酮体，应谨慎运动。如果血糖小于 5.6mmol/L，摄入额外的碳水化合物后，方可运动。

77 糖尿病合并下肢血管病变者运动时应注意什么？

糖尿病合并下肢血管病变者运动时应注意以下问题：①选择适合病情且易坚持的运动方式，如步行就是有效运动的方式之一，步行可以促进下肢和足部的血液循环，改善局部症状，但行走的速度、距离因人而异，以不产生下肢疼痛为原则；②可配合做下肢抬高、平伸、垂下运动，方法是平卧床上，抬高下肢45度，保持1~2分钟，再将肢体下垂2~3分钟，再水平放置2分钟，每日2~3次；③穿软底、宽大舒适的鞋子，避免碰伤；④当下肢静脉发生栓塞，皮肤感染、坏疽时，应停止运动，以免加重病情。

附：运动处方1

A 组：低强度有氧运动处方

（1）运动目的：增加人体脂代谢，增强有氧运动能力，降低心血管疾病风险，降低体重和体质含量。同时可减少患者胰岛素用量，增强机体组织对胰岛素敏感性。

（2）运动项目：中速走（70~80 米/分钟）或健身走（90~100 米/分钟）。

（3）运动强度：低、中（以目标心率或主体感觉计算）。

（4）运动时间：10~15 分钟。

（5）运动频率：3~4 天/周。

B组：中强度有氧运动处方

（1）运动目的：增强人体糖脂代谢，增强有氧运动能力，增强循环呼吸功能，降低心血管疾病风险，减低体重和降低体质含量，减少胰岛素用量，增加机体组织对胰岛素敏感性。

（2）运动项目：健身走或慢跑（110~120 米/分钟）。

（3）运动强度：中、高（以目标心率或主体感觉计算）。

（4）运动时间：30 分钟。

（5）运动频率：4~5 天/周。

C组：高强度有氧运动处方（患心血管疾病者禁用）

（1）运动目的：增强人体糖脂代谢，提高有氧和无氧运动能力，增强循环呼吸功能，控制体重和降低体质含量，减少胰岛素用量，增加机体组织对胰岛素敏感性。

（2）运动项目：健身走或中跑（130~140 米/分钟）。

（3）运动强度：高（以目标心率或主体感觉计算）。

（4）运动时间：30 分钟。

（5）运动频率：4~5 天/周。

运动处方 2

糖尿病主要合并症的运动简易处方

合并症	强度	时间	频率	方式
冠心病	低	20~45 分钟	3~4 天/周	太极拳、步行、骑车
心肌病	低	20~45 分钟	3~4 天/周	太极拳、步行、骑车
高血压	低、中	30 分钟	大于 4 天/周	太极拳、瑜伽、骑车
闭塞性动脉硬化症	中	30 分钟	1 次/天	躯干和非受累肢体的牵张训练、手摇车
慢性阻塞性肺病	中	30 分钟	2~5 天/周	抗阻训练、有氧运动

（北京大学第一医院　孙雅兰）

第四章
糖尿病口服降糖药的
治疗与护理

　　口服降糖药是治疗糖尿病的方式之一，不同种类的降糖药作用机制不同，服用方法、服用时间不同，发挥的作用不同。本章节介绍了口服降糖药的种类，如何根据糖尿病患者的不同情况合理选择降糖药，糖尿病患者应用口服降糖药时应注意什么问题，针对糖尿病患者容易遗忘服药的情况提出了一些建议。

78 口服降糖药有哪些？

口服降糖药有以下几类：①磺脲类：代表药物：格列美脲、格列本脲、格列齐特、格列喹酮等；②双胍类：代表药物：二甲双胍、苯乙双胍；③噻唑烷二酮类：代表药物：罗格列酮、吡格列酮；④葡萄糖苷酶抑制剂：代表药物：阿卡波糖、伏格列波糖、米格列醇；⑤非磺脲类促胰岛素分泌剂：瑞格列奈、那格列奈；⑥其他口服降糖药：二肽基肽酶（DPP-4）：西格列汀、沙格列汀、维格列汀、利格列汀、阿格列汀。

79 肥胖糖尿病患者如何选择口服降糖药？非肥胖糖尿病患者如何选择口服降糖药？

肥胖糖尿病患者主要根据病情选用降糖药物。肥胖者宜选用不增加体重、不刺激胰岛素分泌的药物，如双胍类和糖苷酶抑制剂，也可两种联用。另外肥胖者大多伴有胰岛素抵抗，可用胰岛素增敏剂，如罗格列酮、吡格列酮。非肥胖者一般先选用作用强的一些药物，如格列本脲（优降糖）、格列吡嗪（美吡哒）、格列美脲。对年龄较大、有慢性疾病者宜选用作用弱的一些药物，如格列齐特（达美康）、格列喹酮（糖适平）。格列喹酮主要从肠道排泄，有轻度肾功不全者也可使用。瑞格列奈和那格列奈主要从肠道排泄，有轻度肾功不全者也可使用。磺脲类和胰岛素促泌剂的降糖作用强弱与药物使用剂量密切相关，对药物的反应个体差异较大，一般先采用小剂量，然后根据血糖变化调整用量。

80 中国 2 型糖尿病防治指南中，降糖药治疗方案（2013 年版）有哪些内容？

如果血糖不达标（HbA1c>7.0），则进入下一步治疗。

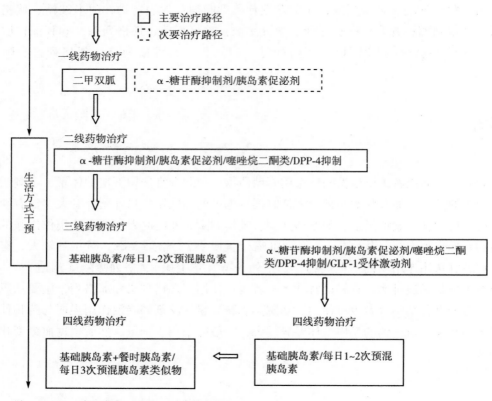

注：DPP-4 二肽基肽酶-4；GLP-1 胰高糖素样肽-1

81 使用磺脲类口服降糖药有哪些注意事项？如何避免磺脲类口服降糖药导致的低血糖？

磺脲类口服降糖药的服用时间及方法：饭前 30 分钟服用较好，尤其是短效药。服药次数：1~3 次/日均可；小剂量时，可早餐前一次服，疗效可持久。格列美脲每日只需服药 1 次。其最严重的副作用是低血糖反应，容易发生在肝肾功能不全、老年人、进食少的患者。该类药物的适用对象为胰岛素仍具有一定分泌能力的糖尿病患者，肝、肾功能正常的 2 型糖尿病患者。最主要的不良反应是低血糖，一般与用量过大、饮食配合不妥有关，其次是体重增加，此外可出现恶心、呕吐、消化不良、皮肤瘙痒、皮疹和光敏性皮炎等，如症状轻微多可耐受，若症状加重或发生严重肝损害、粒细胞缺乏、再生障碍性贫血、溶血性贫血、血小板减少性紫癜等明显副作用时，应立即停药，并立即就医。

使用磺脲类口服降糖药为避免低血糖发生应从小剂量开始，逐步加量，不要超过最大推荐剂量，有人因某些原因吃不下饭或不吃饭，总认为药是治病的不能不吃，但如果吃了降糖药不吃饭或吃的量不够，易发生低血糖，所以当主食吃的量不够时应减少降糖药的剂量，主食的量恢复以后再恢复原降糖药的剂量。

82 哪些患者适合口服磺脲类降糖药？哪些患者不适合口服磺脲类降糖药？

适合口服磺脲类降糖药的患者有：饮食治疗和体育锻炼不能使血糖获得良好控制的 2 型糖尿病；肥胖的 2 型糖尿病应用双胍类药物治疗后血糖仍控制不佳或因胃肠道反应不能耐受双胍类药物治疗者。不适合口服磺脲类降糖药的患者有：1 型糖尿病患者；2 型糖尿病合并严重感染、酮症酸中毒、高渗性高血糖状态者，围术期患者；合并严重慢性并发症或伴有肝肾功能不全时；妊娠期和哺乳期糖尿病。

83 哪些药物属非磺脲类胰岛素分泌剂？哪些患者适合用、哪些患者不适合用非磺脲类胰岛素分泌剂？

非磺脲类胰岛素分泌剂有：瑞格列奈、那格列奈。适合用非磺脲类胰岛素分泌剂的患者有：2 型糖尿病，此类药物主要从胃肠道排出，伴轻度肾功能损害者也能服用非磺脲类胰岛素分泌剂。不适合用非磺脲类胰岛素分泌剂的患者有：妊娠期糖尿病、酮症酸中毒、高渗性高血糖状态、合并严重慢性并发症或伴有肝功能不全、围术期糖尿病患者、急性心梗患者、合并感染或严重创伤期间的糖尿病患者等所有不宜应用口服药降糖治疗的糖尿病患者适合用非磺脲类胰岛素分泌剂。

84 使用非磺脲类促胰岛素分泌剂类口服降糖药有哪些不良反应？

使用非磺脲类促胰岛素分泌剂类口服降糖药应注意：该药有吸收快、起效快、作用时间短的特点。餐前即刻服用，可单独使用或与其他降糖药物联合应用（磺脲类除外），也可不进餐不服药，服药方式灵活。此类药物主要从胃肠道排泄，伴轻度肾功能损害者也能使用。

不良反应有：低血糖、头痛、头昏。孕妇忌用。

85 双胍类口服降糖药有哪些？服用此类口服降糖药有哪些不良反应？

双胍类口服降糖药有：二甲双胍、苯乙双胍。双胍类药物单独应用时不降低正常血糖，因此单独使用二甲双胍时不会发生低血糖。但是由于有胃肠道不良反应，因此应在进餐时或进餐后服用或由小剂量开始服药。另外，二甲双胍可促进间充质干细胞分化为成骨细胞，对骨质疏松患者有利。

常见的不良反应有胃肠道症状，表现为口干、口苦、金属味、厌食、恶心、呕吐、腹泻等；偶有过敏反应，表现为皮肤红斑、荨麻疹等；双胍类药物最严重的不良反应是诱发乳酸性酸中毒，但使用二甲双胍者很少见。

86 哪些患者不适合口服双胍类口服降糖药？

不适合口服双胍类口服降糖药的患者有：1型糖尿病患者；2型糖尿病合并严重感染、酮症酸中毒、高渗性高血糖状态等，围术期患者；合并严重慢性并发症或伴有肝肾功能不全时；妊娠期和哺乳期糖尿病、乳酸性酸中毒、严重缺氧、心力衰竭，使用碘造影剂前后应暂停双胍类药物。

87 哪些药物属于噻唑烷二酮类口服降糖药？服用此类口服降糖药有哪些不良反应？

噻唑烷二酮类口服降糖药有：罗格列酮、吡格列酮。噻唑烷二酮类口服降糖药主要用于2型糖尿病改善胰岛素抵抗，对肥胖者效果更佳，可单独或与其他降糖药物、胰岛素联合使用，与胰岛素联用可减少胰岛素用量。服药需定期监测肝功。

其不良反应主要有贫血、水肿、体重增加，增加心脏负担，有心力衰竭者忌用。因曲格列酮使部分患者发生了严重的肝毒性，目前已停止使用此药。国内上市的有罗列格酮，4~8mg/d，分1~2次口服。吡格列酮，15~45mg，早餐时1次顿服。孕妇、哺乳期妇女和儿童尚未允许使用此类药物。另外，噻唑烷二酮类药物可促进脂肪细胞分化，减少成骨细胞分化，导致骨量减少。此外，噻唑烷二酮类药物诱导成骨细胞凋亡和增加硬

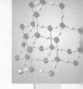

化蛋白的表达，也导致骨量减少。

88 糖苷酶抑制剂类降糖药有哪些？使用此类口服降糖药有哪些不良反应及注意事项？

糖苷酶抑制剂降糖药有：阿卡波糖、伏格列波糖、米格列醇。糖苷酶抑制剂降糖药因其与小肠黏膜上的葡萄糖苷酶结合，竞争性抑制葡萄糖淀粉酶、蔗糖酶、麦芽糖酶，从而抑制糖类分解，达到降糖效果，因此应该与主食，也就是碳水化合物共同到达小肠，与第一口主食共同嚼服。不良反应及注意点：服用糖苷酶抑制剂后，未被吸收的寡糖进入结肠，发酵生成短链脂肪酸、二氧化碳和氢气，这些物质可引起腹泻，且生成的二氧化碳、氢气及甲烷可引起肠胃胀气。在服药早期，患者常有腹胀、胀气、肠鸣音亢进及排气过多的症状，少数患者有腹泻。在服药过程中这些症状可有所缓解，少数患者因不耐受而停药。为避免这些副作用，宜从小剂量开始。单用糖苷酶抑制剂一般不引起低血糖，但若与磺脲类或胰岛素联合应用时，则因这些药物的作用而可能出现低血糖，此时，应口服或静脉注射葡萄糖来纠正。因肠道糖苷酶已被抑制，口服蔗糖或淀粉食品不易消化吸收，效果较差，低血糖不能及时纠正。伴有低体重、营养不良、患有消耗性疾病、营养不良、肝肾功能损害，缺铁性贫血等患者不宜应用本药。孕妇，哺乳期妇女及 18 岁以下者不宜使用。

89 哪些人适合口服糖苷酶抑制剂降糖药，哪些人不适合口服此类药物？

适合口服糖苷酶抑制剂降糖药的患者有：2 型糖尿病患者，单独应用可降低餐后血糖和血浆胰岛素水平，与其他口服降糖药物联合应用可提高疗效。对于 1 型糖尿病或胰岛素治疗的 2 型糖尿病患者，加用本药可改善血糖控制，减少胰岛素用量。不适合口服糖苷酶抑制剂降糖药的患者有：对糖苷酶抑制剂过敏或患有肠道炎症、溃疡、消化不良等；血肌酐>180μmol/L，肝硬化；妊娠与哺乳期妇女；合并感染、严重创伤或酮症酸中毒等。

90 DPP-4 抑制剂类口服降糖药在体内是如何降低血糖的？服用此类药物有哪些注意事项？

DPP-4 抑制剂类口服降糖药通过抑制 DPP-4 而减少 GLP-1 在体内的失活，使内源性 GLP-1 的水平升高，改善胰岛 α、β 细胞功能障碍。GLP-1 以葡萄糖浓度依赖的方式增强胰岛素分泌，抑制胰高血糖素分泌。目前在国内上市的 DPP-4 抑制剂有西格列汀

（捷诺维）、沙格列汀（安立泽）、维格列汀（佳维乐）等。DPP-4 抑制剂类口服降糖药不增加体重，单独使用不增加低血糖发生的风险，肾功能不全的患者使用时应注意遵医嘱减少药物的剂量，不良反应有头痛、鼻咽炎、咳嗽、便秘、头晕等副作用，但发生率很低。

91 GLP-1 受体激动剂类降糖药是如何降低血糖的？使用此类药物有哪些注意事项？

GLP-1 受体激动剂通过激动 GLP-1 受体而发挥降低血糖的作用。GLP-1 受体激动剂以葡萄糖浓度依赖的方式增强胰岛素分泌，抑制胰高血糖素分泌，并能延缓胃排空，通过中枢性的食欲抑制来减少进食量。目前在国内上市的 GLP-1 受体激动剂有利拉鲁肽（诺和力）和艾塞那肽（百泌达），均需皮下注射。GLP-1 受体激动剂可有效降低血糖，并显著降低体重和改善三酰甘油及降血压的作用，单独使用不明显增加低血糖发生的风险，可降低血压，改善 β 细胞功能。常见胃肠道不良反应如恶心、呕吐，多为轻到中度，主要见于初始治疗时，随治疗时间延长逐渐减轻，有胰腺炎病史的患者禁用。

92 新型降糖药艾塞那肽有什么治疗优势？

艾塞那肽是继磺脲类、双胍类、糖苷酶抑制剂、格列奈类、格列酮类、胰岛素类之外的首个被批准的其他类别的降糖药。该药可恢复 2 型糖尿病丧失的胰岛素快速分泌，而且是血糖增高时才促进胰岛素分泌，不引起低血糖，对降压、降脂、降体重都有好处。

93 糖尿病患者服用降糖药期间应注意什么？

每天在同一时间服药；一日三餐按时吃，否则容易出现低血糖；根据药物种类，合理安排服药与用餐的时间；切忌擅自停药；出现药物副反应时，要及时告诉医生；每次就诊时，携带正在服用的药物清单或药瓶。

94 糖尿病患者如何做到按规律服药？

糖尿病患者按时、按规律服药对控制血糖非常重要，为减少药物漏服的机会，可参考下列方法：

记录法：记服药日记。

联想法：将服药行为与日常生活习惯联系起来，如设置闹钟提醒服药时间。

监督法：家属、社区、复诊医生。

加法：打勾、小红花。

按一周7天分别记录，提前一周把每天服的药逐日逐餐写在服药提示卡里，每服一次做一次记号，并把漏服的原因写在备注格内。

服药提示卡

星期	早	中	晚	备注
一				
二				
三				
四				
五				
六				
日				

95 糖尿病患者如何补救降糖药的漏服呢？

如果偶尔忘记服药，及时补救是最积极、稳妥的选择。如果忘记服餐前磺脲类降糖药，吃晚饭了也想起来了，此时赶紧补服，也可以临时改服快速降糖药如诺和龙等，以挽回因漏服药物对血糖造成的影响。但如果到了快吃下顿饭时想起还未服药，则先测血糖，如果血糖较高，可以临时增服原来剂量的药物，并把进餐时间适当延长，如果餐后血糖仍然较高，可适当增加运动量。拜糖平要求和主食一起嚼服，如果漏服了，不一定必须补服。

96 糖尿病患者血糖正常后可以停药吗，不吃饭时还要口服降糖药吗？

有些糖尿病经过综合治疗后血糖得到有效控制达到了正常水平，但这并不意味着糖尿病已经治愈了，如果停药，血糖会再次升高，但也有一些患者经治疗后，血糖正常，体重正常，胰岛素抵抗减轻，再加上饮食控制和运动锻炼可以在医生指导下可以减少药量或适当停用一段时间用药。不论是减药或停药，都要建立在严格控制饮食、加强运动、定期监测血糖的基础上，如果血糖再次升高，要立即看医生恢复用药。所以，不可在血糖正常后盲目减药或停药。不吃饭不口服降糖药，以免引起低血糖。所以，如无特殊情况，如空腹检查、禁食要求等，都要正常进食，正常口服降糖药。

97 为什么保健食品不可当药吃？

保健食品是指具有特定的保健功能，适用特定的人群，具有调节机体的功能，但不具有治疗疾病的功能。因而它不能替代药物来治疗疾病。糖尿病治疗应具有个体化，根据患者的年龄、病情、病史、身体状况的不同，所用药物种类和剂量也不一样。如果增加了保健品，其中的药物名称、剂量、适应证、禁忌证都没有明确标志，不仅会影响肝肾功能，还会导致低血糖，威胁生命。

（解放军总医院　孟俊华）

第五章
糖尿病的胰岛素治疗及规范注射

胰岛素治疗是控制高血糖的重要手段，规范的胰岛素注射是将血糖控制理想的关键。本章介绍了胰岛素治疗对控制血糖的重要性，阐述了胰岛素的种类及降糖机制，介绍了 1 型糖尿病、2 型糖尿病、妊娠糖尿病应用胰岛素的指征及方案，介绍了糖尿病患者如何正确应用胰岛素泵，详细介绍了如何正确注射胰岛素和使用胰岛素注射针头。

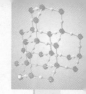

98 正常成年人胰腺中有多少胰岛细胞？胰岛素在人体内是如何进行分泌的？

正常成年人胰腺中含有大约 100 万个胰岛，人类胰岛主要包括 α、β、δ、和 PP 细胞四种不同类型的细胞。其中 β 细胞数量最多，占 75%，胰岛素是由胰岛 β 细胞所分泌的，是人体内唯一一个能够降低血糖的激素。正常人胰岛素的生理分泌分为两个部分，基础状态分泌和餐时爆发分泌。基础状态的胰岛素全天持续分泌，分泌量约为每小时 1 单位左右，全天共约 24 单位。餐时爆发分泌在每次进餐后出现，每次的分泌量在 4~6 单位，全天共约 20 单位。所以，一个正常人每天的胰岛素分泌量共计在 40~50 单位左右。

99 胰岛素分哪几类？

胰岛素按起效作用快慢和维持作用时间可分为：超短效、速（短）效、中效、长效和预混胰岛素五大类。其中，中效或长效胰岛素用来提供基础胰岛素分泌，短效胰岛素是针对负荷后的血糖。

胰岛素按来源可分为动物胰岛素和人胰岛素。动物胰岛素：胰岛素最初是从牛、猪胰脏中提取的。依纯度的不断提高，先后有重结晶胰岛素、单峰胰岛素和单组分胰岛素。早期临床上应用的是动物胰岛素，其优势是价格便宜，但是猪和牛胰岛素与人胰岛素的分子组成稍有差别，可能会使人产生免疫反应，而且纯度较差，容易引起过敏反应。人胰岛素：①半合成人胰岛素：人胰岛素与猪胰岛素只有一个氨基酸不同，由于现代生化技术的发展，使得有可能在酶的作用下，将"错误"氨基酸替换下来，得到人胰岛素，但是由此技术生产出来的胰岛素，在数量上还不能满足临床上对人胰岛素的大量需要。②基因重组人胰岛素：通过基因工程/重组 DNA 技术生产出的胰岛素，被称之为基因重组胰岛素。它的吸收比动物胰岛素快，免疫原性极低，纯度很高，目前临床上应用的主要是此类胰岛素。③人胰岛素类似物：除了临床上经常应用的短效、中效、长效以及预混胰岛素之外，目前有很多种类的胰岛素类似物问世，它们是在人胰岛素的结构基础上做一些调整，加快或者延缓胰岛素的吸收，能够为糖尿病患者带来更加方便的生活方式和更加良好的血糖控制。

100 人胰岛素类似物分哪几种？

人胰岛素类似物分：速效胰岛素类似物和超长效胰岛素类似物。

速效胰岛素类似物：门冬胰岛素和赖脯胰岛素。将人胰岛素 B 链第 28 位的脯氨酸更换为赖氨酸或天门冬氨酸，改变了人胰岛素分子形成多聚体的特性，从而加速皮下注射后的吸收。其优点是：可以在进餐前即刻注射，无需等候 20~30 分钟，注射后血中迅速出现胰岛素高峰，能够更好地控制餐后高血糖，改善患者的生活质量。超长效胰岛素类似物：甘精胰岛素。将胰岛素 A 链第 21 位更换成甘氨酸，在 B 链末端加两分子的精氨酸。此胰岛素类似物分子在酸性溶液时呈解离状态，而注射到皮下中性环境时即形成沉淀而吸收缓慢，每天注射一次就可模拟全天人体基础状态的胰岛素分泌，从而达到改善糖代谢的目的。

101 胰岛素应如何储存？

胰岛素的储存：未启封的胰岛素，储存温度为 2~8℃ 冷藏保存（不得冷冻），可以保存两年。启封的瓶装胰岛素（注射针头刺穿橡胶塞后），应放在冰箱（2~8℃）、安装好的胰岛素笔芯，应放在室温环境（25℃），均可保存 1 个月，存放在阴凉干燥的地方避免光和热；不要用有可疑变质的胰岛素，例如超过标签上有效期的胰岛素、胰岛素贴在瓶壁上、胰岛素结成块状、胰岛素颜色改变、已经暴露在极限温度外（低于 0℃ 或高于 30℃）的胰岛素。

102 胰岛素治疗有哪些好处？胰岛素是如何降低血糖的？

胰岛素治疗的好处主要有以下几方面：迅速有效降低血糖、保护甚至恢复残存胰细胞功能、使血压稳定、副作用少、减少和预防急慢性并发症、改善生活质量、延长寿命。

胰岛素是通过以下环节达到降低血糖的：食物经过胃肠的消化，变成单个的葡萄糖。葡萄糖通过肠道吸收进入血液，使血糖升高。人体把血糖升高的信号传递给胰腺的胰岛 β 细胞，β 细胞就产生了胰岛素，释放到血液中。胰岛素就像一把"钥匙"，在人体内的组织细胞表面有许多专门接受胰岛素的小结构，称为受体，就像一把"锁"，两者结合后，葡萄糖进入细胞的"大门"便打开了，血液中的葡萄糖便进入细胞内，使血糖降低。进入细胞的葡萄糖经过一系列复杂的过程，产生了"能量"被人体所利用。另外一部分被作为"能源"储存在肝脏、肌肉和脂肪中，等到需要的时候再使用。正常人血液内的葡萄糖水平和胰岛素分泌量之间配合恰当，因而血糖能维持稳定，不会出现过高或过低的情况。

103 胰岛素是如何影响代谢的？

胰岛素对糖代谢的影响：胰岛素促进肝、肌肉、脂肪等组织摄取和利用葡萄糖，抑制肝糖原分解和葡萄糖异生；胰岛素对脂代谢的影响：刺激脂肪合成，抑制脂肪分解和酮体生成的作用。胰岛素对蛋白质代谢的影响：血浆胰岛素水平是维持正常的蛋白质和氨基酸代谢，维护氮平衡最重要的因素。胰岛素促进蛋白质的合成，抑制蛋白质分解，同时减少尿素生成和抑制氨基酸转变为葡萄糖。作用场所主要在肝脏和肌肉。

104 1 型糖尿病胰岛素治疗的指征有哪些？2 型糖尿病胰岛素治疗的指征有哪些？

1 型糖尿病一经确诊，应立即用胰岛素治疗，需终身胰岛素替代治疗。只有在 1 型糖尿病的"蜜月期"时，胰岛素可减量，甚至停用，血糖也可较好控制。成年发病的 1 型糖尿病（LADA）早期可用口服药，但最终需用胰岛素。

大部分 2 型糖尿病患者在疾病的早期主要以胰岛素抵抗为主，而随着病程的延长，胰岛功能逐渐减退，也出现胰岛素的缺乏。同时，2 型糖尿病患者在疾病的早期就已经存在餐时胰岛素爆发分泌的早期时相缺陷，以及第二时相分泌高峰后延。如果 2 型糖尿病患者病程已经较长，应用饮食控制、运动和口服药物治疗仍然不能良好地控制血糖，那么就需要胰岛素治疗。消瘦以及空腹血糖在 10~12mmol/L 以上的 2 型糖尿病患者都为胰岛功能较差，应该早期应用胰岛素治疗。除此之外，当 2 型糖尿病患者出现糖尿病酮症等急性合并症，或者出现严重感染、创伤、手术、妊娠分娩等情况，或者出现严重的肾脏、眼底或心血管等慢性并发症，或者经过口服降糖药治疗后仍然存在高血糖时也应使用胰岛素治疗。近期一些研究显示：胰岛素治疗是保护和恢复 β 细胞功能的高效措施，可快速减轻 β 细胞负担，使 β 细胞得到更好的休息，不但血糖可保持在满意的水平，胰岛 β 细胞葡萄糖刺激的胰岛素第一时相分泌恢复或部分恢复，提示胰岛素治疗在恢复 β 细胞功能方面起着非常重要的作用。

105 妊娠糖尿病患者胰岛素治疗的指征有哪些？

妊娠期糖尿病患者经饮食治疗 3~5 天，同时测定孕妇 24 小时的末梢血糖（血糖轮廓试验）包括夜间血糖（或者睡觉前血糖）、三餐前 30 分钟及餐后 2 小时血糖及相应尿酮体。如果早餐前血糖≥5.6mmol/L，中、晚餐前血糖≥5.8mmol/L 或者餐后 2 小时血糖≥6.7mmol/L，尤其控制饮食后出现饥饿性酮症，增加热量摄入、血糖又超标者，应及时加用胰岛素治疗，将血糖控制在满意范围。胰岛素治疗必须是在医生的指导下进行的。

106 胰岛素治疗的方案有哪些？胰岛素补充治疗的方法是什么？

胰岛素治疗有多种方案，从每天注射 1 次至每天注射 4~5 次，一般来讲，注射次数越多，血糖控制就越平稳，剂量调整也越容易，但也会带来生活的不便。其方案有：胰岛素的补充治疗、每日注射 2 次的胰岛素替代治疗、每日注射 4 次的胰岛素替代治疗、胰岛素泵治疗。胰岛素补充治疗的方法是在每天口服降糖药物的基础上，晚上睡前注射 1 次中效或长效胰岛素，目的是改善空腹高血糖，加强白天服用降糖药的效果。

107 什么是胰岛素强化治疗，胰岛素强化治疗分哪两类？

胰岛素强化治疗是指各种能使糖尿病患者血糖水平接近于正常的治疗方案。强化治疗往往与胰岛素联系在一起，因为需要接受强化治疗的糖尿病患者大部分都表现为病程长、血糖高，即使是新诊断的患者也表现为血糖很高。由于需要接受强化治疗的患者，空腹和餐后血糖都很高，因此，需要的胰岛素治疗方案更应该接近于生理模式。

胰岛素强化治疗方案分两类：一类是短期强化治疗，主要是针对新诊断的 2 型糖尿病患者或口服降糖药继发失效的患者，目的是消除高葡萄糖毒性，恢复患者 β 细胞功能，使患者获得较长时间无需药物治疗的血糖稳定期，或使部分口服降糖药物失效的患者恢复口服药的治疗。另一类是长期强化治疗，主要是针对 1 型糖尿病或 2 型糖尿病口服药物继发失效的患者。目的是修复 β 细胞功能中能够恢复的部分，不能恢复者就用强化血糖控制来减少并发症的发生。

108 每日注射 2 次的胰岛素替代治疗和每日注射 4 次的胰岛素替代治疗有什么不同？

每日注射 2 次的胰岛素替代治疗指每天早晚饭前 20~30 分钟注射预混人胰岛素（70/30 或者 50/50），控制一天的血糖波动，同时减少或者停用口服药物。此种治疗的优点是注射次数少，患者容易接受；缺点是剂量调节困难，容易出现低血糖情况。而每日注射 4 次的胰岛素替代治疗指每天早、中、晚餐前 20~30 分钟注射短效/超短效人胰岛素，晚上睡前注射一次中效/长效胰岛素。这种治疗方式虽然注射次数多，但是能够良好地控制各个时间点的血糖，避免发生低血糖，同时也是 1 型糖尿病患者治疗的首选方案。

109 胰岛素治疗的不良反应有哪些？

胰岛素治疗的不良反应有以下几方面：①高胰岛素血症：2 型糖尿病患者，尤其是肥胖者的胰岛素用量偏大，容易发生高胰岛素血症。故对肥胖患者应较严掌握，最好与二甲双胍或阿卡波糖，尽量减少胰岛素剂量，同时应该强调饮食控制和适当的锻炼。②胰岛素的抗体：各种胰岛素的制剂因含有一定量的杂质，故有抗原性和致敏性，并与胰岛素制剂的种属有关。牛胰岛素的抗原性最强，其次为猪胰岛素，人胰岛素最弱。人体多次接受胰岛素注射约 1 个月后，其循环血中可出现胰岛素抗体。临床上只有极少数患者表现为胰岛素抗药性，即在无酮症酸中毒也无拮抗胰岛素因素存在的情况下，每日胰岛素需要量超过 100U 或 200U。此时应改用单组分人胰岛素速效制剂，或大剂量静脉滴注，必要时可应用糖皮质激素治疗。经适当治疗后胰岛素抗药性可消失。③低血糖反应：与剂量过大和（或）饮食失调有关，多见于 1 型糖尿病患者，尤其是接受强化胰岛素治疗者。糖尿病患者及家属应熟知此反应，尽早发现及处理，注意识别苏木杰现象，以避免发生胰岛素剂量调节上的错误。④水肿：胰岛素治疗初期可因水钠潴留作用而发生轻度水肿，可自行缓解而无需停药。⑤视力模糊：由于血糖较大幅度变化导致晶状体屈光改变，常于数周内自然恢复。⑥过敏反应：由 IgE 引起。通常表现为局部过敏反应，先有注射部位瘙痒，继而出现荨麻疹样皮疹，全身性荨麻疹少见，可伴恶心、呕吐、腹泻等胃肠症状。罕见严重过敏反应。处理措施包括更换胰岛素制剂种属，使用抗组胺药和糖皮质激素以及脱敏疗法等。严重过敏反应者需停止或暂时中断胰岛素治疗。⑦脂肪营养不良：在注射部位呈皮下脂肪萎缩或增生，停止在该部位注射后可缓慢自然恢复，为防止其发生，应经常更换注射部位。

110 胰岛素治疗的禁忌证有哪些？

胰岛素治疗的禁忌证有：严重低血糖危险增加的患者；幼年或高龄患者；有糖尿病晚期并发症者（已行肾移植者除外）；有其他缩短预期寿命的疾病或医疗情况者；酒精中毒和有药物成瘾者；精神病或精神迟缓者。

111 降糖药物除了口服和注射胰岛素外，还有什么新型降糖药物吗？

降糖药物除了口服和注射胰岛素外，还有新型降糖药物胰高糖素样肽-1 类似物（GLP-1 受体激动剂）：如利拉鲁肽和艾塞那肽是一种长促胰岛素，可促进胰岛素分泌，前者每天注射一次，后者每天注射两次，不引起低血糖、不增加体重，不受进餐时间影响。

112 什么是胰岛素泵？

胰岛素泵形如传呼机，可以挂在腰间，通过一个细细的小软管将胰岛素输注到腹部的皮下，它能在微电脑调控下以很微小的剂量 24 小时连续输注胰岛素，就像正常胰腺工作一样。特点是完全模仿人体正常胰岛素分泌模式，同时，可以精确地控制胰岛素输注剂量，具有一定的灵活性，大大减少了糖尿病病程中低血糖及其慢性并发症的发生。胰岛素泵主要包括泵体、电池、储药器、调节装置、输注导管、分离器及针头等，体积小，可以随身携带，并方便应用于沐浴。可以选择多种注射模式，如基础注射模式、餐前负荷量及餐后追加注射模式。使用时安全可靠，设置多种报警信号，以便及时紧急处理。胰岛素泵由泵、小注射器、与之相连的软管组成。小注射器最多可以容纳 3 毫升胰岛素，注射器装入泵中后，将相连的输液软管前端的引导针用注射器扎入患者的腹部皮下，再用电池驱动胰岛素泵螺旋马达推动小注射器的活塞，从而将胰岛素输注到体内。胰岛素泵有以下两类：一类是闭环式，包括：血糖感受器、电子计算机、注射泵；另一类是开环式，不用血糖感受器，是目前临床常用模式。

113 哪些患者适合用胰岛素泵？哪些患者不适合用胰岛素泵？

适合用胰岛素泵的患者有：①脆性糖尿病，也就是血糖波动很大，忽高忽低；②工作、生活、就餐没有规律的糖尿病患者（经常倒班和出差的人）；③追求高质量生活的人，希望血糖得到良好的控制又不愿意控制饮食；④预怀孕的糖尿病妇女和已怀孕的糖尿病患者；⑤手术期前后、严重创伤或感染后血糖持续高者，可短期使用胰岛素泵；⑥合并糖尿病急性并发症，糖尿病酮症酸中毒或高渗性昏迷者；⑦频发严重低血糖又无感知者。

不适合用胰岛素泵的患者有：智力障碍者，不能理解和掌握有关胰岛素泵知识者；有严重心理疾病或酗酒者；有严重视力、听力障碍者；独居的老年糖尿病患者；年龄太小，生活无自理能力的糖尿病患者。

114 胰岛素泵是如何起到降低血糖的？

胰岛素泵又被称为持续皮下胰岛素注射系统（CSII）。将放置短效（超短）胰岛素的容器通过导管分别与针头和泵连接，将针头置于腹部皮下组织，用可调程序的微型电子计算机控制胰岛素输注，模拟胰岛素的持续基础分泌（通常为每小时 0.5~2U）和进餐时的脉冲式释放，胰岛素剂量和脉冲式注射时间均可通过计算机程序的调整来控制。隔天更换 1 次注射部位以避免感染及针头堵塞。严格的无菌技术、密切的自我监测血糖和正确与及时的程序调整是保持良好血糖控制的必备条件。它可以持续皮下小剂量输注给药以模拟胰岛素的基础分泌，并且根据需要可预先设定，使每餐前输注大剂量胰岛素以控制餐后血糖。这是所有胰岛素治疗方案中最能模拟生理性胰岛素分泌模式的方案，因此，血糖可以控制得更好，低血糖发生的频率也更低，患者的生活质量可以得到更大提高。

115 胰岛素泵安装前做哪些准备？

安装胰岛素泵前应做如下准备：①做好糖尿病宣教，说明胰岛素泵治疗的目的、意义、效果及使用方法，解除患者的顾虑，积极配合治疗。②每天进行血糖监测：三餐前、三餐后 2 小时、睡觉前，有利于计算胰岛素剂量，并能及时发现低血糖，给予相应处理。③严格设定胰岛素泵应用程序，做到一人设定一人查对，确保程序设置正确。每次泵入餐前大剂量、基础量时做到双人查对，确保输注导管与针头通畅，方可注射。

116 胰岛素泵应如何安装？胰岛素泵安装后注意什么？

安装者清洁双手，避免触到储存容器和输注装置的末端或胰岛素瓶顶部。用 75% 酒精由内向外局部消毒 5cm，自然干燥，将针尖以助针器迅速刺入皮肤下，避免打弯，影响胰岛素输注。垂直进针，轻轻转动拔除针芯，贴好胶布。由医师根据患者安泵前胰岛素用量和血糖监测结果，计算并设定初始胰岛素基础量和餐前大剂量。设定完毕后将泵置于合适的衣袋内，护士应掌握泵的操作技术和常见故障的处理。胰岛素泵安装部位：

常取下腹部为输注部位，避开腰带处。

胰岛素泵安装后要严密观察胰岛素泵的使用状况。监测血糖：前3天每天5~7次，3天后如血糖稳定，则改为每天3~4次，为医师调整胰岛素用量提供可靠的依据。做好局部皮肤护理，一般3~5天更换注射部位，原注射点用0.2%安尔碘局部消毒。

117 安装胰岛素泵对糖尿病患者有什么要求？

安装胰岛素泵对糖尿病患者的要求：首先，糖尿病患者要有一定的文化及理解能力，经过教育培训能够掌握泵的操作；其次，使用胰岛素泵的患者必须坚持自我监测血糖，根据血糖随时调整胰岛素剂量，使血糖始终保持平稳；再者，要学会计算吃各种食物所需的胰岛素剂量，学会查找高血糖、低血糖的原因，并能调整胰岛素剂量。洗澡时针头端可贴上防水胶布，将泵放置在"沐浴袋"内，将"沐浴袋"挂在脖子上洗澡；洗完澡后取出泵即可；也可选择可分离式导管，将泵与导管分离，洗完后再接上即可。还有，糖尿病患者不可以带泵做磁共振、CT、X线检查，因胰岛素泵在强磁场环境中容易被磁化，如需要接受磁共振或其他能产生强磁场医学检查时，一定要把胰岛素泵暂时分离，放在检查室外。最后，糖尿病患者可以戴胰岛素泵乘坐飞机，因为胰岛素泵可以耐受包括飞机安检系统在内的日常静电和电磁干扰。

118 胰岛素泵可以输注哪些部位？

常用的胰岛素注射部位包括上臂外侧、腹部、大腿外侧、臀部。每一个注射部位可分为若干个注射区，以2平方厘米为一个注射区。每次注射部位都应轮换，而不应在一个注射区几次注射。腹部是胰岛素注射优先选择的部位，胰岛素吸收率能达到100%。腹部的吸收速度较快且皮下组织较肥厚，可减少注射至肌肉层的风险。

119 胰岛素泵管应多长时间更换一次？

胰岛素泵管应3~5天更换一次，最长时间不应超过一周，避免导致皮肤感染。为避免泵管堵塞应注意：正确佩戴胰岛素泵，防止导管受压，注意定期更换注射部位，防止皮下硬结形成；避免注射部位感染、出血等，定期更换导管，避免反复使用同一根导管。

120 糖尿病患者佩戴胰岛素泵对温度有要求吗？

糖尿病患者佩戴胰岛素泵对温度有要求。应避免把运行中的胰岛素泵放置在高于40℃或低于0℃的环境中，在寒冷天气位于室外时，必须贴身佩戴胰岛素泵并使用保暖衣物盖住。处于较热环境时，必须采取措施冷却胰岛素泵和胰岛素。

121 如何清洁胰岛素泵？

胰岛素泵只能使用湿布和温和清洗剂、水溶液清洁胰岛素泵外表面，擦完后，使用清水轻柔擦拭，然后使用干布擦干，使用70%的酒精擦拭消毒。不要使用任何润滑剂。

122 注射胰岛素后产生过敏反应怎么办？

由于动物胰岛素与人自身胰岛素化学结构不完全相同，且杂质蛋白含量高，因此使用动物胰岛素出现过敏反应较多见；而基因重组胰岛素或胰岛素类似物与人体自身胰岛素化学结构完全相同，且杂质蛋白含量极低，故引起过敏反应的可能性小，为避免过敏反应，使用基因重组胰岛素或胰岛素类似物。

123 胰岛素注射工具有哪些，各有什么特点？

胰岛素注射工具有胰岛素专用注射器、胰岛素注射笔等。①胰岛素专用注射器的特点是注射器上标有不同的胰岛素注射单位，抽取剂量较普通注射器准确。缺点是每次注射前需抽取胰岛素，操作比胰岛素笔复杂。如胰岛素剂量抽取不准确，将影响疗效。②胰岛素注射笔分为诺和笔、优伴笔、来得时笔、特充笔等。特点是疼痛感轻微，由于胰岛素已放置在笔中，每次注射前转动按钮即可，因此无需抽取胰岛素，剂量准确，使用简单。另外，由于胰岛素笔体积小而轻，构造严密，易于携带。应用胰岛素笔时还应注意：一种剂型的胰岛素专用一支笔，不可两种剂型胰岛素同用一支笔，若需同时注射短效和中效两种胰岛素，则必须用两支笔分别安装。同时，一种厂家的胰岛素注射笔只能安装该厂家自己的笔芯，不能通用。

124 胰岛素注射器适用于哪些患者？

胰岛素注射器适用于生活习惯规律的患者或住院患者；需要按特殊比例混合两种不同胰岛素制剂的患者；从心理上需看到胰岛素确切地注射到体内才安心者。同时还应注意，胰岛素分为专用注射器抽取的每毫升含 40U 的瓶装胰岛素，或胰岛素注射笔使用的每毫升含 100U 的笔芯胰岛素。在患者自行注射时，误用每毫升含 40U 注射器抽取每毫升含 100U 的笔芯胰岛素，可造成注射剂量加大，而引起低血糖。

125 胰岛素注射前应做哪些准备？

胰岛素注射前应做如下准备：①清洗手和注射部位；②胰岛素提前从冰箱取出，注意：安装好笔芯的胰岛素注射笔严禁放冰箱，应放在阴凉干燥的清洁区域，室温下可保存 1 个月；③备齐用物：胰岛素、酒精棉片、注射器；④检查药物、标签、有效期、剂型、有无破损、潮湿、药液有无残渣或絮状物；⑤检查注射工具能否正常使用，注意注射器的有效期，针栓活动度；⑥注射前做到"三准一注意"，即时间准、剂量准、剂型准，注意注射部位。

126 常用的胰岛素注射部位有哪些？如何进行胰岛素注射部位的选择？

常用的胰岛素注射部位有腹部、上臂外侧、臀部、腿部。

腹部是胰岛素注射优先选择的部位，因为腹部的皮下组织较肥厚，能减少注射至肌肉层的风险，而且吸收胰岛素最快，在进行自我注射时捏起皮肤最容易。臀部适合注射中长效胰岛素，臀部的皮下层最厚，不用捏起皮肤也无注射至肌肉层的风险。在大腿部位注射胰岛素时应避开大腿内侧。由于大腿的皮下层较薄，普通笔用针头注射时一定要捏起皮肤注射或使用 5mm 超细，超短型笔用针头注射时不用捏起皮肤。手臂是最不适合进行自我注射的部位，因为手臂皮下组织较薄，易注射至肌肉层，注射时必须捏起皮肤，但在进行自我注射时几乎很难做到一边捏起皮肤一边注射。

127 胰岛素注射有哪些注意事项？

先用酒精消毒（待酒精挥发后注射，可减少疼痛），然后捏起注射部位，垂直或倾斜 45 度角进针，推注完毕，慢慢松开捏起的部位，停留 5~10 秒后拔出针头，用棉球按压注射部位片刻，不要按摩。注意有硬结、瘢痕处不能注射。胰岛素注射部位应多处轮换（采取大轮转、网格划分的小轮转，间距 2.5cm，即约两手指宽），以免固定一处注射造成局部脂肪萎缩及纤维组织增生影响胰岛素吸收及美观。一般腹部吸收最快，臀部吸收最慢。肌肉注射较皮下注射吸收速度快 8 倍。

注射后护理观察：患者是否按时进餐、进餐量及种类是否符合要求，谨防低血糖事件的发生；由于消瘦患者皮下组织较薄或老年患者皮肤松弛，注射前应提起皮肤，以免注入肌肉层。胰岛素笔用针头较短，可与皮肤呈 90 度直接进针；为确保身体能够充分吸收胰岛素，注射时针头必须穿过表皮，深及皮下。针头若插入过深（深及肌肉）或者过浅（仅到表皮），甚至在静脉，都会影响胰岛素的吸收速度，严重时会引起低血糖的发生。另外，注射胰岛素的患者如早上骑车或锻炼，胰岛素注射部位不宜选择大腿部；如打乒乓球，应避免在上臂注射。研究认为，运动时最好将胰岛素注射在腹部，因为肢体运动使注射到该肢体的胰岛素吸收明显加快，达到不运动时的 7 倍之多，同时作用加强，易发生低血糖。

128 为什么应将胰岛素注射至皮下层？

注射过深至肌肉层或注射过浅仅到表皮层，都会影响到胰岛素的吸收，从而无法稳定地控制血糖。注射至肌肉层的危害在于会加快胰岛素的吸收速度，导致体内血糖控制不稳定，增加低血糖风险，还会使某些患者的疼痛感增加。注射过浅至真皮层则会导致胰岛素的渗出、疼痛和免疫反应。所以，正确的胰岛素注射应是皮下注射。

129 为什么注射胰岛素时要进行部位的轮换？

由于胰岛素本身是一种生长因子，反复在同一部位注射胰岛素会导致该部位皮下脂肪增生而产生硬结和脂肪肉瘤。所以在平时的注射中要注意注射部位的轮换。注射部位的轮换包括不同注射部位间的轮换和同一注射部位内的区域轮换。因为不同部位的胰岛素吸收速度和吸收率是不同的，为确保胰岛素吸收速度和吸收率的一致性，降低血糖的波动，不能将每天注射的区域和时间混淆。

130 应如何进行胰岛素注射部位的轮换？

可以使用两种方法进行注射部位的左右轮换：一种是按照左边一周、右边一周的方法进行注射部位的左右对称轮换；另一种是一次左边一次右边的方法进行注射部位的左右对称轮换，大腿、臀部和腹部也都是这样进行轮换。除了要在不同的部位间进行轮换外，我们还要注意在同一注射部位内的区域内轮换。同一注射部位内的区域轮换要求从上次的注射点移开约 1 手指宽度的距离进行下一次注射。每次注射后，最好能在一幅人体图上记录下所注射的部位、日期。应避免在一个月内重复使用同一注射点，这样就可以大大降低注射部位出现问题的机会，以确保血糖控制稳定。

131 为减轻注射胰岛素带来的疼痛，在注射胰岛素方面应注意什么？

正确的胰岛素注射方法能最大限度地降低注射时的不适感并能使胰岛素发挥最佳的治疗效果。由于在大多数情况下胰岛素被放置在冰箱中储存，所以在进行胰岛素注射前应先将胰岛素从冰箱中取出在室温中放置一段时间（20～30 分钟），使其温度接近室温，避免因温度过低而造成的注射疼痛。在用酒精进行注射部位的消毒后，应等到表皮上的酒精完全挥发后再进行注射，否则会导致注射部位的刺痛。

132 如何避免注射胰岛素时针头漏液现象的发生？

在用胰岛素笔进行胰岛素注射时，注射完后应等待至少 5～10 秒后再将针头拔出，以避免针头漏液现象的发生。另外，避免将已安装胰岛素的胰岛素笔放冰箱内，因取出后由于热胀冷缩也会导致胰岛素漏液。

133 短效胰岛素与长效胰岛素抽吸时为什么一定要先抽短效再抽长效？

短效胰岛素具有快速降血糖作用，如果先抽长效胰岛素的话，会将长效胰岛素混入短效胰岛素的瓶中，那么下次单独使用短效胰岛素时，会因之前混入了长效胰岛素，导致达不到快速降血糖的作用。

134 超短效胰岛素注射后应多长时间吃饭？为什么？

超短效胰岛素如诺和锐或优泌乐作为单晶体注射后吸收很快，皮下注射后可立即进餐，避免因等候时间过长，延误或忘记进餐而造成低血糖的发生。

135 注射预混胰岛素应注意什么？

预混胰岛素 30R、50R（表明其中含短效胰岛素的比例分别为 30%、50%，余下均为中效胰岛素）和中效胰岛素都是混悬液，注射前应充分混匀，防止因混匀不充分造成短效胰岛素注射比例增加而引起低血糖。一般用胰岛素专用注射器抽取瓶装胰岛素前应在掌中轻轻揉搓滚动，使药液均匀后再注射，注意不要用力过猛，不要上下摇动；而胰岛素注射笔使用前应上下颠倒摆动注射笔至少 10 次，直至胰岛素呈均匀的白色混悬液。预混胰岛素或中效胰岛素如为一日两次注射，注意早餐前注射预防午餐前低血糖，晚餐前注射预防睡前低血糖。对易出现低血糖的时间应加强血糖监测，适量加餐。

136 使用胰岛素注射针头时应注意什么？

使用胰岛素注射针头时应注意：注射器针头的粗细不一，有 28G、29G、30G、31G。G 数越大，针头越细。例如，30G 的针头比 28G 的针头要细。注射针头的长度分为 5mm、8mm 两种，如果患者体重超重，可使用较长的 8mm 针头；一般患者都适用较短的 5mm 针头；一般注射针头适用于所有胰岛素注射笔，但必须一次性使用，避免多次重复使用。

137 胰岛素注射针头重复使用有什么危害？

胰岛素注射针头重复使用会使注射部位皮肤感染，表现为局部红肿、化脓；针头表面的硅胶层起润滑作用，有助于减少注射时的疼痛感，重复使用后注射器针头用酒精擦拭，会去掉针头上的硅胶层造成疼痛；重复使用的针头易出现倒钩，引起注射部位疼痛。另外，易导致针头部分断裂，断裂针头非常小，患者难以发现；最后，重复使用的针管内会残留胰岛素造成针头堵塞，阻碍了下一次注射。

138 对使用过的注射器和针头应如何处理？

对使用过的注射器和针头应丢弃在专门盛放尖锐物的容器中，如果没有专门盛放尖锐物的容器，可以使用一个较厚的、不透明的，且不易被刺破的容器放此针头。使用过的针头要重新盖好，以防刺破手指。容器应放在儿童不易触及的地方。当容器装满后，盖上瓶盖，密封后贴好标签，丢弃到指定地点。

139 糖尿病患者注射胰岛素期间应注意什么问题？

糖尿病患者注射胰岛素期间，不可随意停止注射胰岛素或增加胰岛素用量，必要时需用额外的胰岛素来控制血糖，应由医生帮助患者调整到合适的治疗量；不进餐就不能注射胰岛素；如果去餐馆进餐，最好把胰岛素带到餐馆，在进餐前注射，以防在餐馆等待的时间过长，引起低血糖；外出旅游时携带胰岛素应避免冷、热及反复震荡，不可将胰岛素托运，应随身携带。需备齐以下物品：胰岛素、注射笔、酒精棉、糖果、糖尿病救治卡；自己注射胰岛素的老人，在注射胰岛素后，等候进餐期间切忌做各种家务，以免运动过量导致低血糖发生，并且不要忘记或延误进餐。在临床工作中，收治由此引起的低血糖昏迷及摔伤的事件时有发生，因家庭救助不及时，严重者可导致死亡。

140 注射胰岛素会上瘾吗？胰岛素有口服制剂吗？

注射胰岛素不会上瘾。因为胰岛素本身不具有成瘾性，它是人体自身分泌的激素，当自身分泌不足时才需要补充，如果自身胰岛素可以满足身体代谢需要时，完全可以不用胰岛素用口服药即可达到治疗效果。胰岛素是一种蛋白质激素，由于胰岛素分子较小，抗原性较弱，而各种动物胰岛素分子间差异不是很大，因此可以长期应用，一般很少发生排异反应，不影响胰岛素在异种体内发挥作用。由于胰岛素是一种蛋白质，口服后会被胃蛋白溶解酶分解破坏。因此，目前尚无口服胰岛素制剂，只有注射用剂。

141 吃饭前忘记打胰岛素了怎么办？

胰岛素一般在餐前注射，如果吃晚饭了才想起来未注射胰岛素，补救的方法依据具体情况而定，如果使用的超短效胰岛素（如优泌乐）可以在餐后即刻注射，如果早晚饭前注射预混胰岛素或早餐前忘记注射胰岛素了，也可在餐后即刻注射，但要注意监测血糖，必要时中间加餐。如果快要吃午饭了想起来早餐前胰岛素还未注射，首先监测午餐前血糖，如果血糖超过 10mmol/L，可以在午餐前临时注射一次短效胰岛素，但千万不能将早晚两次预混胰岛素放在晚餐前一起注射，以免引起低血糖。

（国家卫生部中日友好医院　赵　芳）

第六章

糖尿病患者的自我监测
及控制目标

糖尿病患者的自我监测包括血糖监测、血脂监测、尿微量白蛋白监测、血压监测、心电图监测、眼底监测，其中血糖监测是糖尿病管理中的重要组成部分。本章节介绍了糖尿病患者自我监测的频率，如何正确监测血糖，简要介绍了连续动态血糖监测的概念；阐述了不同年龄的糖尿病患者血糖控制的目标，介绍了糖尿病患者自我血糖监测中应注意的问题。

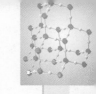

142 糖尿病患者为什么要监测血糖？

血糖监测是糖尿病管理中的重要组成部分，血糖水平的监测可通过检查血和尿来进行，但检查血糖是最理想的，如不能检查血糖，可检查尿糖作参考。血糖监测的频率取决于治疗方法、治疗目的、病情及个人的经济条件，血糖监测的基本形式是患者的自我血糖监测。餐前血糖可以反应药物治疗的效果；餐后血糖可以反映饮食控制和药物治疗的效果；运动前后血糖可以反映运动后的效果；即时的血糖监测可以了解有无低血糖发生及特殊情况下的血糖变化。

143 如何把握胰岛素注射患者的血糖监测频率？

国际糖尿病中心（IDC）意见：行胰岛素注射的患者每天至少监测 4 次血糖，每餐前和睡前。如果使用速效胰岛素，还需监测餐后 2 小时血糖（从开始进餐时开始计时）。目前情况是住院期间注射胰岛素患者每天至少监测 5 次血糖，即空腹、三餐后和睡前。出院后仍需接受胰岛素治疗的患者如血糖较稳定可每周 2~3 天监测血糖变化并记录，以备复诊时参考，利于合理地调整胰岛素的剂量。患者一旦开始胰岛素治疗，就应该学习在何时及如何进行血糖监测，使患者具备灵活和独立进行糖尿病管理的技能。

144 什么是血糖的自我监测？监测空腹血糖、餐后 2 小时血糖的临床意义是什么？

血糖的自我监测（SMBG）是由患者在家中采用便携式的血糖仪所进行的血糖自我监测，对改善治疗的安全性和质量是必要的。监测空腹血糖反映糖尿病患者胰岛 β 细胞的残余功能，控制夜间基础血糖和黎明现象的能力及反映降糖药（远期）疗效的综合结果。监测餐后 2 小时血糖反映饮食控制的效果及降糖药物对餐后血糖的疗效；也可用于筛查糖尿病：若 ≥ 11.1mmol/L（200mg/dl）可诊断糖尿病；若 < 11.1mmol/L（200mg/dl），需要进一步做糖耐量实验（OGTT）来诊断是正常者或糖尿病前期。

145 监测夜间血糖的临床意义是什么？监测随机血糖的临床意义是什么？

监测夜间血糖的临床意义是可监测夜间低血糖，反映降糖药的（远期）疗效。而监测随机血糖的临床意义是反映患者平时饮食、运动、情绪及应激状态下的血糖，对指导医生用药，患者自我调整饮食及运动量有积极意义。

146 糖尿病患者血糖控制目标在多少合适？

关于血糖控制目标，我们建议参考现行的中国 2 型糖尿病防治指南，空腹血糖控制良好的标准是 4.4~6.1mmol/L，非空腹血糖控制良好的标准是 4.4~8.0mmol/L，但是还要根据患者具体情况有所区别。如老年人的血糖控制目标应遵循个体化原则，可略宽于一般成人。

147 为什么在监测血糖时不能把手机放在血糖仪旁边？

因为大家常用的便携式血糖仪有光反射法和电化学反应法两种，目前血糖仪大多采用电化学反应法，电化学反应法是通过检测过程中产生的电流信号来反应血糖值。因此，容易受电磁辐射如微波炉、手机等的影响。

148 糖尿病患者常见低血糖的原因有哪些？常见高血糖的原因有哪些？

糖尿病患者常见低血糖的原因有：饮食不当：控制饮食过于严格；注射胰岛素的患者未按规定时间进餐，没有按时加餐；运动不当：空腹运动，运动量过大又没有加餐；降糖药物使用过量，尤其是磺脲类药物和胰岛素。常见高血糖的原因有：饮食过量，摄入的热量超过机体的需要量；运动量减少，尤其是餐后不运动；降糖药的用量不足；手术、急症等各种应激状态，情绪变化等；低血糖后的高血糖反应（苏木杰现象）。

149 糖尿病患者如何把握自我监测项目的频率？

监测项目	监测频率
糖化血红蛋白（HbA1c）	2~3 个月 1 次
肝肾功能、血脂	每半年 1 次

监测项目	监测频率
尿常规	每月 1 次
尿微量白蛋白	每半年 1 次
心电图	每半年 1 次
眼底	每半年至一年 1 次
神经电生理	每年 1 次
下肢血管 B 超	每年 1 次

150 糖尿病患者自我血糖监测的时间及适用范围

时间	适用范围
餐前血糖	血糖水平很高或有低血糖风险时（老年人、血糖控制较好者）
餐后 2 小时血糖	空腹血糖已获良好控制，但糖化血红蛋白（HbA1c）仍不能达标者；需要了解饮食和运动对血糖的影响者
睡前血糖	注射胰岛素者，特别是晚餐前注射胰岛素的患者
夜间血糖	胰岛素治疗血糖已接近达标，但空腹血糖仍高者；或疑有夜间低血糖者
其他	出现低血糖症状时应及时监测血糖；剧烈运动前后宜监测血糖

151 影响血糖监测结果的因素有哪些？

（1）仪器因素：校正的过程、血样的质量、血样的多少、试纸本身的质量、检测设备的储存、干扰物质的影响、温度的影响、血细胞比容的影响。

（2）使用者因素：采血手指的清洁度、血滴的质量（残留酒精、血量）、技术因素（操作错误）、血糖仪的清洁、适当的培训和反复的训练。

152 糖尿病患者进行自我血糖监测过程中应注意哪些问题？

糖尿病患者进行自我血糖监测过程中应注意以下问题：空腹血糖应是早晨6~7点的血糖；餐后2小时是指从吃第一口饭开始计算时间；测血糖当日的吃饭、运动、用药及日常生活应与平时一样；选择正规厂家的血糖仪及试纸，固定使用一种品牌的血糖仪，保障检测结果的可比性；检测时应检查血糖试纸的有效期，校正卡号码与试纸上的号码一致；用75%酒精消毒穿刺部位，待干后穿刺；不能使用碘制剂，以免影响检测结果；根据穿刺部位皮肤的厚度调节穿刺针的深度；在指尖两侧穿刺，避免用力挤压穿刺部位，以免影响检测结果；血糖仪检测结果如出现"Hi"时，表示血糖≥33.3mmol/L（600mg/dl），如出现"Lo"时，表示血糖≤0.6mmol/L（10mg/dl），一旦出现这种情况，说明病情严重，赶紧到医院进行静脉血糖监测，必要时查酮体，采取相应的措施给予紧急处理。

153 糖尿病患者自我监测血糖分哪几个步骤？

糖尿病患者用于自我监测血糖的工具是袖珍血糖仪。操作简便，结果接近大仪器结果，将少量血滴于试纸上，几秒后试纸颜色发生改变，仪器根据颜色变化深浅，计算出当前血糖浓度，显示在血糖仪上。具体步骤为：用肥皂水洗手后擦干净，或用酒精消毒手指待干；插入试纸，用采血针采血，注意切勿挤压采血，一次性吸取足量血样，将血滴轻触试纸顶端，等待约5秒后，在显示屏上读数，记录测试结果，试纸与针头丢弃至专用容器，测试用品存放在干燥清洁处，记录血糖测试结果。

154 如何记录血糖监测结果？

血糖监测后要准确详细地将结果进行记录，包括监测血糖的日期、时间、监测数值，还需要记录监测当天饮食、运动、药物治疗和特殊情况（如情绪变化、患病、吃特殊食物等）。

155 血糖监测、尿糖监测和糖化血红蛋白监测有什么区别？

血糖监测可用来指导调整日常治疗方案，因此需要经常测量血糖，不舒服时监测血糖是重要的治疗参考指标。根据三餐前后的血糖变化，调整药物和胰岛素的用量，以便及时进行有效的治疗调整；尿糖监测能够在某种程度上反映血糖水平。尿糖虽然能够反映血糖，但受尿量、肾功能、肾糖阈等因素的影响，测量结果可能与血糖监测结果不一致，不能确切地反映血糖值。糖化血红蛋白监测是临床医生决定是否需要更换治疗方案的重要依据。其正常值为 4%~6%，控制目标为≤7.0%。糖化血红蛋白反映的是抽血前 2~3 个月的平均血糖水平。

156 糖尿病患者为什么要定期监测糖化血红蛋白？

糖化血红蛋白值与糖尿病患者采血前 8~12 周内的血糖值呈正相关，因此，在临床上糖化血红蛋白已成为观察糖尿病患者在一段时间内血糖好坏的指标。因此，糖尿病患者一般 3 个月左右监测 1 次糖化血红蛋白。

157 快速血糖和静脉抽血测定的血糖结果一样吗？

快速血糖和静脉抽血测定的血糖结果不一样。静脉血一般在医院生化室分离红细胞后用血浆进行测定，而指尖血用一滴全血滴在试纸上，用袖珍血糖仪快速测定，全血包括血细胞和血浆，血细胞糖分比血浆低，快速血糖测得的结果比静脉抽血测得的结果低 12%。

158 什么是连续动态血糖监测？

连续动态血糖监测是通过葡萄糖感应器监测皮下组织间液的葡萄糖浓度而反映血糖水平的监测技术。可提供连续、全面、可靠的全天血糖信息。了解血糖波动的趋势，发现不易被传统测量方法所监测到的高血糖和低血糖。

159 为什么糖尿病患者除了进行血糖监测外，还要定期监测血压、血脂等？

糖尿病患者患高血压的风险是一般人的 1.7~5 倍，合并高血压的糖尿病患者，血管并发症发生早、进展快，中风、冠心病发病率高，同时高血压又是肾脏病变和视网膜病变的诱发因素之一。因此，糖尿病患者要强化血压控制，应将血压控制在≤140/

80mmHg 的范围。糖尿病会导致糖代谢紊乱从而继发脂代谢紊乱、蛋白质代谢紊乱；脂代谢紊乱可导致心血管系统疾病的发生，如冠心病、动脉粥样硬化、脑血栓等；脂代谢紊乱还可导致酮症酸中毒，危害较大。

160 糖尿病患者应如何进行血压的自我监测？

中老年糖尿病患者、已有高血压或体重超重明显的、有家族史者，应加强对血压的监测，还应监测一天不同时段的血压如饭前、饭后、睡前等。已有高血压者每年至少做一次 24 小时血压监测。患者或家属应掌握正确的血压测量方法，做到定时、定部位、定体位、定血压计，并准确详细的进行记录。

161 糖尿病患者为什么要进行尿微量白蛋白测定？如何测定？

尿微量白蛋白是诊断早期糖尿病肾病的重要指标。主要诊断方法：用晨尿 6 毫升测尿白蛋白，若大于 20mg/L，则肾脏有损伤；用晨尿 6 毫升测尿白蛋白与尿肌酐的比值，若男性大于 2.5mg/mmol，女性大于 3.5mg/mmol，则肾脏有损伤。

162 血糖控制得越低越好吗？

不是血糖控制得越低越好。血糖越接近正常对控制并发症越有好处，但是，很容易发生低血糖，低血糖时对机体会造成以下损害：加重糖尿病病情，容易导致反应性高血糖，形成血糖波动；低血糖会影响大脑能量供应，导致脑细胞死亡；低血糖可导致心率加快，引起心肌缺血、心肌梗死。

163 当怀疑有糖尿病时仅仅测空腹血糖行吗？

当怀疑有糖尿病时仅仅测空腹血糖是不够的。因为餐后血糖的意义比空腹血糖更大。糖尿病患者发病初期往往以餐后血糖升高，然后空腹血糖升高，所以监测餐后血糖有助于早期诊断糖尿病。其次，与空腹血糖相比，餐后高血糖与糖尿病合并心血管疾病关系更加密切。所以，不仅监测空腹血糖，也要监测餐后血糖。

164. 能用监测尿糖代替监测血糖吗？

不能用监测尿糖代替监测血糖。因为一个人的尿糖水平只能间接反映其大致的血糖水平，尿糖的灵敏性较差，只有当血糖水平超过了肾糖阈（10mmol/L），尿糖问题才能显示出来。

165. 进行自我血糖监测时取第一滴血还是第二滴血？

只要按正规操作，包括酒精消毒后自然待干、不挤压等正确的采血方法，采用第 1 滴血、第 2 滴血及静脉血之间的血糖值差异均无统计学意义，应用第 1 滴血进行测定，这样既减少了一个操作环节，也为患者节约了 1 滴血。另外，如取第 2 滴血，则难免要挤压，也容易导致数值的偏差。

166. 糖尿病患者监测血糖的当天还需要口服降糖药吗？

为了反映糖尿病患者真实的血糖水平，同时也为了避免因停药引起的血糖波动，糖尿病患者在监测血糖的当天应正常口服降糖药。

167. 监测血糖的部位不同结果会有不同吗？

监测血糖的部位不同结果会有细微差别，采用血糖试纸测试时，取血部位为手指的毛细血管，其中一部分血液的血糖已被机体消耗，所以，不同采血部位测试结果会有差别，但不影响总体血糖监测结果。

168. 如何减轻针刺采血导致的疼痛？

为减轻针刺采血导致的疼痛，酒精消毒采血部位后一定待酒精挥发干后再采血，指尖是最敏感的部位，指尖侧面敏感性降低，常选作采血部位，可减轻疼痛；采血前用拇指和示指将血液聚集在被采血手指的末端，使采血部位聚集充足的血液也可减轻疼痛。

（首都医科大学附属朝阳医院　庞晓燕）

第七章

糖尿病患者生活中的
自我管理

　　糖尿病是慢性病，因此自我管理对糖尿病患者尤为重要。本章介绍了糖尿病患者加强自我管理的重要性，糖尿病患者生病期间如何进行自我管理，详细介绍了糖尿病患者外出旅行如何进行自我管理，当注射胰岛素的患者外出旅行乘坐时应注意的问题，介绍了糖尿病患者驾车、游泳、学业、就业等方面应注意的问题。

169 为什么提倡糖尿病患者自我管理？

提倡糖尿病患者自我管理是因为：①糖尿病作为一种时刻都存在的慢性代谢性疾病，医务人员指导和管理的时间毕竟有限，绝大多数的时间还是需要患者自己管理自己；②血糖水平变化快，个体差异大，不自己管理，控制有一定难度；③受多种因素影响，仅依靠在医院检测，不能反映平时血糖变化情况；④在参与自我管理的过程中，患者才能不断提高对糖尿病的认识水平；⑤糖尿病患者总体控制水平的提高有赖于患者参与自我管理的意识和水平的提高。

170 糖尿病患者进行自我管理有哪些重要性？

糖尿病患者进行自我管理的重要性体现在能否进行自我管理，对于糖尿病的控制结果完全不同；参与自我管理能提高生活质量；大量糖尿病患者的长期临床研究结果证实，严格控制血糖将是减缓糖尿病并发症的最有效措施；有效的自我管理，有利于节省自己及家庭的经济开支；糖尿病患者自我管理总体水平的提高是糖尿病良好控制的基础。

171 糖尿病患者感冒时应注意什么？

糖尿病患者感冒时应注意：首先要尽早服药，对症治疗，不可忽视，不要拖延；在血糖超过 13.3mmol/L、尿酮体（+）以上、不能进食、持续呕吐、发热一天以上不见好转的情况下，应尽快去医院就诊；要多饮水，可喝适量含盐的水，但不要喝含糖饮料；即使不想吃饭，也应坚持吃一些较软、易于消化的食物，如麦片、蛋汤、去掉浮油的肉汤等；在饮食的基础上使用胰岛素或口服降糖药，必要时到医院就诊，在医生的指导下调整药物剂量；服用中成抗感冒药时，尽量选用无糖型，如无糖型感冒冲剂、无糖型板兰根冲剂等。

172 糖尿病患者外出旅行应注意什么？

现代生活中，人们出差的机会增多，外出旅游也成为人们生活的重要内容之一，那么要想享有与正常人相同的高质量生活，在出差和旅游时就要格外注意。因为外出活动总会伴有一些生活规律的变化，所以患者要学会在这种变化中妥善安排自己的饮食、起居，坚持用药，尽可能地减少生活规律变化对病情控制的影响。

173 糖尿病患者外出旅行如何做到生活规律？

糖尿病患者外出旅行如何做到生活规律呢？①要注意尽量不使自己的作息时间有明显的改变或变化太大，要知道规律的作息时间对于糖尿病患者尤为重要，按时起床、休息、运动、吃饭、服药也是维持病情稳定的基本要素。有的人出差或旅游时生活习惯完全打乱，过度劳累，晚睡早起，这对患者，特别是 1 型糖尿病患者十分不利。②要注意坚持饮食控制，不能吃的东西不吃，不该喝的饮料不喝，特别是不要酗酒和吸烟。有的患者外出旅游时就忘了自己是病人，跟着同伴一起大吃大喝、吃甜吃咸、抽烟喝酒等，结果病情波动。③避免过度劳累，出差或旅游时活动量一般都会增大，在运动量增加之时，要对饮食和药物治疗进行必要的调整。过度的劳累对病情控制是不利的，所以要尽量避免。④按时服药，不提倡为了外出方便而改变药物治疗方案的作法。⑤要注意病情监测，及早发现病情的变化以便及时处理。外出时最好随身携带血糖仪。⑥做好足部护理：要选用大小合适的鞋，不要穿长筒紧袜，严禁赤脚行走；每日检查鞋内是否有异物，活动一天后要用温水洗脚，并检查足部的皮肤情况，如有破损应及时就医。

174 糖尿病患者旅游出发前应做哪些准备？

糖尿病患者旅游出发前应做的准备有：①应在出发 4 周前向医生查询目前的病情是否适合外出。②安排好旅游的时间表、作息时间，尽量使旅游期间的生活包括用餐、降糖药物的剂量、运动量等贴近平时的生活规律。③预先收集旅游目的地的资料，包括当地的饮食及天气等，与营养师商量，学习不同食物的成分交换。④随身携带饼干、面包、水果等，以便在飞机、火车等交通工具上用餐不合胃口、飞机延误错过进餐时间以及意料之外的事件发生，可作后备之用。⑤带上足够的糖尿病相关的用物，包括口服药、胰岛素、胰岛素注射器及针头、消毒棉、血糖仪等。并确保所带物品的外包装完好，在有效期内。备份的胰岛素一定要随身携带，不可打包托运，以防托运时震荡和温度变化，到达目的地后及时放入冰箱内保存。⑥按个人的要求，携带好旅游服装。旅游服装要求宽松、吸水性强、透气性能强的服装，特别强调旅游时所穿的鞋，要合脚不挤脚、要透气不捂脚。⑦教会糖尿病患者其他疾病（感冒、发烧、腹泻）的处理方法，根据平时旅游所带的药物及医生建议，备好如硝酸甘油、抗感冒药、止泻药、抗生素、

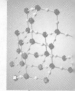

防暑药等。⑧出游需结伴前行，不可单独出行，随身携带糖尿病的保健卡及一些简单的含糖食品。⑨如果旅游目的地是高原地区（如西藏），则测出的血糖数值可能偏低，应事先仔细阅读血糖仪的产品说明书是否有相关的介绍，如果没有，可向血糖仪厂家的免费服务电话联系，确定影响误差。⑩国外旅游时，应事先考虑时差的影响，事先应征求医生的意见，制定口服药和胰岛素的调整计划。

175 糖尿病患者外出旅游到达目的地后，有哪些注意事项？

糖尿病患者外出旅游到达目的地后，身体要进行适当的调整，特别是行程大于 10 小时以上者，身体需适应时差和天气的变化，故在进餐前 15 分钟，需测血糖并按医生的建议调整口服药和胰岛素；应尽快查询紧急的求助电话号码，以备急用。

①尽量不要使作息时间有很大的变动，避免过度劳累。②坚持饮食控制，注意饮食卫生。③要随身携带一张中英对照的糖尿病疾病卡片和一些食物，例如饼干、巧克力、水果、饮料；带上糖尿病治疗卡，应注明糖尿病患者的姓名、地址、联系人和电话号码及目前的用药。另外，要带上入口即化的葡萄糖，在低血糖时，能及时提高血糖，防止晕倒或受伤。④带足够的口服药和胰岛素。建议药物最好同行的人各带一份，以防万一遗失也有备用。而胰岛素则应放在冰袋中，以免外界气温影响药效。此外，注射器、血糖仪、血糖试纸及一些退热、镇吐药等也必须携带。⑤应增加监测血糖的频率，以得知身体对异地环境和食物的反应，及时发现高血糖和低血糖。建议每 4 小时监测血糖一次。⑥旅游时要及时补充水分。⑦若行程大于 5 小时，则应在火车上或飞机上进行适当的活动。⑧如自驾车旅游，最好早一点出发，尽量在天黑前到达目的地。沿途中应 2~4 小时之间下车活动一下，并监测血糖，可据血糖情况，适当增加胰岛素。⑨旅游时通常活动量较平时的量大，请结合自己的病情，做到劳逸结合。⑩旅游期间，饭菜不合口或热量过高是常见的，因此在选择食物时，西式快餐如炸薯条、炸鸡腿、冰激凌等食物，以及烧烤、红烧等多为高脂肪、高热量的食品，应尽量避免选择。请选择烹饪技巧为拌、蒸、煮、汆以及维生素、膳食纤维等营养素含量偏高的食物。用水果代替甜点。按时应用药物，如出现频繁的恶心、呕吐伴神志改变或其他不适，应就近医院治疗。

176 注射胰岛素的糖尿病患者乘坐飞机旅行时应做哪些准备？

注射胰岛素的糖尿病患者乘坐飞机旅行时应首先开好医生证明，根据《中国民用航空总局关于限制携带液态物品乘坐民航飞机的公告》旅客携带液体、凝胶以及喷雾类的液态药物乘机，必须携带医生处方或医院证明。如果没有处方，是自行购买的药品，则必须按照规定，装在 100 毫升容器内，并装在透明塑料袋内。

糖尿病患者应掌握：①学习掌握糖尿病基本知识；②学会自我监测方法，做监测记录；③了解自己血糖变化的特点及影响因素，学会如何调整饮食、运动，利于血糖的控制；④学会在特殊情况下，小范围的调整降糖药量，以保持良好的血糖控制；⑤需注射胰岛素的患者要学会正确的注射方法；⑥了解糖尿病的急性并发症和慢性并发症各包括哪些，如何预防，如何治疗；⑦了解一般情况下如何定期到医院就诊、检查，特殊情况下必须及时就诊寻求帮助；⑧了解糖尿病相关疾病的检查和治疗知识，努力使各项指标达到良好状态。

177 糖尿病患者开车时应注意哪些问题？

糖尿病治疗的一个重要目标就是希望通过综合治疗使患者能拥有像健康人一样的生活质量，能像健康人一样地工作和生活。在病情比较平稳时，糖尿病患者是可以开车的。

开车时应注意以下问题：①如有可能，避免作职业司机，如出租汽车司机。因为糖尿病患者的病情波动在所难免，开出租汽车有一定的指标要完成，患者势必会加班加点，过度劳累，甚至在病情不好的情况下勉强出车，这既不利于糖尿病的控制，也不利于行车安全。而且开出租车往往不能按时定量进餐，很容易造成患者出现低血糖或高血糖。②开车时应注意避免过劳，避免误餐，不能忘记服药。需要注射胰岛素的患者应作好必要的安排，保证能按照医生要求按时注射。③车内准备一些零食、饼干之类充饥食品来预防低血糖；准备一些糖块或含糖饮料来及时治疗低血糖。④认真控制好糖尿病，避免在病情控制不好的情况下开车，以免加重病情和发生危险。⑤糖尿病的并发症如视网膜病变和周围神经病变对开车有很大影响，前者影响患者的视力，后者影响患者手脚的感觉，因此应积极防治。如病情严重，则应先进行适当的治疗，如对增殖性视网膜病变进行激光治疗，待病情好转后再开车。⑥糖尿病的神经病变可造成部分患者的心绞痛是无痛性的，这种情况对于司机来说就更加危险，因此，合并冠心病者应更频繁地做心电图检查，并在车内备好硝酸甘油等心脏急救药。

178 糖尿病患者就业方面应注意什么？

糖尿病患者在血糖控制良好及无并发症的情况下，体能和智能与普通人没有什么差别，一般来说，有着良好血糖控制的糖尿病患者可从事任何职业，但是，糖尿病患者在漫长的人生旅程中，有时很难保证不发生低血糖，因此，糖尿病患者不适宜从事对别人

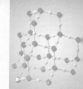

生命和安全负有重大责任的职业，如飞行员、驾驶员及军人。除此之外，糖尿病患者可选择自己感兴趣的其他任何职业，当然，工作期间要尽量避免低血糖的发生；当血糖大于 13mmol／L 时应及时就医。

179 如何处理好糖尿病与学业之间的关系？

我国所有的青少年儿童都有受教育的权利，患糖尿病的青少年儿童也不例外。糖尿病的治疗目标之一就是使患者享受正常的生活，对于糖尿病儿童及青少年来说，正常生活的内容之一就是上学。糖尿病患儿不但能上学，而且应鼓励他们上学，并为他们在校的正常学习创造有利条件。糖尿病儿童遵照医生要求进行治疗就可以控制好血糖，并像其他儿童一样上学。当然，如果发生了急性并发症，则应先进行治疗，待病情平稳后再去上学。

应该注意是：糖尿病患儿上学过程中要安排好饮食、运动和药物治疗。不能随便不吃早餐，不能误餐，运动要适当适量，中午不方便注射胰岛素的可以在医生帮助下将胰岛素注射的方案改为每日两次。随身携带饼干、糖果，以备发生低血糖时需要。

180 糖尿病患者如何处理好婚育方面的问题？

糖尿病患者可以和其他人一样恋爱、结婚，组织美满的家庭。婚后，一般都可以生育。糖尿病患者提高生活质量的关键在于长期稳定地控制血糖，避免并发症。一般来说，糖尿病患者只要将代谢紊乱的状况控制住，尽量延缓或避免并发症的发生发展，其对婚姻的影响就不大。

在生育方面，男性糖尿病患者要警惕阳痿的发生，若有，要及时治疗。女性糖尿病患者若想生育则应注意以下几点：应选择血糖控制良好时期受孕，有利于胎儿的生长发育；降糖药物改为对胎儿影响最小的胰岛素；糖尿病妇女若婚后计划生子则宜早不宜晚，以避免病程长而造成肾脏和视网膜的并发症而加大生育的风险；妊娠期若糖尿病性视网膜病变或糖尿病性肾病迅速恶化，则应终止妊娠；由于每一次怀孕分娩都会给糖尿病妇女带来很大的心理和身体上的负担，风险也较一般妇女大，故不提倡多生。当然，只要在妊娠期间密切关注各项指标，尤其是将血糖和血压控制在理想范围，一般来说就可以生下一个健康的宝宝。

181 糖尿病患者如何预防性生活后低血糖的发生？

性生活是快乐美妙的，经过严格控制血糖，糖尿病患者的性生活可以和正常人一样和谐、浪漫、充满乐趣，一般不会因性生活而加重糖尿病病情。但性生活也是一项高强度的运动，如果糖尿病患者正在使用胰岛素，那就一定要警惕性交之后低血糖现象的发生。具体的预防措施包括：①性交前检测一下血糖水平，这也许或多或少地影响患者的兴致，但这总比性交后再处理严重的低血糖现象要好得多。②性交前吃一点甜点。③如果患者正在使用胰岛素泵，那么在性交时就应关闭胰岛素泵以防止出现低血糖，至于关闭多久取决于患者关闭胰岛素泵后性交时的兴奋程度。

182 为什么糖尿病患者的日常自我管理中要强调行为改变？

糖尿病患者患病前的生活中常有一些利于糖尿病形成的不良生活方式，如多吃懒动，贪酒嗜甜等，那么，一旦诊断为糖尿病后，为了达到治疗目的，除了运用糖尿病的"五驾马车"外，糖尿病患者还必须要改变一些行为习惯，拥有健康的生活模式。

健康生活模式包括：①合理安排作息时间，调节工作、学习和生活节奏；②坚持进行有效运动，起码每周3次以上；③学会相对恒定合理的饮食格局，保证每日三餐，戒烟忌酒；④根据自己的血糖情况，及时调整监测血糖的次数；⑤保持良好的心态，正确对待疾病，善待自己和他人。行为改变能改善患者的血糖、血脂，减轻体重，从而降低糖尿病慢性并发症的发生和患者的医疗费用，提高患者的生活质量。

183 糖尿病患者日常生活中应注意哪些问题？

糖尿病患者日常生活中应讲究清洁卫生，对预防各种途径的感染都很重要。保持住宿环境的整洁卫生，空气清新。养成良好的个人卫生习惯。糖尿病妇女要坚持做到每晚临睡前用专用的盆以温水清洗外阴部，勤更换内裤。强调规律生活，合理安排工作和学习的时间，要尽量做到适度、稳定，避免做突击性的工作和学习。相对固定三餐或加餐的时间，进食量及三餐的分配每日要尽量相同。长年坚持体育锻炼和各种有益的活动。充足的睡眠对控制糖尿病有重要的作用，如有条件，尽量午睡半小时到1小时。注意气候变化对病情的影响，临床上常遇到糖尿病患者每到寒冷的冬季则病情加重，而到气候温暖的春夏之时则病情好转，故寒冷的季节需更加重视血糖的管理。戒烟对糖尿病患者尤为重要。

184 精神刺激可加重糖尿病病情吗?

在糖尿病的发生与发展中,情绪因素所起的作用是非常显而易见的,紧张、激动、压抑、恐惧等不良情绪,会引起某些应激激素的分泌大量增加,如脑垂体分泌的生长激素,神经肾上腺末梢分泌的去甲肾上腺素,胰岛 α 细胞分泌的胰高血糖素以及肾上腺分泌的肾上腺素和肾上腺皮质激素。这些激素都是升高血糖的激素,也是与胰岛素对抗的激素,因而易引起糖尿病病情反复及加重病情,影响糖尿病患者的健康。

185 糖尿病患者应该控制饮水量吗?

有的糖尿病患者有一种误解,认为多饮多尿是糖尿病的主要症状之一,多尿又是由于多饮所造成的。所以,为了控制好糖尿病,在控制饮食的同时,也应该控制饮水。这种看法不对,这样做有害于健康。对于糖尿病患者来说,先是由于血糖过高造成的高渗状态使得尿量增加,进而身体内的水分大量丢失,从而刺激神经中枢引起口渴,促使患者大量饮水。也就是说,患者喝水多,是一种由于血糖过高引起的症状,是身体一种自我保护的措施。如果故意少喝水,就会造成血液浓缩,过多血糖和血液中其他含氮废物无法排除,极易引发糖尿病高渗性昏迷及糖尿病酮症酸中毒等急性并发症。

186 糖尿病患者应如何预防口腔疾病的发生?

无论年轻还是年老的糖尿病患者,如果糖尿病控制得不好,就会引起严重的口腔疾病,所以要长期不懈地严格控制血糖水平,另外还应该做到:①保持牙齿清洁,用含氟牙膏每天至少刷两次,最好是每次饭后都要刷牙,刷牙不要过度用力,以免逐渐磨损牙龈,要使用柔软的尼龙牙刷,牙刷末端最好是圆的,务必要每隔 3~4 个月换一把新牙刷。②刷牙时,刷毛与牙龈线倾斜成 45°角,然后轻柔的摩擦刷牙,前后都要刷到,还要刷咀嚼面及舌头上面的粗糙面。③当口腔发生感染时,应及时使用抗菌药物,如果已形成牙周脓肿则应切开引流,对不能保留的牙齿可及时拔除。④定期看牙医,每隔 6 个月清洗牙齿 1 次。⑤每 2 年给整个口腔拍一次 X 线片,以检查腭骨是否有损失等,便于尽早治疗。

187 个人卫生与糖尿病控制有关系吗？

糖尿病病人必须注意个人卫生，因为糖尿病患者血液及尿液中含糖量往往较高，加上有周围血管及周围神经病变，发生感染的机会明显增多，这些感染很可能与糖尿病的病情互相影响，不仅使糖尿病的控制更为困难，而且感染也更难痊愈。

糖尿病患者的个人卫生包括：经常洗澡，保持全身皮肤的清洁，采用正确的方法坚持刷牙以保持口腔的卫生，定期进行外阴的清洗以保持泌尿生殖外道口的局部卫生，经常用温水洗脚以保持足部的卫生等，有了皮肤及其他部位的感染必须尽早给予正确的治疗，以防感染扩展、蔓延或持续不愈而引起严重的后果。

188 糖尿病患者在寒冷的冬天应注意哪些问题？

寒冷会刺激交感神经兴奋，使体内儿茶酚胺类物质分泌增加，从而使血糖升高，血小板聚集而形成血栓、血压升高，激发冠状动脉痉挛，使冠心病症状加重，诱发心绞痛等。冬天是糖尿病患者病情最不容易控制好的一个季节，为了安全度过冬天，糖尿病患者应做到以下几点：①注意保暖，减少外出活动时间；②在不着凉、不受冻的前提下，通过积极锻炼，提高机体抗寒和抗病能力；③除了控制好血糖、血脂外，还应随时关注心脏情况，老年人的血糖宁高勿低，警惕心绞痛的发生；④在室外不可过度劳累，在寒风中逗留时间要短；⑤多饮温水，忌烟限酒；⑥慎用电热毯、热水袋。洗澡时间不要超过25分钟，且在饭后1小时为宜；⑦保持情绪稳定，不让阴霾、寒冷的天气影响心情。

189 糖尿病患者如何安全度过炎热的夏季？

为了安全度过炎热的夏季，糖尿病患者应该做到以下几点：①注意饮食卫生：夏天的饭菜容易变质，切勿吃变质的剩饭剩菜；尽量少吃生、冷食物；②严格控制饮食：由于夏季气温较高，许多糖尿病患者食欲下降，食量减少，进餐时间也变得不规律，这对糖尿病治疗与病情控制非常不利，适量及规律地进餐是成功控制糖尿病的基础；③多饮水、预防脱水：每天至少饮水 800～1000 毫升，出汗越多，喝得应该越多，以白开水、淡茶水、矿泉水等无糖饮料为主；④防止热射病（中暑）的发生：如果患者出现皮肤发热、发红、发干、高温下皮肤却不出汗、脉搏快而弱，反应迟钝，甚至意识改变时，应立即拨打120或急送医院就诊，以便患者得到及时治疗；⑤学会自我保护：当气温急剧上升，糖尿病患者又必须在室外工作或活动时，应尽可能多呆在阴凉处，也可以把工作或活动时间安排在清晨或晚餐后，穿宽松、质轻、透气性好的浅色衣服和鞋袜，防止热射病的发生。在室内可酌情开空调。

190 糖尿病患者游泳时应注意什么？

游泳是一项较好的运动方式，但是对糖尿病患者来说，一定要谨防低血糖的发生，故在游泳时要注意以下几点：①应备零食，当有低血糖感觉时，赶快进食，并停止游泳。②与亲友结伴游泳，告诉同伴你患有糖尿病，当你出现水中挣扎或久未露出水面时，应马上施救；如见你神志不清甚至昏迷，立即想到是否低血糖发作并进食含糖饮料或糖块。③频繁低血糖期间不宜游泳，以防低血糖诱发心绞痛、心肌梗死等心脏疾病。

191 糖尿病患者沐浴时应注意什么？

糖尿病患者沐浴时不宜用高温热水洗浴。因为在此过程中，会发生小血管收缩及微细动脉硬化、手脚麻木、肾功能减退、皮肤瘙痒、关节炎、进行性消瘦、四肢无力等多种并发症，所以洗浴应以温水为宜。空腹时不宜洗浴，因为空腹时血中葡萄糖水平偏低，不能满足能量的需求，容易出现头昏、视物模糊等低血糖症状。刚吃饱饭也不适合沐浴，因为此时洗浴会使大量血液由内脏流向体表，使消化器官的供血量减少，影响食物的消化和吸收。故饭后1个小时洗浴最好。

192 糖尿病患者能长寿吗？

糖尿病患者是能长寿的，现实生活中我们经常能见到八九十岁的糖尿病患者，甚至百岁老人中也不乏有糖尿病患者。当然，能够长寿是有前提的，关键要做好以下几点：①自诊断糖尿病之日起就重视代谢控制，坚持低盐低脂饮食控制，忌烟酒，肥胖者积极降体重等；②长期稳定地控制血糖、血脂及血压，以避免各种并发症；③坚持适当的体育运动，避免肥胖；④定期到医院检查，及早发现和治疗并发症；⑤保持乐观、豁达、宽厚、愉快的精神状态。

193 糖尿病患者患其他疾病期间应注意什么?

糖尿病患者合并感染或其他疾病时,机体处于应激状态,胰高血糖素、肾上腺素和糖皮质激素的分泌增加,可引起血糖水平升高,产生血酮体和尿酮体,进而导致脱水、酸中毒,发生糖尿病酮症酸中毒。当合并存在消化道疾病或肝脏疾病时可能影响患者的食欲,使患者不能正常进食,在进食少的情况下,如果治疗糖尿病的药物应用不当时有引起低血糖的危险。因此,糖尿病患者了解出现其他疾病时应如何对应,以避免发生糖尿病酮症酸中毒、高渗性非酮症糖尿病昏迷及低血糖的危险。

194 如何预防糖尿病感染?

糖尿病极易并发各种感染,感染常使糖尿病难以控制,容易诱发酮症酸中毒,机体抵抗力的降低,有利于感染的播散,形成恶性循环,所以,糖尿病预防感染非常重要。首先,养成良好的卫生习惯,其次,注意皮肤清洁,皮肤有毛囊炎时禁止挤压,正确修剪指甲,防止甲沟炎,防止皮肤烫伤,预防呼吸道感染,增强抵抗力。

(解放军空军总医院 童 奥)

第八章

糖尿病急性、慢性
并发症的护理

　　糖尿病的急性并发症有糖尿病酮症酸中毒、糖尿病非酮症性高渗综合征、乳酸性酸中毒、糖尿病低血糖症；糖尿病的慢性并发症有糖尿病肾病、糖尿病视网膜病变、糖尿病下肢血管病变、糖尿病心血管病变、糖尿病脑血管病变。本章介绍了糖尿病的急慢性并发症的概念、诱因、临床表现、治疗原则、预防以及自我管理策略。

195 糖尿病急性并发症包括哪些？

糖尿病急性并发症包括糖尿病酮症酸中毒、糖尿病非酮症性高渗综合征、乳酸性酸中毒、糖尿病低血糖症。

196 什么是糖尿病酮症酸中毒？

糖尿病酮症酸中毒（DKA）是指糖尿病患者在各种诱因情况下，胰岛素明显不足，升糖激素不适当升高，造成的高血糖、高血酮、酮尿、脱水、电解质紊乱、代谢性酸中毒等病理改变的综合征，糖尿病最常见的急性并发症，未经治疗、病情进展急剧的 1 型糖尿病患者，尤其是儿童或青少年，糖尿病酮症酸中毒可作为首发症状就诊，主要发生在 1 型糖尿病患者，在感染等应急情况下 2 型糖尿病患者也可发生，发生的主要原因是体内胰岛素极度缺乏，组织不能有效利用葡萄糖导致血糖显著升高，此时，脂肪分解产生酮体、代谢性酸中毒及明显的脱水，严重者出现不同程度的意识障碍直至昏迷，若不及时救治将导致死亡。

197 糖尿病患者为什么容易出现糖尿病酮症酸中毒？糖尿病酮症酸中毒有哪些诱因？

由于糖尿病患者身体不能利用葡萄糖，只能动用热能仓库——脂肪组织来产生能量，脂肪分解时会产生酮体，大量产生酮体会影响酸碱平衡，水分、电解质的排除也会增加。患者会出现高血糖、脱水、呼吸快而深、口中呼出烂苹果味的气体、血压下降，严重的会发生昏迷，甚至危及生命。常见的糖尿病酮症酸中毒的诱因有：1 型糖尿病患者使用胰岛素不当（停用或减量）、各种感染（如肺部感染、尿路感染、皮肤化脓性感染、胃肠道感染以及急性胰腺炎、败血症等）、手术、外伤、精神过度紧张、呕吐、腹泻、酗酒、暴饮暴食、妊娠、分娩、劳累、应用升高血糖的药物，如各种利尿剂、不控制饮食，过多进食高糖、高脂等食物。

198 糖尿病酮症酸中毒临床表现有哪些？

糖尿病酮症酸中毒临床表现有：①口渴、多饮、多尿症状明显。其原因为高血糖和高血酮有利尿作用，酸中毒时呼吸加快而丢失水分；因恶心、呕吐而补充水分减少等。②意识障碍。严重的糖尿病酮症酸中毒患者可发生意识障碍，甚至昏迷。其原因可能为：高酮血症对脑组织有毒性作用，酸中毒时氢离子增加对脑组织的抑制作用，血容量减少，血压下降，使脑组织供血、供氧减少，血浆渗透压升高，使脑组织脱水、口唇及口腔黏膜干燥、眼球凹陷、少尿、皮肤弹性差、脉搏细弱、血压偏低。③恶心、呕吐，不想进食。这与高酮血症的刺激有关。④腹胀、腹痛。有时腹痛可很严重，需与外科急腹症相鉴别。这种腹痛在酮症酸中毒纠正后，可好转、消失。⑤呼吸。酮体中的一种成分——丙酮，从呼吸道排出，可使患者呼气中带有烂苹果样味。呼吸可变快、变深以排出二氧化碳。重度酸中毒（动脉血 pH<7.0，正常人 7.35~7.45）时，脑组织受抑制并可出现肌无力，呼吸减弱。如呼吸在 30 次/分以上，提示患者有严重的酸中毒。⑥体温。低血压和昏迷的患者，体温可低于正常。部分严重的患者，体温可升高，这可能与高渗性脱水有关。无感染的情况下，体温升高者，预后不良。⑦低血压。酮症酸中毒的患者均有脱水，严重者血压下降，其原因为血容量下降，严重的酸中毒和严重的感染等。⑧其他。由于脱水、高血糖等因素，血黏度增加，容易发生周围静脉血栓形成。可有四肢及全身肌肉酸痛，视力下降等。⑨并发症。可并有休克、急性肾衰竭、急性心肌梗死和心力衰竭、感染等。

199 如何预防糖尿病酮症酸中毒？

糖尿病酮症酸中毒应从以下几方面预防：①坚持合理应用胰岛素和口服降糖药，不可随意减量、加量甚至停药；②控制诱发因素，如各种感染、脱水、饥饿等，保持良好的情绪，作息规律；③定期监测血糖，若合并应激情况时应每日监测血糖。当血糖超过15mmol/L 时及时到医院就诊，检查尿酮体和血酮体，时刻警惕发生糖尿病酮症酸中毒的可能性；④糖尿病患者发生发热、恶心、呕吐等症状时不应中断胰岛素治疗，而应适当补充营养；⑤糖尿病患者遇到手术、分娩等应激时应首先妥善控制好血糖。

200 糖尿病酮症酸中毒时应做哪些实验室检查？

糖尿病酮症酸中毒时应做如下实验室检查：①血糖和尿糖。尿糖常为强阳性。血糖大多在 16.7~27.8mmol/L，个别患者血糖可低于 16.7mmol/L，或高于 33.3mmol/L。血糖大于 27.8mmol/L 者，大多有肾功能不全，且可发生高渗性昏迷。血糖、尿糖与血酮、尿酮及酸中毒不一定呈正比关系。②血酮与尿酮。尿酮体强阳性。由于尿酮体一般为血酮体的 5~10 倍，故轻症患者，就可表现为尿酮体阳性而血酮体阴性。不能仅以尿酮体作为反映病情和判断疗效的指标。酮体与血 pH 值直接相关，酮体越多，酸中毒越重。③血 pH 值和二氧化碳结合力。血 pH 值小于 6.9，说明病情严重，预后不良。血 pH 小于 7.2，急需处理。④血尿素氮、肌酐。由于脱水，肾血流量下降和胰岛素缺乏及应激激素引起的蛋白分解，血尿素氮、肌酐升高。严重患者可发生肾衰竭。⑤血电解质。所有糖尿病酮症酸中毒患者体内均缺钾。但在病变初期，血钾可降低、正常或升高。其他还可有低血钠、低血氯、低血镁和低血磷。⑥其他。血渗透压升高，血游离脂肪酸增加等。

201 糖尿病酮症酸中毒治疗原则是什么？糖尿病酮症酸中毒时应观察哪些项目？

糖尿病酮症酸中毒是危及生命的糖尿病急性并发症。一旦发现，即应积极抢救。治疗的关键是严密观察病情、充分补液、静脉或肌肉注射胰岛素、补钾、纠正酸中毒和处理并发症。

糖尿病酮症酸中毒时应观察以下项目：体温、血压、心率、呼吸、意识；血糖、血pH 值、血钾、血钠、血氯、尿素氮、肌酐；每小时胰岛素用量和总的胰岛素用量；液体的入量和种类、补液的速度和总量、补钾量、补碱量；尿量；特殊用药等。

202 糖尿病酮症酸中毒时为什么要补液，应如何补液？

糖尿病酮症酸中毒患者均有脱水，脱水量约占体重的 10% 左右。治疗的重要一环是纠正脱水，若不纠正脱水，由于组织灌注不良，胰岛素治疗将无效。如在补液前给予胰岛素治疗，水分可随着葡萄糖进入细胞内，更加重了低血容量。诊断一经明确，不论是否有实验室报告，都应立即补液。糖尿病酮症酸中毒时应首先考虑采用等渗盐水，且应注意补液速度。开始时应快速输入盐水以恢复组织灌注，在 2 小时内输入 1000 ~ 2000ml，从第 2 至第 6 小时可输入 1000ml。第 1 个 24 小时输液总量约 4000 ~ 5000ml，约占补液总量的 2/3。一旦血糖降至 15mmol/L，改用 5% 或 10% 葡萄糖溶液或葡萄糖生理盐水。如有心血管疾病、老年等不利于快速补液的因素，可测定中心静脉压以指导补液。如血钠高于 150mmol/L，可补入低渗溶液。血钠增高时，治疗中渗透压失衡的危险性很小，补入低渗溶液相对安全。如无低渗盐水，可采用 5% 葡萄糖溶液。补低渗溶液时需注意血压，如有低血压，则应输血，并减慢输液速度。

203 糖尿病酮症酸中毒时如何补充胰岛素？补充胰岛素时应使血糖降低的速率多大合适？

血胰岛素水平达80~120mU/L时，即可达到治疗糖尿病酮症酸中毒的目的。每小时静脉滴入5~6单位短效胰岛素可使血胰岛素保持在此水平。胰岛素的半衰期仅为4~5分钟，故静脉滴注胰岛素应是持续的。血糖下降速率应为每小时4~8mmol/L（72~144mg/dl）。如治疗2小时后，血糖下降速度未能达到这样的要求，应首先检查是否已给患者足够的补液。如补液已足够，则应将肌肉注射的胰岛素改为静脉滴注，对原已采用静脉滴注胰岛素者则应将胰岛素的剂量加倍。

204 糖尿病酮症酸中毒时如何补钾及补碱？

糖尿病酮症酸中毒的患者血钾可增高、正常或降低，但实际上，所有的患者细胞内均缺钾。一旦治疗开始，所有患者的血钾必然下降。治疗前血钾高于正常者，暂缓补钾。而后根据血钾报告（每2~4小时测血钾1次）及心电图监测来补钾。当动脉血pH值低于7.0或碳酸氢根低于5mmol/L时，特别是在补液及胰岛素治疗后未能纠正酸中毒时，可慎重地使用碳酸氢钠。给予100mmol（6.8g）碳酸氢钠等渗溶液（1.25g/dl）并加入20mmol（1.5g）的氯化钾，于45分钟内输完。如动脉血pH值仍低于7.0可再输入100mmol碳酸氢钠。如患者疲乏明显，换气过度，输入50mmol（3.4g）碳酸氢钠并加入10mmol（0.75g）氯化钾溶液便可有效。

205 如何预防糖尿病酮症酸中毒？

预防糖尿病酮症酸中毒应注意以下几个方面：①一旦感到不适和代谢失控，应尽快就诊。②保持病情记录，如胰岛素用量、进食量、活动量、尿糖及血糖结果、尿酮记录等。③了解酮症酸中毒的征象，出现这种征象时，停用中效、长效胰岛素，改用短效胰岛素。加强血糖、尿糖监测，调整胰岛素用量。④出现意识状态、定向力、识别能力改变时，立即住院治疗。⑤经常测体重以估计脱水程度，体重减轻超过5%应予住院。⑥发烧时，应每4小时测一次体温，以观察退烧药的疗效。⑦经常观察呼吸，若呼吸增快，每分钟超过36次，应予住院。观察、测试脉搏，了解患者所遭受的应激程度。⑧对于有可能发生酮症酸中毒者，应测尿酮，必要时到医院做进一步检查。

206 一旦发生糖尿病酮症酸中毒应如何自我管理？

一旦发生糖尿病酮症酸中毒应：①当出现糖尿病症状明显时，应尽快查血糖及尿酮体。②如果测尿酮体结果为（＋），可以继续注射胰岛素或口服降糖药并可适当酌情增加剂量，多喝水。可喝淡盐水或生理盐水，保证吃一些流质或半流质，如麦片粥、米粥、菜汤；停止运动；每隔 2 小时测定尿酮体和血糖 1 次。③酮症酸中毒时，患者血糖多大于 16.7mmol/L（300mg/dl），甚至达更高，尿酮体强阳性（＋＋＋＋），要充分补充水分。

207 一旦出现严重糖尿病酮症酸中毒表现时，护理上应注意什么？

一旦出现严重糖尿病酮症酸中毒表现时，护理上应注意：①患者要卧床休息，平卧头偏向一侧，建立静脉通道，补充液体，根据血糖情况调整胰岛素的滴速，动态观察血压的变化。②监测患者血糖每 2 小时 1 次，同时测尿酮体、血酮体，注意血电解质和血气变化并做肝肾功能、心电图等检查。③诊断一经确立，必须观察患者的生命体征、精神状态，对躁动的患者做好防护措施以防止坠床等意外的发生。④准确记录出入量，包括液体量、饮食量、尿量，为正确补液量提供依据。

208 什么是糖尿病非酮症高渗综合征？

糖尿病非酮症高渗综合征，又称糖尿病高渗性非酮症昏迷，是好发于老年糖尿病患者的一种急性并发症。近年来有人提出，昏迷不是每例患者必有，因此称糖尿病非酮症高渗综合征较合适。生化上以严重的高血糖、显著增高的血清渗透压，临床上以明显脱水但无明显酮症酸中毒为特征，是一种生命攸关的糖尿病急性并发症。

209 糖尿病非酮症高渗综合征有什么特点？

糖尿病非酮症高渗综合征的特点是患者有严重的高血糖、脱水、血渗透压升高，但没有或仅有轻度的酮症。非酮症高渗性昏迷病情危重，多发生于较轻的 2 型糖尿病患者，尤其是老年人，容易漏诊和误诊，死亡率高达 25%～70%。发病时血糖往往高于

33.3mmol/L（600mg/dl）。发病前患者有高血糖加重的感觉，如多尿、口干、多饮、乏力加重。有的患者可有全身或局部的抽搐、失语、偏瘫、反应迟钝、嗜睡甚至昏迷。可有发烧等其他表现。

210 糖尿病非酮症高渗综合征的临床表现有哪些？

糖尿病非酮症高渗综合征大多发生于老年2型糖尿病患者，有1/3～1/2的患者既往无糖尿病病史，部分患者有轻度糖尿病症状。起病比较隐匿、缓慢，早期有口渴多饮、多尿、疲乏无力。随着脱水的加重，出现反应迟钝、表情淡漠，然后出现不同程度的意识障碍，从意识模糊、嗜睡到昏迷，可伴有抽搐。体征呈脱水貌，口唇干燥、皮肤弹性差，眼窝塌陷，心率加快，腱反射减弱，可出现病理反射。

211 糖尿病非酮症高渗综合征的常见诱因有哪些？ 如何观察生命体征？

糖尿病非酮症高渗综合征的常见诱因有失水、过度利尿或脱水治疗；应激因素如外伤、手术、感染、心脑血管意外。由于相当一部分患者并无糖尿病病史，在一些特殊情况下，摄糖过多或静脉大量输注葡萄糖，或使用升糖药物。糖尿病非酮症高渗综合征病情危重，多数患者入院时处于昏迷或嗜睡状态，应密切观察神志、瞳孔、体温、脉搏、呼吸、血压变化，并做好记录。

212 糖尿病非酮症高渗综合征的治疗方法有哪些？

糖尿病非酮症高渗综合征的治疗与急性酮症酸中毒的治疗有类似之处，都需要去除诱因、补液、用胰岛素、补钾以及对症处理。不过，本症较酮症酸中毒死亡率更高，补液量更大，而胰岛素用量相对偏小，一般不需要补碱，对症处理的难度更大，尤其是部分患者容易发生心脑血管并发症。

213 糖尿病非酮症高渗综合征的预防措施有哪些？

糖尿病非酮症高渗综合征可以完全避免，预防方面需注意以下几点：①早期发现和控制糖尿病，不使血糖过高，定期监测血糖。②防治感染、应激、外伤等造成血糖和血

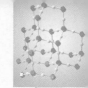

渗透压增高的诱因，及时补液、补充胰岛素。鼓励患者多饮水。③让患者和其家属了解糖尿病非酮症高渗综合征的诱因和临床表现，以做到早发现、早治疗。④不用或慎用容易引起血糖和渗透压增高的药物，在行脱水、透析等治疗时，监测尿糖、尿量和血糖。

214 糖尿病非酮症高渗综合征为什么要观察尿量？

脱水是糖尿病非酮症高渗综合征的主要表现，患者由于脱水导致尿量减少，色深，甚至短期内无尿，皮肤由于干燥致缺乏弹性。因此，要准确记录每小时尿量，必要时留置导尿，密切观察皮肤黏膜变化，为每小时补液量提供可靠依据。

215 糖尿病非酮症高渗综合征如何掌握补液速度和量？

对发生糖尿病非酮症高渗综合征患者立即建立两条静脉通路，一路为小剂量胰岛素滴入 $0.1U/(h \cdot kg)$，另一路为快速补液。由于大多为老年患者，静脉补液的速度和量会影响患者的心功能，从而严重影响预后，因此，要加强患者监护，根据患者的年龄、心血管情况、血压、血糖、电解质、血浆渗透压、尿量随时调整补液速度和量，治疗上以先快后慢的原则，前4小时达到补液总量的 $1/5 \sim 1/3$。

216 糖尿病非酮症高渗综合征为什么不适合大量补液？

由于糖尿病非酮症高渗综合征患者为高渗状态，血液浓缩，血钠升高，大量补液不利于纠正高渗状态，同时老年患者大量静脉补液会加重心脏负担，引起心血管意外。因此，应早期留置胃管注水 $100 \sim 200ml/h$，可迅速补充丢失的液体，既有助于降低血浆渗透压又对心血管的影响小。胃肠道补液总量占总补液量的 $2/5$。

217 糖尿病非酮症高渗综合征如何预防发生压疮？

由于糖尿病非酮症高渗综合征患者大多为老年昏迷，并且糖尿病患者本身皮肤抵抗力差，昏迷12小时即可发生压疮。因此，应加强预防压疮护理，每 $2 \sim 3$ 小时更换体位，不要按摩受压部位，局部涂柔性润肤油，保持床单清洁、干燥、平整。

218 糖尿病非酮症高渗综合征如何进行呼吸道护理？

因糖尿病非酮症高渗综合征患者抵抗力差，同时又使用大量抗生素极易合并霉菌感染，保持呼吸道通畅，定时翻身、拍背、吸痰是非常有效的办法，口腔可用 1∶5000 呋喃西林擦洗。合并霉菌感染可用 4% 碳酸氢钠擦洗。

219 糖尿病非酮症高渗综合征留置胃管时如何护理？

糖尿病非酮症高渗综合征患者胃管内注水对体液的补充有着非常重要的作用，同时还能维持营养，鼻饲时要注意每次注入量不得超过 200ml，温度不超过 50℃。正确记录鼻饲补液量及 24 小时出入量，这是直接指导每日补液量的依据。

220 乳酸酸中毒是怎么回事？乳酸酸中毒有哪些临床表现？

乳酸是葡萄糖无氧代谢的产物。血乳酸升高并引起酸中毒，称之为乳酸酸中毒。乳酸酸中毒尚无满意的抢救方法，死亡率达 50% 以上。乳酸酸中毒的临床表现有：下腹痛或肌肉酸痛；恶心、呕吐、腹泻；酸中毒：口唇呈樱桃红、呼吸深快、意识模糊、嗜睡、严重时昏迷；实验室检查：血乳酸明显升高，大于或等于 5mmol/L，pH 值和二氧化碳结合力下降。

221 如何预防乳酸酸中毒？

由于乳酸酸中毒病死率高以及没有满意的抢救方法，预防其发生很重要。①肝肾功能受损时，血乳酸易积聚升高，因此，凡有肝肾功能不全者，不应用双胍类降糖药。这类药物有升高血乳酸的作用。②有休克、心衰、呼吸衰竭等缺氧状态时，应尽早控制。③老年人和肝肾功能受损者，避免使用使血乳酸升高的药物，如双胍类降糖药、乙醇、甲醇、木糖醇、水杨酸盐、异烟肼、儿茶酚胺等。④用苯乙双胍治疗时，每天剂量宜在 75mg 以下，不得超过 150mg。如每天用量超过 150mg，多数患者不能耐受，部分患者可发生乳酸酸中毒。

222 乳酸酸中毒应如何护理？

乳酸酸中毒应按如下方法处理：①按重症抢救护理，有条件要在监护室进行抢救护理。②消除病因，对有严重心、肝、肾功能不全或其他导致无氧代谢增加的情况下，禁止使用双胍类降糖药。③凡有严重的肝肾疾病、休克、缺氧等，如出现酸中毒应高度怀疑有糖尿病乳酸性酸中毒的可能。④糖尿病患者应积极治疗，严格控制血糖、血脂，维持体内各种动态平衡。

223 糖尿病慢性并发症有哪些？

长期的高血糖，会出现一系列糖尿病慢性并发症，对糖尿病患者造成很大的影响，主要并发症有：糖尿病视网膜病变、糖尿病肾病、糖尿病神经病变、大血管病变、微血管病变。

224 糖尿病神经病变有哪些特点？有哪些常见类型？

糖尿病神经病变的特点是合并有糖尿病神经病变的患者可以无症状或有疼痛、感觉缺失、无力和自主神经功能失调。神经病变可以增加糖尿病患者的致残率和死亡率，也可以加重糖尿病的其他并发症，如糖尿病足。糖尿病神经病变主要存在三种类型：远端对称性糖尿病神经病变；局灶性神经病变；自主神经病变。

225 糖尿病神经病变有哪些临床表现？

糖尿病神经病变有多种临床表现：感觉减退：四肢有手套、袜套样麻木感，冷热不敏感；痛觉迟钝、感觉紊乱：有蚁走感，烧灼感、踩棉花感；手脚发冷或发热、刺痛、自发性疼痛：气温的改变，湿度的高低等均可引起神经病变者的自发性疼痛，日轻夜重，有时疼痛剧烈；自主神经病变表现为：出汗、消化、神经源性膀胱，表现为尿不尽、排尿无力，尿潴留，少数患者可出现尿失禁等。

226 糖尿病神经病变的脑部有什么表现?

糖尿病神经病变的脑部表现有:头痛、无力、体力和脑力易疲劳、兴奋、情绪不稳、记忆力减退、精神衰退,还有无症状低血糖,没有察觉损害更大,正常人或无神经病变者低血糖时,出现心慌、手抖、出冷汗、头晕、视物模糊、饥饿感等,以提醒及时补充糖分,糖尿病神经病变患者缺乏对低血糖的正常反应,缺乏这些预警信号,易引起严重的低血糖昏迷。

227 神经病变对糖尿病有什么影响?

神经病变是糖尿病常见的慢性并发症,影响到了 60% 的糖尿病患者。周围神经病变会影响到患者的感觉、运动甚至自主神经,常见有下肢的麻木发凉、患者失去对疼痛等保护性感觉、关节畸形、足底压力异常以及足部的皮肤干裂等。糖尿病下肢血管病变的发生,则影响到下肢的血液循环,使伤口局部缺血缺氧,难以愈合。由于血糖居高不下,无论伤口大小,细菌的感染也会迅速扩散,导致溃烂,坏疽,最终可能导致截肢并影响生命。

228 远端对称性糖尿病神经病变有什么特点?

远端对称性糖尿病神经病变是最常见的糖尿病神经病变类型,其特征为隐匿起病、对称性分布、进行性加重。一般认为其发病与异常的神经系统代谢和(或)神经组织的缺血有关。从个体而言,发病的时间和过程不可预测,但总体上讲,神经病变的发生和发展与患者的年龄(老年人多见)、性别(男性多见)、身高(高个子多见)、病程、血糖控制好坏、高血压、饮酒、吸烟等有关。这种神经病变的发生率变化很大,新诊断的糖尿病患者中约有 12%、而糖尿病史 25 年后则有 60% 的患者合并神经病变。这种神经病变又可分为三种类型:急性痛性神经病、小纤维神经病和大纤维神经病。

229 糖尿病局灶性神经病变有什么特点?

糖尿病局灶性神经病变少见,其发生与急性的血管阻塞导致的神经组织缺血有关,特点为突然发作、非对称性和自限性过程。总的恢复期一般为数周至 18 个月。典型的局灶性神经病变的颅神经病变、躯干神经病变、单支神经病变、脊神经根病变和丛神经病变。感觉和运动均可正常。

230 糖尿病自主神经病变有什么特点？

糖尿病自主神经病变可影响到以下多个系统：出汗异常、瞳孔调节障碍、肾上腺髓质（低血糖反应减弱或无症状）、心血管系统（体位性低血压、无痛性心肌缺血或梗死）、胃肠道系统（胃麻痹、便秘、腹泻、大便失禁）和泌尿生殖系统（膀胱收缩障碍和性功能障碍）。

231 糖尿病神经病变如何诊断？

糖尿病神经病变的诊断有：明确的糖尿病病史；诊断糖尿病时或之后出现的神经病变；临床症状和体征与神经病变的表现相符；有临床症状（疼痛、麻木、感觉异常等）者；5 项检查（踝反射、针刺痛觉、震动觉、压力觉、温度觉）中 1 项异常；无临床症状者，5 项检查中任 2 项异常，即可诊断。

232 糖尿病神经病变的防治措施有哪些？

糖尿病性神经病变并非都是些小毛病，仅仅影响生活质量而已，实际上，神经病变还可能会带来生死攸关的大麻烦——无痛性心梗，心肌发生缺血时，正常的神经系统会将疾病信息反馈，疼痛就如同警铃，告知患者疾病的发生，同时及时救治可以将疾病损害降到最小，而对于糖尿病神经病变患者而言，预警环节的缺失虽然减少了疼痛，却也可能造成延误治疗，进而危及生命，所以，千万不能小看神经病变。筛查神经病变对预防神经病变很重要，感觉和运动神经病变可以是无症状的，所有糖尿病患者每年都应检查感觉阈值测量、针刺觉、温度觉、振动觉（128Hz 音叉）以及 10g 单丝检查以了解神经病变的进展。10g 单丝刺觉消失和振动觉减退提示可能存在足部溃疡发生危险；其次要控制好血糖；改变不良的生活习惯，如戒烟、戒酒、适当营养、避免毒性物质等；控制血压和纠正血脂异常。

233 为什么糖尿病无痛神经病变非常危险？

由于糖尿病周围神经病变可表现为感觉迟钝或丧失，使人体自我保护功能降低，如果有冠心病患者，会出现无痛性心绞痛，甚至心肌梗死时也无明显的疼痛。因此，患者不予以重视，往往不及时治疗，造成严重的不可挽救的后果。如果患者对自己的足割伤、灼伤、碰伤、磨破水泡毫无感觉，说明其神经受到了伤害，不能正确传导信号，此时，发生足病的风险就会大大提高。

234 什么是糖尿病周围神经病变？

糖尿病周围神经病变是糖尿病最常见的慢性并发症，临床主要表现为神经疼痛、烧灼感、感觉过敏，也可发生皮肤溃疡、足部畸形甚至截肢等。

235 糖尿病心脏病变有哪些特点？

大部分心血管系统并发症是由于冠状动脉粥样硬化斑块及（或）斑块破裂出血和血栓形成，引起心肌缺血与坏死的疾病。糖尿病患者的心脏病变主要为冠心病（心肌梗死、心绞痛）和糖尿病心肌病，可表现为心律不齐、心衰。糖尿病并发冠心病是病理改变较严重的一种并发症，其临床表现、治疗、预后及护理与非糖尿病患者不尽相同。

236 糖尿病合并心脏病有哪些症状？

糖尿病合并心脏病常见的症状有心慌、胸闷、甚至剧烈的胸痛；呼吸短促、出汗、眩晕、恶心、踝部肿胀。但糖尿病合并心脏病患者与单纯心脏疾病患者临床表现有所不同，糖尿病合并心肌梗死患者易出现疼痛部位及性质不典型甚至完全无症状，考虑可能与糖尿病感觉神经损害有关，另外，糖尿病患者出现慢性心功能不全，考虑与糖尿病心肌病有关；对于糖尿病患者出现胸闷、呼吸困难、咳嗽等表现时，还应警惕慢性心功能不全的情况，避免单纯考虑糖尿病合并感染，延误心功能不全的诊治；临床资料还提示糖尿病患者易出现快速心律失常、心源性休克预后不良等现象。

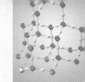

237 糖尿病合并心脏病选择降糖药物时应注意什么？

糖尿病合并冠心病心绞痛者应首选格列奇特，其次选格列本脲，因能与分泌胰岛素的 β 细胞膜上的磺脲药受体结合，促进 β 细胞分泌胰岛素起到降糖作用。对于糖尿病合并不稳定型心绞痛、心功能不全的患者应谨慎使用双胍类降糖药物，由于它常可使患者出现恶心、腹胀、疲乏无力等不良反应。胰岛素增敏剂因其可增加机体的血容量从而加重患者的心脏负担，所以患心绞痛、肺心病和心功能不全的糖尿病患者应慎用。

238 糖尿病合并心肌梗死的先兆有哪些？哪些特点？

糖尿病合并心肌梗死的先兆有：当糖尿病患者出现以下症状时应警惕心肌梗死：胸痛、胸闷、压迫感；疼痛扩散至颈、肩、上肢或腭部；呼吸短促、昏厥、血压下降；呃逆、出汗、恶心等，立即到医院就诊。糖尿病合并心肌梗死患者，因微血管病变及心肌代谢紊乱可发生广泛性心肌坏死，甚至诱发心力衰竭，以无痛型心肌梗死发生率高，是由于糖尿病性心肌自主神经受损所致。症状、体征表现不一，可出现心悸、呼吸困难、恶心、呕吐、冷汗、精神障碍等，易误诊为消化系统、呼吸系统或神经系统疾病。

239 糖尿病合并心肌梗死的护理措施有哪些？

糖尿病合并心肌梗死的护理措施有：①糖尿病患者心绞痛发作常不典型，胸痛症状不明显，甚至无症状，但病理改变严重，都属于中危或高危患者；②糖尿病患者凡有冠心病心肌缺血心前区不适的患者应做早期危险分层评估；③对患者进行健康教育，讲解疾病防治的重要性；④讲解坚持药物治疗及随访的重要性；⑤特别强调糖尿病的严格控制。

240 糖尿病合并下肢血管病变有哪些特点？

糖尿病合并下肢血管病变的特点有糖尿病的大血管病变也表现为周围血管病变，尤其好发于下肢，它的发生率是正常人的 4 倍，当同时合并有神经病变时，易引起感染，导致下肢坏疽、发生溃疡，是截肢的主要原因。

241 什么是间歇性跛行？

间歇性跛行是下肢血管病变的早期症状，由于下肢血管病变导致下肢肌肉供血不足，行走一定距离后感觉下肢乏力、劳累、麻木，下蹲起立困难，而休息后，缺氧状况减轻，症状于是就减轻或消失了，出现此情况应尽早就医，确诊后采取有效的措施对症治疗。

242 什么是静息痛？

足皮肤温度变凉，足背动脉搏动变化弱或消失；血管变硬；容易水肿；间歇性小腿肌肉疼痛，一走就痛，停下来会好转，再走又痛，更严重的是，不走路的时候腿也会痛，叫作"静息痛"，意味着下肢血管缺血逐渐加重，已存在严重的末梢血管循环不良。临床表现由间歇性跛行发展为下肢在静止休息时缺血性疼痛，多在夜间睡眠时发作，下肢下垂时疼痛此时疾病已属中晚期，应该更加积极的治疗，坚持用药。

243 为什么要重视糖尿病下肢血管病变？如何筛查糖尿病下肢血管病变？

因为糖尿病下肢血管病变危害的不仅仅是下肢，可使患者患心血管病的风险显著增加，包括心血管事件、心血管死亡、非致命性中风。因此，对于糖尿病合并下肢血管病变的患者，早期检查，早期发现，早期治疗非常重要。糖尿病下肢血管病变的筛查：对于 50 岁以上的糖尿病患者，应常规进行下肢动脉粥样硬化病变的筛查。伴有下肢动脉粥样硬化病变的危险因素（如合并心脑血管病变、血脂异常、高血压、吸烟或糖尿病病程 5 年以上）的糖尿病患者应该每年至少筛查一次。

244 如何诊断糖尿病下肢血管病变？

如果患者静息踝肱指数（ABI）≤0.90，无论患者有无下肢不适的症状，应该诊断下肢血管病变；运动时出现下肢不适且静息 ABI>0.90 的患者，如踏车平板试验后 ABI 下降 15%~20%，可诊断下肢血管病变；如果患者静息 ABI<0.4 或踝动脉压<50mmHg 或趾动脉压<30mmHg，应该诊断严重肢体缺血。

245 糖尿病合并下肢血管病变者运动时应注意什么？

糖尿病合并下肢血管病变者运动时应注意：①选择适合病情且易坚持的运动方式，如步行就是有效运动地方式之一，步行可以促进下肢和足部的血液循环，改善局部症状，但行走的速度、距离因人而异，以不产生下肢疼痛为原则。②可配合做下肢抬高、平伸、垂下运动，方法是平卧床上，抬高下肢45度，保持1～2分钟，再将肢体下垂2～3分钟，再水平放置2分钟，每日2～3次。③穿软底、宽大舒适的鞋子，避免碰伤。④当下肢静脉发生栓塞、皮肤感染、坏疽时，应停止运动，以免加重病情。

246 糖尿病合并高血压有哪些特点？

糖尿病合并高血压是一种与遗传，环境，代谢关系极为密切的复杂疾病。是2型糖尿病中最常见的并发症，是心脑血管病的危险因素之一。高血压的危害高于其他危险因素，如吸烟、高血脂、肥胖、家族史的影响，高血压可加速糖尿病血管并发症的恶化，它的患病率是一般人群的1.7～5倍。高血压大大增加脑卒中、冠心病的发病率，又是肾脏病变和视网膜病变的诱发因素之一。

247 糖尿病和高血压有什么关系？

丹麦学者把高血压和高血糖并存者喻为"处于双倍危险境地"的人群。如果将糖尿病、高血压引起并发症的危险性各自定为1，那么，糖尿病合并高血压患者的危害性不是1+1＝2，而是远远>2。因此，高血压与糖尿病是致命的联合。《中国高血压防治指南》中指出，我国高血压在糖尿病人群中的患病率是40%～55%，而在高血压人群中，糖尿病的患病率是正常血压人群的2.5倍。糖尿病患者发生高血压后其发生心血管事件的危险大大增加。

248 糖尿病合并高血压的主要致病因素有哪些？

糖尿病合并高血压的主要致病因素有：①在遗传学方面，可能相关的基因有胰岛素受体基因、血管紧张素原基因、肾上腺素能受体基因和血管紧张素转换酶基因等。②高血糖的毒性作用能激活磷酸激酶 C 的活性，刺激血管收缩，使血管平滑肌增生和血管硬化。③胰岛素抵抗是糖尿病和高血压的重要致病原因。形成的高胰岛素血症可通过激活 Na^+-K^+-ATP 酶活性，促进水钠潴留，高密度脂蛋白胆固醇降低、极低密度脂蛋白胆固醇增高，脂代谢紊乱、促进动脉粥样硬化的发生和发展等机制引发高血压。在餐后 2h 后血糖每升高 1mmol/L，就会增加 1 倍高血压发生的危险。④容易发生动脉粥样硬化。糖尿病患者多数肥胖或超重，并伴有高脂血症，三酰甘油、血清总胆固醇的水平降低，血的黏度增高。⑤肾病容易引发高血压，糖尿病肾病也容易引发高血压。糖尿病肾病是一种很常见的合并症。⑥糖尿病患者体内产生的自由基过多，使血管内皮功能损伤，致使动脉粥样硬化的形成，血管的弹性减弱，抗氧化作用减低，舒张功能减低。

249 糖尿病合并高血压的诊断标准是什么？

糖尿病合并高血压的诊断标准是：1999 年国际高血压联盟和 WHO 出版了糖尿病合并高血压的指导性意见，在没有使用降压药时，≤120/80mmHg 是理想血压，≤130/85mmHg 以下是正常血压。诊断高血压的标准是收缩压≥140mmHg 和（或）舒张压≥90mmHg，轻度高血压是 140～159/90～99mmHg，中度高血压是 160/109mmHg，重度高血压是≥180/110mmHg。

250 糖尿病合并高血压用药上应注意什么？

糖尿病患者如果合并高血压对血压的要求就更加严格，一般高血压患者的血压应控制在 140/90mmHg 以下就可以，但是糖尿病患者血压应控制在 130/80mmHg 以下才能更有效的预防并发症。另外降压要求平稳，尽量使 24 小时血压都维持在一个理想状态。因此，患者应选择强效，作用时间长的降压药，并且长期规律用药，不能自行停药、减药、更换药物，应严格遵医嘱用药，服药期间应严格监测血压，以防引起血压波动加速动脉硬化。对于一些降压药可引起体位性低血压，如钙离子通道阻滞剂等，在起床或变换体位时动作要缓慢，防止摔伤。

251 糖尿病合并高血压对心脏方面有哪些危害？

糖尿病合并高血压对心脏方面有如下危害：糖尿病性心脏病加重高血压，导致心脏舒张功能受损，使收缩功能减退提前出现。高血糖、高胰岛素血症及高脂血症可加重高

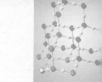

血压患者冠状动脉粥样硬化的程度，增加冠心病的发生率。临床上表现为心律失常、心脏较大和心肌肥厚，常同时并发心力衰竭、心肌梗死、心源性休克。

252 糖尿病合并高血压对大脑方面有哪些危害？

糖尿病合并高血压对大脑方面有如下危害：糖尿病时血脂异常，纤溶酶原抑制因子活性增高，凝血功能异常，使高血压患者本已存在的高凝状态进一步加重，更易产生脑梗死。高血压为糖尿病脑血管意外的主要危险因素，其中脑血栓形成较脑出血为多。

253 糖尿病合并高血压对肾脏方面有哪些危害？

糖尿病合并高血压对肾脏方面有如下危害：糖尿病加重肾小动脉硬化，导致肾功能的快速减退。高血压的糖尿病患者经常伴有肾脏病变，晚期常可导致肾衰竭。高血压可以是肾脏病变的一部分表现，可以并发肾脏病变，也可以加速糖尿病肾病的发生及发展。有研究发现，收缩压及舒张压增高与糖尿病肾病的发生、发展有关。

254 糖尿病合并高血压对视网膜方面有哪些危害？

糖尿病合并高血压时对视网膜方面有如下危害：糖尿病合并高血压病患者发生视网膜病变的危险性明显增加。血管糖尿病和高血压合并存在使大、中动脉（包括主动脉、颈动脉、肾动脉、冠状动脉等）粥样硬化发生早、程度重。高血压的糖尿病患者并发周围动脉硬化及坏疽的患病率常高于无高血压的糖尿病患者。糖尿病加重眼底小动脉硬化发生缺血性改变。糖尿病性眼底病变常可导致失明。

255 如何预防糖尿病合并的高血压？糖尿病合并高血压时多长时间监测血压？

提倡早期干预控制达标，糖尿病患者血压控制目标为 130/80mmHg；血压的测量和血糖的监测应当达到一定的频度，以及时发现两病合并存在；戒烟，日常门诊应当教育所有患者戒烟，给予合理的咨询，必要时进行药物戒烟；减重，超重 10% 以上者至少减肥 5kg；节制饮酒，男性每天乙醇摄入应 ≤20 ~ 30g，女性 10 ~ 20g；限制钠盐，每日氯化钠摄入 ≤6g；优化饮食结构，多吃蔬菜，减少脂肪摄入；加强体力活动，如快步行走或游泳，每周 5 次，每次 30 分钟；缓解心理压力，保持乐观心态。糖尿病合并高血压时应当每 3 个月测量 1 次血压，对于血压升高和接受降压治疗者，患者自测血压或增加血压检测频度，至少每周测量 1 次。

256 糖尿病合并高血压的预后如何？

大量研究已证明，糖尿病合并高血压的患者临床预后明显恶化。心血管病、糖尿病肾病、糖尿病眼病发生率明显增加，5 年内冠心病死亡率和总死亡率明显高于没有合并高血压的患者，分别达到 25.8% 和 50%。糖尿病的预后和血压成正比。即血压越高，合并时间越长，缺乏降压治疗或降压达标率越低，预后则越差。

257 什么是高血脂？

高血脂是指血中总胆固醇（TC）或三酰甘油（TG）过高，或高密度脂蛋白胆固醇（HDL-C）过低，医学上称为血脂异常。脂质不溶或微溶于水，必须与蛋白质结合以脂蛋白形式存在，包括高胆固醇血症、高三酰甘油血症及两者都高的复合性高脂血症。

258 高血脂诊断标准是什么？

高血脂诊断标准是根据中国成人血脂异常防治指南（2007 年版）甘油三酯（TG）≥2.26mmol/L 和总胆固醇（TC）≥6.22mmol/L 或低密度脂蛋白胆固醇（LDL-C）≥4.14mmol/L 只要出现一种或一种以上血脂成分的异常就可诊断为高血脂。

259 糖尿病合并血脂异常有什么特点？

糖尿病合并血脂异常有如下特点：糖尿病患者常常伴有血脂异常，糖尿病患者高脂血症发生率明显高于非糖尿病患者；高脂血症不但加重了糖代谢紊乱，而且使糖尿病微血管、大血管并发症发生率及死亡率显著增高。无论是 1 型还是 2 型糖尿病患者群，血脂异常是极为常见的，在引起糖尿病脑卒中、冠心病的危险因素中，血脂的异常远比血糖、血压的增高更重要。

260 糖尿病合并血脂异常应注意什么？

糖尿病合并血脂异常应注意：糖尿病患者常见的血脂异常是三酰甘油升高和低密度脂蛋白降低，两者与 2 型糖尿病患者发生心血管病变的高风险相关。糖尿病患者应每年至少查 1 次血脂，再接受降脂药物治疗，减少饱和脂肪、反式脂肪酸的摄入，增加体力活动，减轻体重。在进行降脂药物治疗时，应以降低低密度脂蛋白为首要目标。

261 糖尿病合并血脂异常的危害是什么？

糖尿病合并血脂异常的危害是：糖尿病合并脂代谢紊乱造成的危害主要是破坏血管内皮，使血管内血小板凝聚，胆固醇和脂质聚积，先在早期形成不同程度的血管内膜增厚，继而可形成斑块，促使动脉粥样硬化形成，也可同时并发高血压引发各类心血管、脑血管、肾血管及肢体的神经病变。若血管内皮组织进一步钙化、机化形成血栓，造成血管堵塞、坏死或破裂出血，可造成心肌梗死或脑血管意外等。

262 为什么说高血脂是糖尿病的危险因素？有哪些临床表现？

血脂代谢异常最主要、最突出的危害是引起动脉粥样硬化，从而造成相应器官或组织供血不足，引起冠心病、脑缺血或脑梗死及周围血管病变。出现高脂血症，血液黏度增大，血流速度减低，脂类物质沉积于血管壁，形成动脉硬化，导致血管阻塞。如果发生在心脏，就会引起冠心病，发生在脑部，就会出现脑卒中；如果堵塞眼底血管，将导致视力下降、失明；如果发生在肾脏，就会出现肾动脉硬化，肾衰竭；如果发生在下肢，就会出现肢体坏死、溃烂。所以说高血脂是糖尿病的危险因素。

高脂血症初期没有症状，患者可以正常进食和生活，但长期的高脂血症会对器官和组织造成伤害，出现一系列症状，如肥胖、动脉粥样硬化：是心脑血管疾病发病的病理基础；脂肪肝：损害肝细胞；血黏度增高：容易形成血栓。

263 2 型糖尿病与高血脂有关系吗？

2 型糖尿病常伴有脂代谢紊乱，导致血脂升高，2 型糖尿病患者由于周围组织胰岛素受体的敏感性降低和数量减少，以及胰岛素拮抗激素升高，发生胰岛素抵抗，使血清胰岛素水平升高。但由于脂肪细胞膜上受体对胰岛素不敏感，对脂肪分解的抑制作用减弱，游离脂肪酸生成增多，进入肝脏转入三酰甘油增多，而胰岛素促进脂肪合成，导致血中极低密度脂蛋白及三酰甘油增多。高血糖与高血脂互为影响，2型糖尿病导致血脂升高，血脂升高又可以吸附大量胰岛素，导致胰岛素抵抗，从而形成恶性循环。

264 为什么说糖尿病与脂肪肝互为因果？如何控制糖尿病导致的脂肪肝？

脂肪肝是2型糖尿病的前期症状，两者共同的发病基础是肥胖引起的胰岛素抵抗，所以常常伴发。因此，糖尿病患者一定要保护好肝脏，有脂肪肝的患者及时到医院进行糖耐量试验筛查，及早发现糖代谢紊乱。要控制糖尿病的脂肪肝，首先要控制体重，一方面有助于血糖控制，降低糖尿病并发症的发生，另一方面有助于治疗脂肪肝，改善肝功能。加强运动，增加能量消耗，减轻体重，从而改善胰岛素抵抗，减少并发症的发生；另外，饮食方面，减少糖和多不饱和脂肪酸的摄入，选择优质蛋白、低脂饮食，改变不良生活方式。

265 什么是糖尿病胃肠病？糖尿病为什么容易发生胃肠病？

因为糖尿病患者胃液分泌减少，胃微循环功能不良，从而降低了局部防御能力。糖尿病患者自主神经功能紊乱，导致胃蠕动减慢，食物长时间滞留胃内，对胃黏膜产生长期刺激所致。

糖尿病胃肠病变是糖尿病常见的慢性并发症之一，主要包括食管运动功能障碍、胃轻瘫、肠道功能障碍等，是由于高血糖通过多种途径导致迷走神经及交感神经的变性、坏死，引起肠道多种激素的分泌异常和肠道内环境的改变所致。

266 糖尿病胃肠病变有哪些症状特点？

糖尿病胃肠病变有如下症状特点：①吞咽困难和胃灼热：为常见食管症状，与周围和自主神经病变相关，食管收缩的振幅、频率发生改变，造成食管压力异常。胃排空异常的患者中食管反流症状很常见。②常伴随体重下降和早饱。③腹泻：糖尿病合并腹泻的发生率为8%～22%。④便秘：可能是糖尿病胃肠病中最常见地表现，有糖尿病神经病变的患者60%存在便秘。通常是间歇性的，可以与腹泻交替出现。⑤慢性上腹痛：糖尿病患者上腹痛的主要原因可能是广泛动脉硬化造成肠缺血或胆囊结石所至。

267 如何预防糖尿病合并胃肠疾病？

糖尿病合并胃轻瘫的患者控制血糖、酸中毒等代谢紊乱后，合理应用胃肠动力药；糖尿病合并腹泻或大便失禁的患者及时就诊，根据病因治疗；糖尿病性便秘者应增加膳食纤维的摄入、适量饮水，必要时应用缓泻剂。

268 为什么会引起糖尿病腹泻？糖尿病腹泻的特点有哪些？

糖尿病腹泻是糖尿病胃肠运动障碍所引起的疾病，多继发于糖尿病的自主神经病变，起病缓慢，病程长，病情易于反复发作。由于慢性反复腹泻使患者营养吸收差，导致患者免疫功能下降，生活质量下降，易造成严重脱水及电解质紊乱，甚至危及生命。

糖尿病腹泻的特点有：多为慢性，可以很重，可以发生于病程较长及胰岛素治疗者；可发生于任何时间，但通常在夜间，可伴随大便失禁；可以是发作性的，也可有肠蠕动正常的间歇期，甚至有便秘。

269 如何诊断糖尿病腹泻？

糖尿病腹泻诊断标准参照《实用糖尿病诊治》中有关标准制定，均符合以下标准：①符合 WHO 公布的糖尿病诊断标准。②顽固性、无痛性腹泻，腹泻间歇期可出现正常大便，有些患者腹泻和便秘交替出现。大便为稀便或水样便，每日 5~10 次，多者可达 20 余次，常在夜间发生，反复发作，缠绵难愈。③大便常规及培养均为阴性；钡餐造影可显示小肠吸收不良，纤维结肠镜检查可见结肠黏膜充血、水肿。④抗生素治疗无效，并排除其他原因所致的腹泻。

270 糖尿病腹泻有什么临床特征？

糖尿病腹泻的临床特征表现为顽固性、间歇性腹泻，棕黄色水样便，量较多，每日便次少者 3~5 次，多者可达 20~30 次，偶可伴里急后重。可伴脂肪泻，腹泻以夜间及清晨多见。实验室检查：大便常规检查及细菌培养均为阴性。消化道钡餐造影显示小肠形态正常，钡剂通过时间加快或延长。纤维结肠镜检查多见肠黏膜正常或肠黏膜充血水肿。

271 为什么糖尿病患者容易出现腹泻？

糖尿病患者容易出现腹泻的发病机制可能与糖尿病患者不同程度的全身及胃肠病变，肠腔内细菌过度繁殖，胰腺外分泌功能不全，胆汁酸吸收不良及电解质失衡和肠道激素生成异常等因素有关，酌情使用抗生素以减轻近端小肠的细菌过度生长，改善腹泻症状。

272 如何治疗糖尿病腹泻？

首先要控制血糖，长期控制血糖在合适范围是治疗糖尿病腹泻的基础。综合措施包括运动、饮食控制、口服降糖药及胰岛素的合理应用；应用改善神经功能药物，患者同时伴有周围神经病变和自主神经功能紊乱表现，应用维生素类等预防和改善糖尿病自主神经病变症状；胃肠动力药物应用及其他促进消化功能药物的使用；针对糖尿病胃肠功能障碍，可予胃肠动力药促进胃肠蠕动，减少近端小肠肠腔内细菌的过度生长，助消化药等；应用抗菌药物。

273 糖尿病患者为什么会容易皮肤瘙痒？

皮肤瘙痒是患糖尿病的信号之一，糖尿病患者为什么会皮肤瘙痒是因为其周围神经末梢易发炎，导致手足感觉异常，皮肤瘙痒，糖尿病患者微血管循环较差，其局部细胞功能也会变差，另外血液中糖分较高，真菌易生长入侵而感染皮肤，导致皮肤过度干燥而瘙痒。

274 糖尿病合并皮肤病有哪些特点？

糖尿病可影响身体各个器官，包括皮肤。糖尿病性皮肤病的病因机制也不尽相同。一般来说与胰岛素的生理功能和糖尿病的基本组织病理损伤有关。表皮角质形成细胞和真皮成纤维细胞的生长、分化以及皮肤创伤的愈合，均依赖于胰岛素的调控。由于皮肤小血管壁增厚，血流量减少，基底膜增厚，结缔组织结构紊乱，变形断裂，皮肤神经受累而发生糖尿病皮肤病。

275 糖尿病合并皮肤病有哪些症状？

糖尿病合并皮肤病有以下症状：①在糖尿病未能完全控制时，常因高血糖或注射胰岛素而发生各种皮肤感染。常见的有疖和痈等。②糖尿病患者可伴有全身皮肤瘙痒，妇女也可表现为外阴瘙痒，应注意与念珠菌外阴阴道炎相鉴别。③糖尿病患者常有血脂异常，可伴发黄瘤病，多为发疹型。④糖尿病皮肤病好发于双小腿，皮损初为红色斑或淡褐色丘疹，有时有脱屑糜烂，继之中心萎缩，色素沉着，皮疹成批出现。⑤皮肤神经病变，由于自主神经紊乱而伴发感觉神经病变，为常见的临床表现，全身或四肢皮肤无汗，神经营养性皮肤溃疡。溃疡常见于足部受压部位，为边界清楚、无痛性溃疡，一旦发生，治疗困难。

276 糖尿病合并皮肤病有哪些类型？糖尿病患者为什么容易合并皮肤感染？

糖尿病合并皮肤病有以下类型：细菌感染、病毒感染、糖尿病足、胡萝卜素沉着症、特发性大疱，特发性大疱多发生在患者的手部及足部，患者会突然对称发生水疱和大疱，糖尿病性红斑、糖尿病性皮肤病。

糖尿病患者比较容易发生细菌感染，主要原因是由于患者皮肤的抵抗力减弱。葡萄球菌是导致皮肤感染最常见的一种细菌，它会导致毛囊炎及疖肿等，甚至会引起败血症的发生；真菌感染，真菌感染也是患者皮肤抵抗力下降造成的，湿的皱褶部位最容易滋生真菌，患者在发生真菌感染后，通常会引起皮肤水痘及红斑，并都会伴有严重的瘙痒。如果没有有效地控制真菌感染，则会发生较为严重的细菌感染；糖尿病合并带状疱疹是一种较为常见的病毒感染，患者如果发生病毒感染通常其损害和疼痛都会较为严重。

277 糖尿病合并皮肤病有什么特点？

（1）糖尿病患者比较容易发生细菌感染，而且不容易控制，并伴有皮肤瘙痒。皮肤瘙痒症既可能是全身性的，也有可能是局部性的，通常见于外阴及肛周，并没有明显的原发性皮疹。瘙痒多见于女性患者，部分患者就是因瘙痒难受去医院检查，随后才被发现患有糖尿病。肛周和外阴的瘙痒可能由于搔破而导致湿疹发生，通常可与念珠菌合并感染。

（2）糖尿病主要慢性并发症之一就是糖尿病足，当糖尿病患者的下肢末梢血管及神经发生病变时，通常会发生糖尿病足。患者会因神经病变而使足部感染，这时患者较容易发生外伤，如果此时患者合并有下肢血管病变，则会使其足部缺血，伤口愈合较慢，继而发生感染形成溃疡和坏疽，甚至截肢，这也是糖尿病患者致残的主要原因之一。

（3）胡萝卜素沉着症通常发生于有高脂血症的糖尿病患者中，其主要症状是皮肤呈橘黄色，通常会见于鼻唇沟、手心及足心处，形状类似于黄疸，通常较为容易鉴别，类似烫伤，但是始终不痛，一般1~2周就会痊愈，也不会留下痕迹。

（4）糖尿病性红斑多发于患者的面部及手足，多为弥漫性的浅红斑，最常见于额部，并且在同侧眉毛的外侧会有脱毛现象发生。

（5）糖尿病性皮肤病多在胫前发生，皮损开始为暗红色丘疹，呈现出圆形或卵圆形，一般会伴有水疱和鳞屑，最后会留下小的凹陷性瘢痕。

278 糖尿病合并皮肤病的治疗方法有哪些？

糖尿病合并皮肤病的治疗方法有：对糖尿病患者合并的不同皮肤病变应当采取不同的治疗方案，对于细菌感染的患者应选择使用抗生素来进行抗真菌、癣菌治疗；合并带状疱疹则使用抗病毒药物进行治疗，同时服用维生素类药物及止痛剂等，要及时到医院进行治疗，不能自行处理。

279 如何预防糖尿病合并皮肤病？

预防糖尿病合并皮肤病应注意：①有症状应及时看专科医生，如皮肤感觉瘙痒、皮肤干燥、敏感；皮肤溃疡不易愈合以及出现红肿等皮肤问题时及时就医。②将血糖、血压、血脂维持在正常水平。③糖尿病患者要养成良好的个人卫生习惯，做到勤洗澡、勤换衣。④保持皮肤清洁，每天用性质温和的肥皂洗澡。⑤女性应有选择性地使用化妆品，防止使用不当造成毛孔堵塞，进而引起疖、痈。⑥男性理发或刮脸时，需注意清洁以免感染。⑦对于已经发生感染的部位，要做好局部清洁和消毒工作，尤其应及时与糖尿病医生或专科医生联系。

280 为什么糖尿病容易合并口腔疾病？

糖尿病容易合并口腔疾病是因为糖尿病患者中发生龋齿、牙周病、口腔黏膜疾病的比例远远高于正常人群，为正常人的 2～3 倍。有研究指出牙周病是影响血糖控制的危险因素之一，已被列为糖尿病的第六大并发症。而糖尿病患者易合并口腔疾病目前认为主要是由于患糖尿病时患者机体对细菌的抵抗力低下，因而为病菌在机体内生存提供了良好环境，从而出现口腔黏膜病变等。

糖尿病患者血糖高会使得唾液中的葡萄糖水平升高，利于细菌生长，易形成牙石从而引起牙龈炎，牙龈炎进一步发展使得牙龈与牙齿分离，增加了细菌进入的空间，进一步加剧了感染的风险，最终破坏固定牙齿的骨骼；而糖尿病患者的唾液减少，口腔内葡萄糖含量增加，造成口腔内菌群失调，更利于口腔内菌斑的形成，因而增加了患者龋齿的发病率。

281 糖尿病合并口腔疾病的特点有哪些？

糖尿病合并口腔疾病的特点有：机体对细菌的抗感染能力下降，口腔内的牙龈及牙周组织易发生感染，临床表现为慢性炎症，齿槽溢脓，牙槽骨吸收，牙齿松动。发生在颌面部软组织的感染起病急，炎症扩展迅速，发病初期就可以使全身情况突然恶化，治疗不及时可引起死亡。口腔内组织的炎症又可使糖尿病患者病情加重。

282 糖尿病合并口腔疾病的症状有哪些？

糖尿病合并口腔疾病的症状有：①糖尿病患者由于血糖高，唾液中葡萄糖水平高，有利于细菌生长，钙质增加，易形成牙石。大量细菌存在于牙石中，易引起牙龈炎，牙龈红肿、肥大或萎缩，最终会导致牙齿的松动和脱落。②糖尿病患者唾液减少，口腔干燥，龋齿发生率显著增加。③糖尿病与牙周病的关系密切，临床表现为牙龈明显肿胀、充血、水肿、糜烂、疼痛明显，牙周袋内可有积脓，导致牙齿松动、脱落。④龋齿和牙周组织发生感染极易波及颌骨及颌周软组织，抗感染能力低，在发生化脓性炎症时可以迅速蔓延。糖尿病患者免疫机制下降致炎症扩展更加严重。所以，对糖尿病伴有感染者，无论病情轻重，都应给予高度重视。

283 糖尿病合并口腔疾病应如何预防？

要预防糖尿病合并口腔疾病，应做到：①糖尿病患者要勤刷牙，每天至少刷牙 2 次（睡前和早起后）；使用的牙刷要刷毛柔软且末端圆钝；②刷牙时，让刷毛与牙龈倾斜成 45°角，然后轻柔地上下刷；③每餐后应漱口，盐开水漱口可防止口腔内的细菌生长；④糖尿病患者应每 3~6 个月定期做口腔检查；⑤出现口腔疾病要及时诊治；⑥门诊小手术及拔牙的术前准备时要控制好血糖，术后服用抗生素。

284 糖尿病与甲状腺功能亢进有什么关系？在饮食上碘摄入方面应注意什么？

糖尿病与甲状腺功能亢进均为内分泌代谢性疾病，可以并存，亦可相继发病，甲状腺功能亢进可以进一步促进糖尿病代谢紊乱，糖尿病代谢紊乱又加重了甲状腺功能亢进，形成恶性循环。二者均为高代谢、高消耗性疾病，基础代谢率增高，蛋白质分解代谢增强。

在饮食上碘摄入方面应严格控制碘的摄入，甲状腺功能亢进患者甲状腺激素分泌过多，而碘是甲状腺激素合成的原料，高碘食物可降低甲状腺功能亢进的治疗效果。因此，忌吃含碘多的食物，如海鱼、海带、紫菜、海虾等海产品，烹调时忌用含碘盐。

285 糖尿病与颈椎病有关系吗？

研究显示糖尿病与颈椎病的关系为：56%的糖尿病患者会同时有颈椎病，糖尿病与颈椎病同为老年人的多发病，当两者同时合并存在时，可因颈椎病所致颈部血管神经的继发性损害而出现交感神经刺激症，临床上可出现类似低血糖的症状。糖尿病患者血糖高，血黏度增加，血管硬化，蛋白质、脂代谢异常，会促使颈椎病的发生；而颈椎发生病变后，会刺激交感神经，使胰岛细胞分泌胰岛素亢进，进而出现疲劳，直至 β 细胞萎缩，使胰岛素分泌减少。当颈部神经根受压时，可使全身微循环障碍，影响细胞修复，导致胰腺分泌功能下降，胰岛素减少。正确认识糖尿病与颈椎病之间的关系，对防治糖尿病的并发症有积极意义。

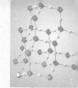

286 为什么糖尿病会影响到颈椎病？如何预防颈椎病对糖尿病产生的影响？

颈椎病的发生主要源于椎间盘变性，糖尿病微血管病变发生时可促发椎间盘变性，使颈椎病发生率增高。糖尿病伴发颈椎病时，其症状易被糖尿病神经病变所掩盖。若要预防颈椎病对糖尿病带来影响，平时可以进行自我按摩来缓解颈椎病，注意休息，劳逸结合，可以做一些康复保健操，改善颈部的血液循环。颈椎病治好了，也可起到治疗和控制糖尿病的作用。

287 什么是糖尿病神经性膀胱？

糖尿病神经性膀胱是指由于自主神经尤其是交感神经障碍所引起的排尿反射异常、膀胱功能障碍，主要表现为排尿无力、尿潴留，主要是由于膀胱排尿神经、排尿肌障碍，导致膀胱的排尿功能障碍。女性多于男性，尤其造成的尿潴留，可明显增加泌尿系感染机会。长期尿潴留可因压力上传，造成肾盂积水，肾实质受压、缺血，甚至坏死，导致梗阻性肾病和肾功能不全。

288 糖尿病为什么可引起尿失禁或尿潴留？

糖尿病神经性膀胱是糖尿病慢性并发症之一，排尿是在自主神经支配下，通过膀胱逼尿肌和尿道括约肌的协调运动来完成的。正常情况下，当膀胱充满尿液，神经感受器把信号送达神经中枢，神经中枢再发出排尿信号，膀胱逼尿肌收缩，尿道括约肌松弛，排尿顺利进行。在其他时间里，膀胱逼尿肌松弛，尿道括约肌收缩，不会发生尿失禁。但糖尿病患者长期高血糖，损害了膀胱逼尿肌和尿道括约肌的自主神经，导致自主神经功能紊乱，从而引起尿失禁或尿潴留。

289 为什么有的糖尿病患者会多汗？糖尿病患者出汗异常有什么表现？

出汗是身体调节体温的一种方式，但有时也是某些疾病的表现，糖尿病如并发自主神经病变，就会有出汗较多的表现，尤其上半身出汗多，患者由于糖代谢障碍，导致自主神经功能紊乱，交感神经兴奋使汗腺分泌增加而出现皮肤潮湿多汗，因此，血糖高导致代谢率增高也是多汗的原因之一。出汗异常是糖尿病自主神经病变的重要信号，有60%的糖尿病患者会出现排汗障碍，足汗减少或停止是糖尿病自主神经病变最早表现之一，严重者涉及下肢或下半身，而上半身出汗增加，包括头、胸、背部，常常大汗淋漓，此外，患者可表现出多汗症、少汗症、局限性多汗症等多种排汗异常。

290 什么是糖尿病低血糖？什么是相对性低血糖？

由于各种原因使血糖浓度下降至 3.9mmol/L 以下，引起心悸、多汗、手抖、烦躁、抽搐以至昏迷等一系列的临床症状，叫作糖尿病低血糖。

所谓相对性低血糖，即在治疗糖尿病时，患者原血糖较高，经用胰岛素后在短时间内血糖下降过快或下降幅度过大，患者出现心慌、出汗、手抖、饥饿等低血糖症状。实际测当时血糖仍在正常范围或稍高于正常水平。

291 低血糖分哪些类型？

低血糖分为以下类型：①低血糖症：指血糖值低于 3.9mmol/L（70mg/dl），患者同时有临床症状和体征；②无症状性低血糖：指血糖值低于 3.9mmol/L（70mg/dl），患者没有临床症状和体征；③低血糖反应：指患者有低血糖相应的临床症状和体征，但血糖值不低于 3.9mmol/L（70mg/dl）。

292 糖尿病低血糖诱发因素有哪些？

糖尿病低血糖诱发因素有：①降糖药剂量过大，如胰岛素、口服降糖药等；②服药与进餐时间不正确，如服药时间过早和（或）吃饭时间太迟；③动量过大，而未及时加餐或减少降糖药物用量；④食量过少，或因恶心、呕吐、腹泻等导致碳水化合物吸收不足；⑤过量饮酒，尤其是空腹大量饮酒。

293 哪些情况下糖尿病患者容易出现低血糖？

下列情况下糖尿病患者容易出现低血糖：①糖尿病早期或诊断糖尿病之前，尤其是肥胖者，多在餐后 3~5 个小时后出现。原因是胰岛素分泌延迟，血糖高峰时，胰岛素水平未达到高峰，血糖下降时，胰岛素的高峰来临而产生低血糖。②用外源胰岛素治疗期间产生的低血糖：胰岛素剂量过大或病情好转时未及时减少胰岛素剂量，注射混合胰岛素时，长短效胰岛素剂量的比例不当，长效胰岛素比例过大，易出现夜间低血糖。③注射胰岛素的部位对胰岛素的吸收不好，使吸收的胰岛素时多时少产生低血糖。④注射胰岛素后没有按时进餐，或因食欲缺乏未能吃够正常的饮食量。⑤临时性体力活动量过大，没有事先减少胰岛素剂量或增加食量。⑥脆性糖尿病患者，病情不稳定者，易出现低血糖。⑦功能不全患者，在使用中长效胰岛素时，使出现低血糖。

294 低血糖有哪些症状？低血糖如何诊断？

低血糖是一种病理现象，不是一种单一的疾病。低血糖的临床表现无特异性，症状是多种多样的，每位患者低血糖症状各不相同，常见的低血糖症状有心慌、手抖、出虚汗（手心、额头湿，全身大汗淋漓）、乏力、饥饿感、头晕、双手颤抖、视物模糊、急躁易怒、面色苍白、昏睡、肢冷等，严重者可出现神志不清甚至昏迷。

有以下情况可诊断低血糖：①有出现与低血糖浓度相符合的症状和体征；②有确切的血糖化验结果，当血糖低于 3.9mmol/L；③利用葡萄糖治疗后症状缓解。

295 低血糖的症状与哪些因素有关？

低血糖的临床表现、严重程度取决于：血糖降低的绝对程度；患者的年龄；急性或慢性低血糖特征；低血糖持续的时间；机体对低血糖的反应性。例如，在短时间内血糖由较高浓度很快下降到一个较低的水平，此时血糖水平还在正常范围内，也会出现低血糖表现。同样，老年人的反复发作性轻度低血糖亦可无症状。不同原因所致低血糖的临床表现基本相似，即自主神经系统症状和体征，包括出汗、手抖、心慌、饥饿感、忧虑不安、感觉异常、面色苍白、脉压增宽、心动过快等；中枢神经功能不全的症状和体征，包括虚弱乏力、头痛、头晕、视物不清、精神病样改变（认知、行为）、痴呆、低体温、癫痫发作、昏迷等。

296 低血糖对人体有哪些危害？

低血糖对人体的危害很大，主要有：①低血糖使胰岛素的对抗激素（肾上腺素、肾上腺皮质激素、胰高血糖素、生长激素等）分泌增加而引起反映性高血糖，即苏木杰现象，对糖尿病的代谢控制产生不利的影响。②低血糖减少对脑组织细胞的供能，多次反复的低血糖可使患者的脑细胞受损害，使记忆力减退，反应迟钝，甚至痴呆，留下终生后遗症。③低血糖使糖尿病患者，特别是老年患者，心脏的供能、供氧遭受阻碍而产生心律紊乱，例如心房纤颤，甚至急性心肌梗死。④低血糖可以造成意外事件的发生，如跌倒、摔伤、甚至死亡等。⑤低血糖可影响日常生活，带来不适症状和负面情绪，还可能影响认知功能甚至威胁生命，此外，严重低血糖对肾功能有影响，患者肌酐水平增高，加剧肾功能损伤。

297 糖尿病低血糖自我救治原则是什么？

当出现低血糖症状时，有条件的患者应立即进行血糖自我监测，如血糖低于3.9mmol/L，则确定发生低血糖；发生低血糖时按照"吃15，等15"的原则进行低血糖自救，即摄入15克的葡萄糖或其他无脂碳水化合物（15克碳水化合物可以选择两大块方糖、一杯脱脂牛奶、5~6块苏打饼干、一汤勺蜂蜜或含糖饮料1杯）。等15分钟后再次检测血糖值，如果血糖没有上升至正常，则再次进食15克碳水化合物，然后再等15分钟检测血糖，直到血糖升至正常为止；积极寻找低血糖的原因，尽量避免导致低血糖的常见诱因。如连续出现低血糖，一定及时到医院就诊；告知家人或朋友低血糖相关知识，以便在自己无法处理低血糖时得到他们的及时救治；随身携带医疗救助卡，在卡片上写清自己的姓名、住址、联络电话、紧急联系人、病情、急救措施等内容。

298 如何预防糖尿病低血糖？

糖尿病患者应注意以下方面，预防低血糖的发生：①定时按量应用降糖药物，如有异常及时就诊；②定时定量进餐，如不能按时进餐，应预先吃些饼干、水果等食物；③运动量保持恒定，做大量运动前应适当加餐，或适量减少胰岛素用量，血糖低于5.6mmol/L时，应进行加餐后再运动；④随身携带糖果或其他小食品，如出现低血糖症状，又无法进行血糖检测，应立即进食；⑤切记空腹饮酒；⑥经常进行自我血糖监测，在医生的指导下进行药物剂量的调整。

299 为预防低血糖，糖尿病患者吃主食上应注意什么？

为预防低血糖，糖尿病患者吃主食上应注意：糖尿病患者主食应选择干性食物，避免饥饿。流食吸收块，餐后血糖升高快，维持时间短，易造成下一餐的低血糖，而干性食物吸收慢，餐后血糖升高慢，维持时间长。如果选择流食应喝一杯牛奶，牛奶中含有果糖，它可以在体内分解成葡萄糖，另外，牛奶中还有脂肪和蛋白质，可以缓解血糖的快速升高。

300 为预防低血糖，糖尿病患者饮酒上应注意什么？

为预防低血糖，糖尿病患者饮酒上应注意：糖尿病患者避免空腹饮酒。少量饮酒有利于身体健康。通常啤酒 350ml/d，葡萄酒 150ml/d，低度白酒 45ml/d，约含酒精 15克；记住必须要把酒本身的热卡计算在饮食计划中。

301 为预防低血糖，糖尿病患者运动前应注意什么？

为预防低血糖，糖尿病患者运动前应注意：糖尿病患者运动之前必须检查血糖，如果血糖低于 5.5mmol/L（100mg/dl），马上吃一些含糖量高的食物，如糖块、果汁、饼干，15~30 分钟后再测血糖。总之，血糖低于 5.5mmol/L（100mg/dl）不能进行锻炼。如果是运动以后立即吃饭或进食以后立即运动，那么胰岛素的用量要相应减少。虽然在正常情况下饭后的血糖是升高的，但是运动本身却具有降低血糖的作用。

302 为预防低血糖，老年糖尿病患者在控制血糖方面应注意什么？

为预防低血糖，老年糖尿病患者在控制血糖方面应注意：强调 60 岁以上的老年人禁止使用易引起低血糖的格列本脲（优降糖）等强力降糖药物，而血糖标准也不应过于严格，一般空腹血糖不超过 7.8mmol/L（140mg/dl），餐后血糖不超过 11.1mmol/L（200mg/dl）即可。

303 为预防低血糖，糖尿病患者在注射胰岛素上应注意什么？

为预防低血糖，糖尿病患者在注射胰岛素上应注意：胰岛素注射时要剂量准确，严格按操作程序执行。一定要在确定了吃饭时间的情况下餐前半小时皮下注射；病情较重，无法预料患者餐前胰岛素的用量时，可以先进餐，然后再注射胰岛素，以免患者用胰岛素后尚未进食而发生低血糖。为了更好地控制血糖，胰岛素使用更科学，参照下表。

饭前 45 分钟的血糖值	胰岛素注射时间
<2.8mmol/L	饭后
2.8~3.9mmol/L	饭时
3.9~6.7mmol/L	饭前 15 分钟
6.7~10mmol/L	饭前 30 分钟
>10mmol/L	饭前 45 分钟

304 为预防低血糖，糖尿病患者在胰岛素强化治疗时应注意什么？

为预防低血糖，糖尿病患者在胰岛素强化治疗时应注意：对于强化治疗的糖尿病患者，要随时监测血糖，4 次/日，即空腹+三餐后。如空腹血糖高应加测凌晨 2 点或 4 点的血糖。血糖控制目标：空腹血糖在 4.4~6.1mmol/L（80~110mg/dl），餐后血糖 8.0mmol/L（144mg/dl），睡前血糖在 5.6~7.8mmol/L（100~140mg/dl），凌晨时血糖不低于 4.0mmol/L（70mg/dl）。

305 不同程度低血糖，糖尿病患者应如何选择含糖食物？

分　级	症　状	治　疗
初级<3.9mmol/L （70mg/dl）	发抖、出汗、饥饿、头晕眼花、面色苍白、心跳加速、紧张、虚弱、口唇麻木	口服 10~15 克高糖食物 如：2~3 块糖、150 的果汁或饮料、一汤勺蜂蜜
中级<2.2mmol/L （40mg/dl）	头痛、视物不清、烦躁、困倦、精神恍惚、协调能力差、脾气暴躁、疲劳	浓缩葡萄糖水 15~20 克 即两汤勺葡萄糖加入 50ml 水中
重度级<2.2mmol/L （40mg/dl）	不省人事、抽搐	静脉补充 40~60 的葡萄糖 立即打 120 电话送病人去医院

306 为什么糖尿病患者低血糖后会出现高血糖？

当糖尿病患者发生低血糖反应后，机体为了保护自己，通过负反馈调节机制，使具有升高血糖作用的激素（如胰高血糖素、生长激素、皮质醇等）分泌增加，从而出现血糖反跳性的增高，它是糖尿病患者常见的一种血糖失衡，由于它的表现具有一定的隐蔽性，常常被人们忽视，甚至误以为胰岛素剂量不足，而盲目加大胰岛素剂量，导致血糖的进一步失衡，具有较大的危害性。

（解放军第 309 医院　陈立英）

第九章
糖尿病患者的足部护理

　　糖尿病足是糖尿病常见的慢性并发症，严重影响患者的生活质量，给社会及家庭带来沉重的经济负担。本章重点介绍了糖尿病足的定义、诱发因素、临床表现、处理原则，如何预防糖尿病足，包括高危足的筛查、如何选择合适的鞋袜、如何洗脚等具体事项。

307 什么是糖尿病足？糖尿病患者为什么需要关注足部健康？

　　糖尿病足在医学上的定义为糖尿病患者由于合并神经病变及各种不同程度末梢血管病变而导致下肢感染、溃疡形成和（或）深部组织的破坏。在美国，大约一半的截肢是糖尿病所致。糖尿病足患者下肢截肢的相对危险性是非糖尿病的 40 倍，且高达 50% 的糖尿病截肢患者将在 5 年内遭受再截肢。糖尿病足对于糖尿病患者的足部健康甚至生命构成了非常严重的威胁。糖尿病足是一种慢性、进行性、全身性疾病，是糖尿病常见的慢性并发症。糖尿病足可造成糖尿病患者致残甚至提前死亡，严重影响患者及家庭的生活质量，给社会带来沉重的负担。糖尿病足的严重后果是坏疽与截肢，在全身，如果病情进展迅速，甚至会影响患者的生命。

308 糖尿病患者一定会患糖尿病足吗？

　　糖尿病患者不一定会患糖尿病足，只要正确预防，完全可以避免。在国外，15% 左右的糖尿病患者在一生中可能会患足溃疡，大约 85% 的截肢是由于溃疡引发。但糖尿病足是可防可治的，国际糖尿病中心提出：通过对糖尿病足的早期筛查和积极管理，45%~85% 的足溃疡是可以预防的。作为糖尿病患者，应学会及时识别糖尿病足高危因素；定期进行足部筛查，重视足部的护理方法，积极预防糖尿病足的发生发展。

309 糖尿病对足部的影响有哪些？

　　感染、溃疡、缺血是促使糖尿病足发生、发展的常见原因。糖尿病是一种慢性疾病，由于发病隐匿，不少患者是经过体检查出。但长期的血糖控制不良及代谢紊乱，均会导致糖尿病的慢性并发症，直接或间接地影响患者足病的健康。

310 周围神经病变对糖尿病有什么影响？

　　周围神经病变是糖尿病常见的慢性并发症，影响到了 60% 的糖尿病患者。周围神经病变会影响到患者的感觉、运动甚至自主神经，常见有下肢的麻木发凉、患者失去对疼痛等保护性感觉、关节畸形、足底压力异常以及足部的皮肤干裂等。糖尿病下肢血管病变的发生，则影响到下肢的血液循环，使伤口局部缺血缺氧，难以愈合。由于血糖居高不下，无论伤口大小，细菌的感染也会迅速扩散，导致溃烂、坏疽，最终可能导致截肢并影响生命。

311 什么样的人群容易引发糖尿病足？

容易发生糖尿病足的高危人群包括：病程超过 10 年；长期血糖控制不良；穿不合适的鞋、足的卫生保健差；有足溃疡的既往史；有神经病变的症状（足的麻木、合并足部感觉触觉或痛觉减退或消失）和（或）缺血性血管病变（运动引起的腓肠肌疼痛或发凉）；神经病变的体征（足部发热、皮肤不出汗、肌肉萎缩、鹰爪样趾、压力点的皮肤增厚）和（或）周围血管病变的体征（双足发凉、皮肤发亮变薄、脉搏消失和皮下组织萎缩）；糖尿病的其他慢性并发症（严重肾衰竭或肾移植、明显的视网膜病变）；神经和（或）血管病变并不严重但存在严重的足畸形；其他的危险因素（视力下降、影响了足功能的骨科问题如膝、髋或脊柱关节炎、鞋袜不合适）；个人的因素（社会经济条件差、老年或独自生活、拒绝治疗和护理；吸烟、酗酒等）；糖尿病诊断延误。

312 糖尿病患者为什么需要加强足部的检查？

对糖尿病患者而言，没有症状并不意味足部是健康的。糖尿病患者应每年至少检查 1 次足部，有足病危险因素应该更加频繁检查（每 3~6 月检查 1 次）。当患者合并神经病变、周围血管病变时，虽然患有足溃疡，但患者可能没有发现或没有主诉。因此，需要定期进行足部的检查。当足底有溃疡时应每 1~3 周检查 1 次；足部感觉缺失的患者应每 3 个月检查 1 次。

313 糖尿病足分哪几类？

糖尿病足按病因分为：神经性糖尿病足、缺血性糖尿病足以及混合性糖尿病足（即神经性和缺血性）三类。糖尿病足的分级方法有：包括 Wagner 分级法、Texas 糖尿病足分级法、Foster 糖尿病足分级法等。Wagner 分级法最常见。根据 Wagner 的分类原则，可将糖尿病足分为 0~5 级：0 级：有发生足部溃疡危险因素，目前无溃疡；1 级：有浅表性溃疡，临床无感染；2 级：有较深的感染，可伴有蜂窝组织炎，但无深部脓肿和骨髓炎的形成；3 级：出现深部感染，伴有骨组织病变或脓肿；4 级：有局限性坏疽，常

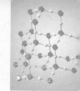

发生在足趾、足跟或足背；5 级：坏疽累及整个足部。

314 糖尿病足的临床表现有哪些？

糖尿病足的临床表现有：患者皮肤瘙痒，干而无汗，肢端发凉，水肿或干枯，皮肤颜色暗淡及色素斑；肢端麻木、刺痛、灼痛、感觉减退或丧失，脚踩棉花感，有间歇性跛行，静息痛。肢端营养不良，肌肉萎缩，关节韧带易损伤，足背动脉搏动减弱或消失，肢端皮肤干裂、水疱、糜烂、坏疽、坏死。

315 糖尿病足需做哪些实验室检查？

糖尿病足需做如下实验室检查：①常规检查：血常规、尿常规、尿微量清蛋白、24小时尿蛋白定量、空腹血糖、餐后 2 小时血糖、血脂、糖化血红蛋白、胰岛素释放试验；②特殊检查：下肢血管超声检查、细菌培养加药敏试验、神经电生理检查、X 线检查、血管造影等。

316 糖尿病足患者的临床处理有什么特点？

根据 Wagner 不同的分级，临床处置不一。0 级患者是足部有发生溃疡高度危险，常见合并足部畸形或足部肌肉萎缩。患者应定期随访、加强足保护意识、必要时请足病专科医务人员给予具体指导，预防足溃疡的发生。1 级患者还突出表现为神经性溃疡。这种溃疡好发于足突出部位，如足跟部、足或趾底部，常见容易发生胼胝下的溃疡。2级患者溃疡部位可存在一些特殊的细菌，如厌氧菌、产气菌。需注意感染的治疗。3级患者需警惕合并骨髓炎或脓肿，足病的愈合时间会延长。4 级患者的临床特征为缺血性溃疡，局部的或足特殊部位的坏疽，通常合并神经病变。没有严重疼痛的坏疽即提示有神经病变，坏死组织的表面可有感染。5 级患者需截肢，其中大动脉阻塞起了主要的病因学作用。

317 什么是 Texas 糖尿病足分级法？Texas 糖尿病足分级法适用于哪类人群？

Texas 糖尿病足分级法将糖尿病足分为 1~4 级以及 4 期。用 A、B、C、D 代表感染与缺血的程度。分级：1 级：足部溃疡病史；2 级：表浅溃疡；3 级：溃疡深达肌腱；4 级：溃疡累及关节。分期：A：无感染无缺血；B：合并感染；C：合并缺血；D：合并感染和缺血。如 1 级 A 期表示有足部溃疡病史，但没有感染和缺血情况；1 级 B 期表示有足部溃疡病史，同时存在足部感染，但无缺血，以此类推。Texas 糖尿病足分级法根据病变的深度、感觉神经病变、血液供应不足和感染等情况制订的，适用于评估足与下肢溃疡的程度，便于更好地评估糖尿病足的分型，判断预后。研究证明，截肢率随溃疡的深度和分期的严重程度而增加，无感染无缺血（A 期）的溃疡在随访期无一例截肢，溃疡深及骨组织（4 级），截肢率增高 11 倍，而感染和缺血并存者（D 期）的截肢率增加近 90 倍。

318 糖尿病足的评估及检查包括哪些内容？糖尿病患者如何进行足部形态及外观的评估？

糖尿病足的评估及检查包括足部形态及外观的评估、周围血管功能检查、周围神经病变检查、足底压力评估、足部感染情况评估等。

足部形态及外观的评估，看患者是否存在扁平足、马蹄足、内翻足、外翻足、弓形足等足部形态的异常。足部是否合并有胼胝或鸡眼，观察足部趾甲结构是否有异常。趾甲结构异常包括趾甲增厚或变薄，嵌甲甲床颜色异常，颜色变红、棕或黑可能存在甲下血肿。急、慢性创伤或不合适的鞋压迫引起甲下异常，甲下或甲周有分泌物，甲板变软可能存在甲下溃疡或感染。还需观察足部皮肤颜色、皮肤是否出现干燥皲裂、真菌感染、各种皮肤疾病引发的水肿、水疱改变、毳毛脱落、皮肤温度、肌肉萎缩、皮肤发亮、胼胝、鸡眼、溃疡以及关节活动受限等。

319 糖尿病患者如何进行周围血管功能检查？

周围血管功能检查用于评估下肢远端周围血管供血情况。检查前需询问患者有无间歇性跛行、下肢静息痛、主诉痛觉减退或下肢无力。检查者触诊扪及足背动脉和胫后动脉的搏动，判断足部的大血管病变情况。如足背动脉和（或）胫后动脉搏动不能摸到，则需进行踝－肱动脉血压比值（ABI）测定。足背动脉及胫后动脉触诊是评估周围血管功能最基本的方法。足背动脉搏动位置在第一和第二跖骨之间，胫后动脉可在内踝下方触及。

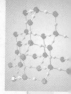

320 糖尿病患者什么时候需要进行踝-肱动脉血压比值（ABI）测量？哪些人群需测量踝-肱动脉血压比值（ABI）？

踝-肱动脉血压比值是反映下肢血压与血管状态的有效指标，当足背动脉消失时，可用手提式超声多普勒仪器检测踝部动脉压。

所有年龄超过 50 岁，病程大于 10 年，吸烟、高血压、血脂异常的患者应测定踝-肱动脉血压比值。

321 如何界定踝-肱动脉血压比值（ABI）与临床的关系？

踝-肱动脉血压比值正常值为 1.0～1.3，ABI<0.9 提示存在下肢血管病变，0.7～0.9 提示轻度缺血，0.5～0.7 提示中度缺血，<0.5 提示重度缺血，ABI>1.3 提示存在动脉硬化，下肢收缩压假性增高现象，此时需要测定其下肢多普勒血流波形和足趾动脉压指数（TBI）或经皮氧分压（TCPO$_2$）评估周围血管病变。当病人出现持续性、缺血性、静止性疼痛或间歇性跛行时应该考虑血管重建；任何时候在考虑进行大截肢时都应该首先考虑血管重建。

322 糖尿病患者周围神经病变检查包括哪些内容？如何进行 10g 尼龙丝触觉检查？

周围神经病变检查包括针刺觉、温度觉、振动觉、位置觉、压力觉和触觉，主要是了解患者是否仍存在保护性感觉缺失。

10g 尼龙丝触觉检查用于评估感觉神经功能的保护性触觉，具体方法是，测试前，将 5.07 标准单尼龙丝置于在检查者的手上，让受试者知道单丝的感觉，测试时，将尼龙丝垂直地置于皮肤表面，给予单丝足够的压力使之弯曲大约为 2 秒，选择足背和足底的 5 个点，如果 2 个点以上不能感觉到则为异常。单尼龙丝试验阳性对于感觉神经病变的检测要比针刺、震动觉、位置觉联合检验要精确。通过评估踝关节活动度、有无肌肉萎缩、肌腱挛缩以及由此造成的畸形等进行运动周围神经功能检查。保护性温度觉即测试者使用温度测试仪对局部皮肤的冷热感觉进行检查。保护性疼痛觉，临床常用比较尖锐的针头刺下肢和腿部的局部皮肤，以评判患者对疼痛的感觉。

323 如何界定糖尿病患者振动阈值测定仪与临床的关系？

振动阈值测定仪或音叉用于评估感觉神经功能的深感觉检查。感觉异常，判断患者是否为溃疡高危人群，是糖尿病足溃疡风险预测主要指标。振动阈值测定仪测试值 0～15V 为正常，16～25V 为中等程度风险，大于 25V，溃疡发生相对风险升高 7 倍。

324 糖尿病患者为什么需进行足底压力评估？

进行足底压力测定有助于糖尿病高危足的发现并进行进一步的指导治疗。尤其足底中部、足后跟外侧、足后跟内侧、第二趾骨、大足趾是最易发生溃疡的 5 个区域。

325 糖尿病患者如何进行足部感染情况评估？

如足部存在感染，需评估局部伤口的部位、面积、深度、基底部颜色；感染合并情况、渗液、气味及肉芽组织；伤口周围皮肤的颜色及温度，有无红肿、硬化、潮湿等；疼痛程度、感觉等，估计溃疡愈合的可能性。

326 吸烟对糖尿病足有什么危害？

吸烟是促发糖尿病的危险因素，糖尿病患者，尤其是吸烟者，容易发生足部病变，因为烟草中含有去甲烟碱，会使血管收缩、痉挛，血供减少，组织缺血、缺氧，足溃疡的愈合需要足够的氧和营养物质，烟草中的这些成分会造成血液循环不良，加重糖尿病足，同时也会加重心血管、神经病变，导致血脂异常。

327 脚趾发黑是糖尿病足吗？

脚趾发黑患糖尿病足的危险加大，需及时到医院进一步检查。糖尿病足可引发脚趾发黑，而多数糖尿病患者出现糖尿病足时没有任何感觉，主要是由于糖尿病末梢神经病变引起的下肢缺血、缺氧，导致下肢足部细胞坏死。因此，当糖尿病患者脚趾发黑时，一定要重视。

328 糖尿病患者为什么需要进行糖尿病足的预防与管理？如何预防与管理自己的双足？

在糖尿病患者的足部管理中，糖尿病足的溃疡及坏疽治疗困难，花费巨大，且严重影响患者及家属的生活质量。但在糖尿病足的防治中，贯彻"预防为主"的理念，可以挽救患者的肢体甚至生命。

糖尿病患者应采取以下措施预防与管理自己的双足：坚持每日足部的保健和自我检查可延缓糖尿病足的发生。足部日常护理包括温水洗脚不泡脚、每日进行足部自我检查及足部按摩、防止足部皮肤损伤、坚持进行下肢运动，选择合适的鞋袜等。避免使用热源如电热毯、热水袋等，防止烫伤。无论在室内或室外，不要赤脚行走和赤脚穿凉鞋、拖鞋，防止异物损伤足部皮肤。

329 糖尿病患者如何及早发现糖尿病足？

糖尿病患者当自觉腿脚发凉或感觉不出发凉而温度降低，皮肤色泽异常，足抬高时苍白，下垂时紫红色，有皮肤营养不良的表现，如皮肤干燥、角化、常易裂口，变薄、发亮，弹性差，出现水疱等，肢体感觉异常，如麻木、刺痛，肢体的触觉、痛觉、温度觉减弱或消失，用手摸足背动脉波动减弱或消失，足底有鸡眼、足部畸形等。当有以上情况时，要及时到医院检查，及早发现糖尿病足。

330 糖尿病患者如何预防糖尿病足？

糖尿病足应以预防为主，糖尿病患者平时应注意足部保健：患者应穿着质地柔软、吸水性、透气性良好的棉、麻质地的袜子，不宜穿过紧、过硬的鞋，并且鞋袜要经常更换；每天用温水洗脚，注意趾间皮肤清洁、干燥，经常检查有无外伤、鸡眼、水疱等并及时处理；注意足部保暖，坚持足部适当运动，改善下肢血液循环，使缺血的程度减轻，防止肢体坏疽，注意戒烟、减肥。

331 糖尿病患者应如何正确洗脚？

每日用温水（<37℃）洗脚 5~10 分钟，不宜长时间泡脚。洗净后用柔软的浅色毛巾轻轻擦干，尤其是足趾间。为防止足部皮肤损伤，干燥皮肤宜使用润滑乳液或营养霜，充分摩擦，以保持皮肤柔软性，但趾间不宜使用润滑乳液或营养霜。洗脚后修剪趾甲，剪趾甲时采取平剪，使用锉刀锉平边缘。有视力障碍者，请家人帮助修剪。

332 糖尿病患者应如何进行足部自我检查？如何进行足部按摩？

每日洗脚后仔细检查双足皮肤，特别是检查趾间、足底、易受挤压部位有无皮肤皲裂、水疱、割伤、红肿、变色、皮温高、鸡眼、足癣、胼胝等，足背动脉搏动及皮肤感觉是否正常。触摸足部皮肤是否发凉，用食指按压足部皮肤，检查有无指凹性水肿。趾甲是否正常，有无趾甲过长、变厚、变色等，指压趾尖的甲床，撤去压力后颜色能否在 2 秒内恢复正常肤色，如不能及时恢复则提示存在血液循环异常。如独居，可以使用镜子帮助查看足底。有视力障碍者，需请他人协助检查。

为了促进足部及下肢的血液循环，应每日进行足部按摩。在足部检查后，以手掌的大、小鱼际肌从足尖开始做双足及下肢的按摩，双侧足部和小腿各按摩 3~5 分钟，每日早晚各 1 次，动作宜轻柔。

333 糖尿病患者下肢运动的方法有哪些？

糖尿病患者下肢运动的方法有：进行下肢运动，促进下肢血液循环：①提脚跟：将脚跟提起、放下，重复 20 次；②抬脚尖：将脚尖抬起、弯下，重复 20 次；③弯腰：手扶椅子做弯腰运动，重复 10 次，弯腰时头部越低越好，背部尽可能挺直；④坐椅运动：双臂交叉胸前，将坐下、起立动作重复 10 次；⑤抗衡运动：患者双臂平伸扶墙，以不超过肩高为宜，双脚并拢脚跟着地，挺直身体，身体重心放于双臂支撑物上，然后将双臂伸直、弯曲，重复此动作 10 次，每日 1~2 次。糖尿病患者最好改变跷二郎腿的习惯，因长时间跷二郎腿可导致糖尿病患者下肢血液循环不畅，加速下肢动脉硬化缺血。所以，糖尿病患者应避免跷二郎腿。

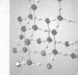

334 糖尿病患者如何选择合适的鞋子？糖尿病患者买鞋时应注意什么？

糖尿病患者选择合适的鞋子对预防糖尿病足非常重要。不合适的鞋子是足部溃疡诱发原因之一，合适的鞋子特别是改善生物力学负荷和足部畸形的鞋子，可以有效地防治足溃疡。选择鞋子不应太紧或太松，鞋子内部应较足本身长1~2厘米，内部宽度应与跖趾关节部位的足宽度相等，高度应考虑给足趾充分空间。

买鞋时应选择鞋尖宽大，鞋内光滑，鞋面透气性好、系带、平跟厚底鞋。如果由于足部畸形导致过紧或存在异常足部征象如充血、鸡眼、溃疡等，建议患者穿特制的鞋子，包括鞋垫及矫形器械。买鞋时间适宜选择在下午或黄昏，因为下午或黄昏时足部因长时间处于直立状态，相比上午要肿胀，此时买鞋可保证鞋子相对宽松。买鞋时要站立起来，双脚试穿，动作缓慢，避免鞋子接缝等损伤皮肤。新鞋初穿时，应先试穿半小时，检查足部没有挤压或摩擦处，再逐步增加穿用时间。穿鞋前应检查鞋内是否有小砂粒等异物，并检查鞋内是否光滑，鞋子有破损要及时修补，以免伤及足部皮肤。

335 糖尿病患者如何选择合适的袜子？

糖尿病患者穿一双合适的袜子对预防糖尿病足也非常重要。因此，糖尿病患者要有穿袜子的习惯，选择吸水性好，透气性好，松软暖和，浅色羊毛或棉制品比较合适，袜腰要松，袜尖不能太紧，保证接缝处是光滑的，不要穿超过膝盖的袜子，避免穿有破洞或有补丁的袜子。袜子应每天换洗，保持清洁。

336 糖尿病患者处理足部损伤时应注意什么？

糖尿病患者如不慎发现足部损伤，可使用生理盐水或碘伏冲洗伤口，避免使用碘酒等强刺激的消毒剂，禁忌使用紫药水等深色消毒剂，因药品的颜色会覆盖伤口感染的征兆。严禁使用硬膏、鸡眼膏或有腐蚀性药物接触伤口，以免发生皮肤溃疡。若伤口在2~3天内无愈合或者局部皮肤有淤血、肿胀、发红、发热，应尽早就医。如伤口局部皮肤颜色的急剧变化，疼痛加剧并有红肿等炎症表现，并发新的溃疡，原有的浅表溃疡恶化并累及软组织和骨组织应尽快入院治疗。当发现局部播散性的蜂窝组织炎、出现高热等全身感染征象和骨髓炎时，应立即住院治疗。

337 什么是胼胝？什么是鸡眼？

胼胝俗称"老茧"，是皮肤长期受压迫和摩擦而引起的手、足皮肤局部扁平角质增生。足部胼胝即为足部皮肤角化过度增厚，多发于负重和摩擦部位，胼胝为弥散的斑，面积在 1 厘米以上。

鸡眼俗称"肉刺"，系足部皮肤局部长期受压和摩擦引起的局限性、圆锥状角质增生。摩擦和压迫是主要诱因。与正常皮肤分界清楚，直径不超过 1 厘米，深可达几厘米，多发生在骨突处或趾间。

338 糖尿病患者如何正确处理胼胝或鸡眼？

糖尿病患者的胼胝与鸡眼均发生在有压力或磨擦的部位，通常与不合适的鞋袜有关，如果忽视或治疗不充分就会发生溃疡。应由专业人员用手术刀定期进行清除，不要用角质溶解剂和偏方药膏、胶布等治疗，这些药物会腐蚀到周围组织而引起溃烂、坏死。任何胼胝只要有出血征象、变色、水疱形成等表现时，应进行临床急诊处理，为预防胼胝的发生，应穿合脚鞋子，不穿尖头鞋、高跟鞋，防止脚部受压迫和摩擦。

339 糖尿病合并有足（趾）癣如何处理？

糖尿病患者脚部皮肤潮湿，容易受真菌感染，发生足癣。足（趾）癣常表现为多个小的发痒水疱，有神经病变时可能无瘙痒。发生足癣后，应在医生指导下，使用抗真菌药膏涂于患处，或用抗真菌药粉扑于鞋内，防止真菌繁殖。及时治疗，避免恶化造成溃烂。预防足癣的关键点是每天洗脚、更换袜子，穿着透气性好的鞋袜，并保持足部干燥。

340 糖尿病患者什么情况下容易发生水疱？应如何预防及处理水疱？

糖尿病患者由于血液循环不良，足部软组织变薄、皮肤干燥，如局部受到挤压或摩擦时，很容易导致水疱发生。糖尿病患者穿合适的鞋袜可减少水疱产生的机会。一旦有水疱发生，尽量避免切开。消毒后以敷料包扎或抽排疱液，排空水疱内容物，用消毒敷料加压包扎保护。水疱干枯后形成痂皮，切勿强行剥脱。个别水疱需切开包扎给予抗生素治疗。

341 糖尿病患者应多久进行 1 次足部筛查？一般护理措施有哪些？

针对无特殊溃疡发生风险的患者，应每年到医院进行 1 次足部筛查；高危人群，应每次随诊时检查或每 3 个月进行 1 次检查；足部有溃疡者，应每 1~3 周进行足部检查或根据病情需要随时就诊。

糖尿病足的一般护理措施包括：改善循环，控制疼痛，治疗水肿。因水肿影响了局部血流，使溃疡不易愈合，可使用利尿剂或 ACEI 治疗。控制血糖，营养适当，改善全身状况，使血糖、血压、血脂代谢控制达标；戒烟；制动，减压。

342 神经性足溃疡的敷料选择有什么特殊要求？如何进行神经性足溃疡的处理？

在神经性足溃疡的处理上，根据其深度、面积、渗出及是否合并感染来决定用药及换药频率，针对不同的溃疡选用不同的敷料。无大量渗出，不宜选用吸收性很强的敷料，当合并感染，渗出较多时则禁忌使用易致创面泡软的敷料。针对神经性足溃疡的处理，关键是要减轻原发病变造成的压力。可采用治疗性鞋袜，如全接触性支具和特殊的支具鞋或足矫形器来达到改变患者足压力。使用半鞋或足跟开放鞋；足前部的损伤采用足后部步行的装置来减轻负荷。治疗神经性溃疡可以在床旁清创，通过覆盖湿性敷料和减轻局部压力达到愈合。

343 糖尿病足合并缺血性、感染性病变时的治疗措施有哪些？

当糖尿病足合并缺血性病变时，针对周围血管阻塞不太严重或无手术指征的患者，采用保守治疗，静脉滴注扩血管及改善微循环的药物。Wagner 分级 4 期患者应该行血管置换、血管成形或血管旁路移植术。对糖尿病足合并感染的患者，尤其是有骨髓炎和深部脓肿者，常需住院。应使血糖达到或接近正常，在血糖监测的基础上强化胰岛素治疗。

344 足坏疽的患者必须截肢时应注意哪些事项？糖尿病足预后如何？

足坏疽的患者为保证有效截肢，最好做血管造影，以决定截肢平面。截肢手术后的患者，需继续关注伤口的愈合。出院后，要给予康复治疗，要帮助患者尽快利用假肢恢复行走。由于一侧截肢后，另一侧发生溃疡或坏疽的可能性很大，必须对患者加强足部教育并明确早期预防治疗的重要性。0~4 级糖尿病足患者经及时正确的治疗，一般都能治愈或避免高位截肢，90% 以上患者的足部创面可达到良好愈合，功能基本上得到恢复，但疗程比较长，一般需要 3~6 个月。

345 糖尿病患者为预防糖尿病足，日常生活应注意什么？

糖尿病患者为预防糖尿病足，日常生活应注意：①保持足部的卫生：每天用温水洗脚，洗脚前掌握好水温，用手试水温，避免烫伤。不要用刺激性强的洗液，洗脚后用棉毛巾尽量擦干并擦干趾缝中的水分，足跟涂润滑油防止皲裂。②每天检查双脚：有无肿胀、破损、注意皮肤的颜色、温度等；预防足部外伤、烫伤、冻伤，要注意房间或周围环境的保暖，足部不能用热水袋或直接烤火取暖，更不能应用烤灯类物品，要适时修剪指甲，但不宜过短，边缘磨钝，视力较差者，不能自己修剪趾甲，不能自行处理鸡眼，或自用刀片切割胼胝，更不能用腐蚀性药物处理鸡眼或足底水疱，不要赤脚在地毯或沙滩上走路，更不能赤脚在室外，尤其是健身处的卵石路等道路上行走，避免去拥挤的地方，包括公共汽车、地铁、购物场所等，以免误踩。③注意足部保健：选择合适的鞋袜，户外活动时一定要穿具有保护作用的鞋，不能穿各种拖鞋，凉鞋的暴露部位也不能过多，穿鞋前应习惯性地检查鞋内是否有异物，选择浅色、棉质的袜子，袜口不能过紧，以免影响血液循环；每年到医院进行双脚及下肢的检查，可了解双脚的状态是否出现神经血管的病变，对预防和诊断糖尿病足非常重要。

（解放军第 306 医院　刘建琴）

第十章
儿童糖尿病的护理

　　随着肥胖儿童的增多，儿童糖尿病逐年增多。本章介绍了为什么儿童会得糖尿病，阐述了如何诊断儿童糖尿病，如何治疗及如何预防儿童糖尿病，重点从饮食、运动、药物等方面进行了介绍。

346 什么是儿童糖尿病？

血液中的糖分是人体产生能量的主要供能物质，小孩要生长、活动都要依靠血液里的糖分产生能量，血糖低了或高了，人体就会处于混乱状态，血糖低了叫低血糖，血糖高了叫高血糖，长期高血糖就叫糖尿病。儿童糖尿病一般指 15 周岁以下儿童发生的糖尿病，也有人认为 20 周岁以下发生的糖尿病都称儿童糖尿病。

347 为什么儿童会得 1 型糖尿病？为什么儿童会得 2 型糖尿病？

之所以儿童会得 1 型糖尿病，一般认为，易感基因（遗传因素）是儿童 1 型糖尿病的重要病因。此外，免疫因素被认为与 1 型糖尿病发病密切相关。研究还发现，环境因素（如病毒感染、接触对胰岛细胞有毒性作用的物质等）也可以引起糖尿病。儿童会得 2 型糖尿病是因为，首先，糖尿病是一种遗传性疾病；其次是肥胖因素。孩子大多喜欢喝甜饮料，吃油炸的东西，这恰好是诱发糖尿病的不良生活方式中最突出的一点。肥胖会导致体内的血糖浓度增高，脂肪代谢加强，身体需要消耗更多的胰岛素，久而久之胰岛细胞功能发生紊乱，诱发糖尿病。儿童发生肥胖的年龄越小，越容易增加糖尿病发生的危险性。

348 如何预防儿童糖尿病？

过去绝大多数儿童会得 1 型糖尿病，但现在由于儿童肥胖，运动少会患 2 型糖尿病。预防方法有：妊娠期合理摄入营养，避免生出肥胖儿，出生后坚持母乳喂养，合理添加辅食。多运动。从小注意培养孩子的运动习惯，以消耗掉多余的热量，父母一定要多督促与鼓励，以调动孩子的运动兴趣。不要过多地给孩子吃高热量食物，应选择适量蛋白、高纤维素（蔬菜）的食品，合理摄取新鲜蔬菜水果、瘦肉、脂类、鱼类、杂粮等，同时纠正孩子的不良饮食习惯，如经常过量进食，常吃油炸食品、奶油冷饮、高糖食品及饮料，以避免身体肥胖。如家庭成员中有 2 型糖尿病患者，则定期检查。

349 如何诊断儿童糖尿病？

少数儿童糖尿病没有明显的症状，需做葡萄糖耐量试验明确诊断，进行葡萄糖耐量试验时，为每千克体重口服葡萄糖 1.75 克，总量不超过 75 克。诊断标准与成人略有不同，无症状者应具备下列 2 条，才可诊断糖尿病。空腹血糖大于 7.8mmol/L；服用葡萄糖后 2 小时血糖大于 11.1mmol/L，并且在服用葡萄糖后的 0.5 小时、1 小时、1.5 小时中至少一次血糖大于 11.1mmol/L。

350 为什么要重视儿童糖尿病的饮食治疗？儿童糖尿病每天饮食安排遵循的原则是什么？

饮食治疗是糖尿病综合治疗的一部分，其重要性在于通过合理的饮食，减轻胰岛 β 细胞负担，使血糖、尿糖、血脂达到或接近正常水平，防止和延缓并发症的发生和发展，所以应予以足够重视。儿童糖尿病每天饮食安排遵循的原则是：学龄前儿童需要较高能量的饮食，学龄儿童应鼓励成人饮食。遵循原则应为均衡营养，定时定量进餐；维持患儿正常发育速率，维持或达到合理体重；每天需要的三大营养素比例应为：碳水化合物 50%~60%，脂肪 30%~35%，蛋白质 10%~15%；养成良好的饮食习惯。

351 如何计算儿童糖尿病的饮食热量？

饮食治疗是糖尿病治疗的基石，糖尿病控制好坏的程度依赖于患儿合理的饮食，合理的饮食安排，将使糖尿病控制事半功倍。如何计算儿童糖尿病在不同生长发育期所需的热量呢？一般情况下参考如下公式计算糖尿病孩子的饮食热量：每日热卡：1000+（年龄-1）×100；肥胖儿：1000+（年龄-2）×100，公式计算只是提供了一个基准，具体到个人还是要适当调整，特别是要考虑到性别和活动强的影响。

352 什么是碳水化合物、蛋白质和脂肪？

碳水化合物是指在身体内最后分解为葡萄糖和水的食物，包括所有米和面做的食品、糖类、红薯等。蛋白质是指各种动物的瘦肉、鸡蛋、牛奶、豆制品等。脂肪是指油类，包括肥肉、炒菜用的植物油等。

353 儿童长期使用胰岛素会成瘾吗？为什么 1 型糖尿病儿童必须注射胰岛素？

儿童长期使用胰岛素不会成瘾。因为胰岛素是胰腺产生的唯一一种能够降低血糖的激素，是人体正常分泌的物质，因此长期使用不会成瘾。

因为 1 型糖尿病儿童体内不能自己分泌胰岛素，所以必须每天注射胰岛素。胰岛素不能口服，因为它是蛋白质，如果口服，在到达体内循环的血液之前就会被胃分解掉。被确诊的 1 型糖尿病儿童如果不注射胰岛素，就会出现高血糖，发生酸中毒、昏迷甚至丧失生命。

354 胰岛素有哪些剂型及规格？胰岛素应如何保存？

胰岛素按照其作用时间分为速效、短效、中效及长效胰岛素四种剂型；胰岛素最为广泛使用的为笔芯式胰岛素浓度为 100 单位/毫升（U100）和瓶装胰岛素浓度为 40 单位/毫升（U40）两种。胰岛素可以在两种条件下保存：未开封使用的胰岛素放置在 2~8℃冰箱冷藏保存至有效期；正在使用的胰岛素应放在室温 25℃以下阴凉通风处。保存时应注意避免阳光直射、剧烈震荡，远离热源。

355 儿童长期注射胰岛素会加重胰岛功能的损伤吗？长期注射胰岛素会遇到哪些问题？

儿童长期注射胰岛素不会加重胰岛功能的损伤。因为注射胰岛素是给糖尿病儿童补充外源性胰岛素，可以减轻自身胰岛分泌负担，保护胰岛 β 细胞，起到缓解病情的作用。

长期注射胰岛素会遇到如下问题：①局部反应：不常见；②脂肪增生：儿童很常见；③脂肪萎缩：自从高纯度胰岛素产生以来很少发生；④注射部位疼痛：儿童常见；⑤胰岛素漏液：常见；⑥淤斑及出血：在肌内注射或者挤压皮肤过紧会常有发生；⑦胰岛素吸收差异。

356 如何控制肥胖儿童的体重？

控制肥胖儿童体重的最好方法是养成健康饮食和运动的习惯。坚持餐后 4 分钟左右跑步、游泳、骑自行车等，运动要持之以恒；饮食上控制摄入高热量的食物，而且营养要均衡。

357 运动对儿童糖尿病有什么好处？运动时应遵循哪些原则？

运动是儿童正常生长发育所需要的一部分，经常参加运动的儿童糖尿病代谢控制较好，同时定期坚持运动的糖尿病儿童比不定期参加运动的患儿 10~30 年并发症发生率低。

运动时应遵循的原则：儿童糖尿病运动时应结合病情，因人而异；控制锻炼时间、强度，注意血糖变化；因地制宜、循序渐进；生活规律、保证营养；坚持不懈、持之以恒。

358 儿童糖尿病运动时应如何避免低血糖的发生？什么原因会容易引发儿童低血糖呢？

运动前应监测血糖。如果血糖水平低于 5.5mmol/L，在运动前应补充碳水化合物。患儿在进餐后的 1~3 小时进行运动。如果在进餐前使用短效胰岛素，应减少胰岛素剂量。对于使用胰岛素泵的患者，应减少基础胰岛素及餐前胰岛素剂量，避免低血糖。除此之外，患儿可能需要在运动前、运动间歇及运动后补充碳水化合物。

容易引发儿童低血糖的因素有：①胰岛素量过大、剂型错误、计算及抽取胰岛素方法不当；②未进食或者进食过少而未改变药物剂量；③运动不当，如空腹进行长时间运动、运动过度、运动量增加而未增加进食等；④糖尿病合并肝脏疾病、肝功能严重受损、肾功能不全时，易引发儿童低血糖。

359 儿童一旦出现低血糖应如何处理？

简单地说，一旦发生低血糖并伴有症状时，应即刻口服能快速吸收的单糖类碳水化合物。每次以 5~15 克葡萄糖、蔗糖（片或块）或者相等含糖量的葡萄糖、蔗糖饮料，如可乐等。症状不明显的低血糖可以服用 100ml 无糖橙汁水或其他替代的甜饮料。一般等待 10~15 分钟，假如依然有症状则重复口服上述含糖制品，但不宜纠正过度而致高血糖。症状改变或恢复正常血糖后，下一餐口服碳水化合物应选用易消化的食品。

360 儿童糖尿病每天需要监测几次血糖？

糖尿病儿童每天监测血糖的常用时间一般选择空腹、餐前、餐后 2 小时、睡前以及凌晨 2~3 时，通常是每天 4~7 次。

361 糖化血红蛋白指标对糖尿病病情控制有什么意义？

糖化血红蛋白是血液中葡萄糖与血红蛋白自然的结合，反映过去 6~12 周中血糖的平均水平，是目前被认定的唯一与糖尿病控制和微血管并发症相关的标准指标。糖化血红蛋白越高，控制越差，并发症越多。

362 儿童糖尿病能上学吗？

当病情控制后，糖尿病儿童和健康儿童一样，可以上学，可以参加适当的体育活动。总之，糖尿病患者可以像正常人一样生活、工作。

363 儿童糖尿病外出旅行时应该特别注意什么？

糖尿病儿童旅行时应该随身携带葡萄糖片或葡萄糖饮料以预防发生低血糖。应随身携带具有糖尿病标志的身份卡或手环，这样可以保证突发紧急情况时，医护人员通过识别糖尿病标识进行有效救治，利于患儿尽早脱离危险。

364 儿童糖尿病为什么应定期到门诊复查？

儿童糖尿病与成人糖尿病在治疗和饮食上有很大的不同，儿童处于生长发育阶段，有其特殊的生理特点，随着年龄及病程的增长，胰岛素的用量要在医生的指导下进行调整。用量过多有诱发低血糖、昏迷、惊厥的危险；如用量不足可造成血糖升高，并有酮体出现，易发生酮症酸中毒；长时间不复查，糖尿病就会控制不良，虽然也可以生存，但将出现生长发育障碍、白内障、肝大等全身多器官病变，使患儿致残，生存期明显缩短。

365 为什么要重视儿童糖尿病？

糖尿病主要分为 1 型糖尿病和 2 型糖尿病，分别以胰岛素绝对缺乏和胰岛素抵抗为各自的主要特征。儿童糖尿病多见于有家族遗传倾向或者体型肥胖的少年儿童，多在10~14岁之间发病，也有早于5岁时即发病的病例报道。糖尿病患儿的病情往往比成人更重，除了1型糖尿病比较容易发生酮症酸中毒等急性并发症的威胁之外，糖尿病对儿童机体最直接的影响就是导致营养不良、生长发育迟缓、免疫力低下。另外，长期血糖过高还会导致视网膜、肾脏、大血管等许多器官的病变，如果治疗不及时，孩子可能会出现失明、肾衰、中风等，严重的将危及生命。根据目前的研究显示，人体内的血糖存在着"代谢记忆效应"，身体能够根据最初治疗的血糖水平产生记忆，并且做出相应的持久反应，也就是说，早期对血糖进行较为严格的控制，其对患儿的益处在若干年后仍有体现，主要表现为慢性并发症尤其是微血管病变的显著减少，这就是无论对于成人糖尿病还是儿童糖尿病，我们都强调以预防为主、早发现、早诊断、早治疗的原因。

366 为什么我国儿童糖尿病越来越多？

过去我国儿童糖尿病基本上是1型糖尿病，但近年来，随着生活水平的提高和生活方式的改变，肥胖儿童日益增加，2型糖尿病患儿的人数也呈现大幅度上升的趋势。因此，儿童能量摄入过高、消耗过少引起的不平衡在儿童患糖尿病的发病原因中占据着极为重要的位置。儿童对炸薯条、汉堡、奶油、碳酸饮料等高糖、高脂食品的摄入；同时随着社会的进步，交通工具的发明使得孩子们越来越懒于步行；电视、电脑等的更新换代吸引了大批孩子长时间坐在桌前；这些都是导致儿童肥胖的重要因素。而如果长期处于超重或肥胖状态，会导致血糖浓度增高，脂肪代谢加强，身体需要消耗更多的胰岛素，久而久之胰岛细胞功能发生紊乱，诱发糖尿病。

367 如何在早期发现儿童糖尿病？

首先，有糖尿病家族史的儿童，一定要定期检查血糖等指标，一般是每年进行一次全面体检，有助于早期发现儿童的糖代谢异常，进而早期防治糖尿病。对于超重、肥胖、血压高、有脂肪肝或血脂异常、有黑棘皮体征（颈后、腋下、腘窝、腹股沟等皮肤皱褶部位皮肤又黑又厚）等情况的儿童，更要重视定期的检查。家长应该尽可能多地了解有关糖尿病的知识、危害和防治措施，发现孩子有极度口渴、多食、消瘦、乏力、视物模糊、伤口难愈合等现象时，考虑到糖尿病发生的可能，及时带孩子就诊。

368 儿童会发生代谢综合征吗？儿童代谢综合征有哪些特点？

代谢综合征是指心血管疾病的多种代谢危险因素在同一个体内聚集的状态，主要包括肥胖、糖代谢异常、血脂异常以及高血压等，与成人一样，儿童也会发生多种代谢性心血管危险因素的聚集状态，较成人发生会低些。

儿童代谢综合征的特点有：血脂方面，儿童出现的血脂异常往往表现为三酰甘油较高；多出现空腹血糖较高；在肥胖儿童中，高血压的检出率大约为1/3。

369 儿童代谢综合征的原因有哪些？对儿童代谢综合征应如何干预？

儿童自身的生活方式：高糖、高热量、高脂肪、高盐的饮食习惯，运动少，以及睡眠不足均可导致肥胖，而肥胖可引起胰岛素敏感性下降，血糖升高，肥胖引起血容量增加，导致血压升高；肥胖引起非酒精性脂肪肝，进一步加重代谢异常。在睡眠不足的儿童中，代谢综合征比较常见。

对儿童代谢综合征的干预：首先，应对儿童代谢综合征进行诊断，来判断是否有代谢综合征，再者，应评估危险因素，如危险因素较少，可进行生活方式干预，半年后，如果生活方式无效，可考虑药物干预。

（北京儿童医院　王　锐）

第十一章
妊娠糖尿病的护理

妊娠糖尿病是糖尿病的类型之一。本章介绍了妊娠糖尿病与糖尿病妊娠的区别，重点介绍了发生妊娠糖尿病的高危因素、易患人群，妊娠糖尿病对胎儿的影响，介绍了妊娠糖尿病的治疗目标。

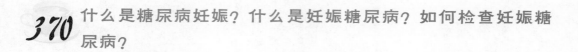

370 什么是糖尿病妊娠？什么是妊娠糖尿病？如何检查妊娠糖尿病？

糖尿病妊娠是指孕前即已诊断为糖尿病的患者合并妊娠，可以是 1 型糖尿病，也可以是 2 型糖尿病。妊娠糖尿病（GDM）是指妊娠期间才出现或发现的糖尿病，是糖尿病分类的一种独立类型。之前未被诊断为显性糖尿病的孕妇，在孕 24~28 周，行 75g 葡萄糖耐量试验（OGTT），测空腹、服糖后 1 小时和 2 小时血糖，任何一项血糖水平异常者，可诊断为妊娠糖尿病，即空腹≥5.1mmol/L，服糖后 1 小时≥10.0mmol/L，服糖后 2 小时≥8.5mmol/L。

371 糖尿病患者受孕前应接受哪些治疗？糖尿病孕妇如何选择最佳的分娩时间？

糖尿病妇女决定怀孕前 3 个月，必须严格控制血糖，使血糖控制在正常水平或接近正常水平，可预防胎儿畸形、降低孕妇流产、早产、死胎的发生率。怀孕 37 周前分娩为早产，新生儿死亡率高，38 周后死胎率增高，所以，终止妊娠时间应根据胎儿大小、成熟度、胎盘功能、胰岛素用量综合考虑，若胎盘功能良好，可选择在 36~38 周分娩。

372 发生妊娠糖尿病的高危因素有哪些？

发生妊娠糖尿病的高危因素有：①种族因素：西班牙或非洲裔美国人妊娠糖尿病发病率最高，其次为亚洲人，高加索人发病率较低。亚洲人生活地域广阔，生活方式不尽相同，不同地域亚洲人妊娠糖尿病发病率存在极大的差异。②孕妇自身的因素：高龄妊娠是许多研究公认的妊娠糖尿病的主要危险因素。与年龄小于 25 岁的孕妇相比，25~35 岁者妊娠糖尿病的危险增加 2.9 倍，大于 35 岁则增加 5.2 倍。③多胎妊娠、多次妊娠：三胎妊娠比双胎妊娠以及双胎妊娠比单胎妊娠的糖尿病发生率明显增加。既往妊娠 2 次、3 次、多于 3 次与妊娠 1 次的孕妇相比，发生妊娠糖尿病的危险性逐渐增加。④孕前肥胖：孕前肥胖者发生妊娠糖尿病的危险性增加，中心性肥胖的患者具有更大的危险性。⑤孕妇出生时低体重。⑥身材矮小：有一项在巴西调查研究结果显示，排除其他高危因素身高低于 150 厘米时，发生妊娠糖尿病的危险性增加 60%。⑦多囊卵巢综合征：很多研究表明，多囊卵巢综合征患者妊娠前存在高胰岛素血症和胰岛素抵抗现象，在妊娠期间胰岛素抵抗进一步加重，从而易导致妊娠糖尿病的发生。

373 妊娠糖尿病发生的其他相关因素有哪些？

妊娠糖尿病发生的其他相关因素有：①遗传因素。②妊娠环境因素：妊娠早期 C 反应蛋白升高；乙型肝炎表面抗原携带者；羊水过多；孕期体重增加过快；妊娠期外阴阴道假丝酵母菌病；孕早期反复空腹尿糖阳性；血清铁浓度升高；饮食不合理。③既往产科病史：分娩先天畸形儿史；胎儿停止发育史；巨大儿分娩史；剖宫产史；妊娠糖尿病史。④其他：分居、寡居、离婚、社会经济地位低者有较高的妊娠糖尿病发生率。

374 哪些女性容易患妊娠糖尿病？

妊娠糖尿病是糖尿病的一种特殊类型，指妊娠期发现糖尿病不同程度的糖耐量减低或明显的糖尿病。以下女性易患妊娠糖尿病：①直系亲属中有患糖尿病的，直系亲属中出现过妊娠糖尿病患者；②年龄超过 30 岁的高龄孕妇；③肥胖；④既往有妊娠糖尿病史；⑤有异常妊娠分娩史，如流产、早产等。

375 如何区别妊娠糖尿病与糖尿病妊娠？

妊娠糖尿病是指一个妇女在怀孕前没有糖尿病，而在怀孕的中期和晚期出现了糖尿病，分娩后大多数人会发展为 2 型糖尿病，少部分人可能是 1 型糖尿病，还有一部分人血糖正常了，但这类人有可能在多年后变成糖尿病；糖尿病妊娠是指一个妇女先患糖尿病后怀孕了，妊娠后糖尿病会持续存在。不管是妊娠糖尿病或糖尿病妊娠都是高危妊娠，不仅容易分娩出体重在 4 千克以上的巨大儿，还会增加新生儿的死亡率，对母亲也会产生较大的危害，必须积极治疗。

376 妊娠对血糖有什么影响？妊娠期空腹血糖下降的原因有哪些？

妊娠早期空腹血糖水平约降低 10%，而在孕 12 周达到最低水平，并以此水平维持到分娩。而且孕中、晚期空腹血糖明显低于孕早期的空腹血糖。

导致妊娠期空腹血糖下降的原因有：①孕妇除本身需要外，尚需供应胎儿生长所需的能量。②胎儿本身不具有促进糖原异生作用所需的肝酶系统活性，无法利用脂肪和蛋白质作为能源，所需能量必须全部来自母亲血液中的葡萄糖。③妊娠期肾血流量及肾小球滤过率增加，导致部分孕妇由尿排出的糖增加。④空腹时，孕妇胰岛素清除葡萄糖的能力较非妊娠期强。

377 妊娠期胰岛素的变化是怎样的？

自妊娠期 24~28 周就会出现胰岛素抵抗，32~34 周达到高峰，胎盘娩出后胰岛素抵抗逐渐消失。另有研究证实：正常妊娠时，胰岛素敏感性低于非孕期，与妊娠期存在多种特有的拮抗胰岛素的因素有关，而且随着妊娠周的增加，这些因素作用增强，同时伴有胰岛素清除延迟。如胰岛素敏感性下降而胰岛 β 细胞功能不足以补偿胰岛素抵抗，则会由此导致了糖尿病的发生。

378 妊娠对糖尿病患者的血糖及胰岛素用量有什么影响？

妊娠早期多数患者空腹血糖较妊娠前降低，妊娠期前 20 周胰岛素用量为非妊娠期的 70%左右，妊娠后 20 周由于胎盘分泌抗胰岛素激素增多，胰岛素用量较非妊娠期增加 2/3。临产后由于子宫强烈收缩，能量需要增加，加上进食减少，极易引起低血糖。产后则因胎盘排出，绝大多数抗胰岛素因素迅速消失，而对生长激素的抑制尚未解除，因此对胰岛素较为敏感，胰岛素的需要量减少 1/3~1/2。

379 妊娠对糖尿病患者发生低血糖有什么影响？

妊娠者由于胎儿利用葡萄糖和妊娠呕吐，在妊娠期前 20 周易发生低血糖。妊娠 20 周后，随着外源性胰岛素用量的增加，尤其是夜间不习惯进食者，也易发生低血糖。在分娩期，由于能量的大量消耗，进食少者易发生低血糖。妊娠期低血糖可使胎儿死亡率增加 4 倍左右。

380 妊娠与糖尿病患者发生酮症酸中毒的关系是怎样的？

糖尿病孕妇，因胰岛素不足导致糖代谢障碍，血糖升高，脂肪分解加速且分解不完全，故酮体产生增多，血浆中碳酸氢盐降低，使血液 pH 值下降，若胰岛素剂量不足、使用不当，合并感染、呕吐或分娩阵痛均易诱发酮症酸中毒。

381 妊娠对糖尿病高血压有什么影响？

妊娠糖尿病妇女比正常妊娠妇女三酰甘油、游离脂肪酸增加，而高密度脂蛋白减少，进而不利于胆固醇从细胞内正常流出，导致细胞内胆固醇含量增加，甚至聚积，可能是妊娠糖尿病患者小动脉痉挛产生妊娠高血压综合征的原因之一。

382 妊娠对糖尿病眼底病变有什么影响？

糖尿病眼底病变主要与糖尿病病程及血糖控制情况有关，持续高血糖以及快速血糖正常化均加速病情发展。视网膜病变的进展与开始治疗时的血糖水平以及妊娠早期血糖控制情况有关。妊娠本身对其影响尚无定论。

383 糖尿病对妊娠有哪些影响？糖尿病合并妊娠者为什么容易出现自然流产？

糖尿病对妊娠的影响：随着胰岛素的临床应用，妊娠合并糖尿病孕产妇死亡率已明显降低，但并发症仍较多。常常会出现自然流产、早产、羊水过多、妊娠高血压综合征、感染、酮症酸中毒、产道损伤和产后出血等。

糖尿病孕妇自然流产的发生率升高，可达15%～30%，多发生于孕早期，主要见于漏诊的病例或血糖控制欠佳者。早孕期血糖过高使胚胎发育障碍，最终导致胚胎死亡或胎儿畸形。孕早期糖化血红蛋白>8%或者平均空腹血糖>6.67mmol/L，自然流产率明显升高。自然流产的发生与孕前的血糖水平有关，与流产时的血糖水平关系不大。因此，糖尿病患者血糖控制正常后再怀孕，自然流产可明显减少。与糖尿病合并妊娠患者不同，妊娠糖尿病孕妇血糖升高主要发生于孕中晚期，所以妊娠糖尿病时自然流产发生率无明显升高。

384 糖尿病合并妊娠者为什么容易出现早产？

妊娠合并糖尿病的早产率也明显高于非糖尿病孕妇，因羊水中含糖量过高，刺激羊膜分泌增加，致使羊水过多的发生率可高达8%～30%，羊水过多易发生胎膜早破，导致早产。有研究发现，自发性早产的危险性与妊娠期血糖成正比，且不受围生期并发症的影响。

385 糖尿病合并妊娠者为什么会羊水过多？

正常情况下，羊水的量和成分是水和小分子物质在母体、羊水和胎儿三者之间进行双向交换并维持动态平衡的结果。糖尿病孕妇中羊水过多的发生率较高，为非糖尿病孕妇的 20 倍。羊水过多的发生与胎儿是否畸形无关，可能与胎儿过大或胎儿高血糖的高渗透性利尿导致胎尿排出增多有关。因此，孕期严格控制血糖，可能会降低羊水过多的发生率。羊水过多对母亲的威胁主要是胎盘早期剥离及产后出血。

386 糖尿病合并妊娠者为什么容易出现妊娠高血压综合征？

患妊娠糖尿病孕妇妊娠高血压综合征的发病率为正常孕妇的 3~5 倍。糖尿病合并血管病变时易合并妊娠高血压综合征，尤其合并肾血管病变时妊娠高血压综合征发病率高达 50% 以上。糖尿病妊娠高血压综合征发病增加主要与孕期血糖水平有关。糖尿病孕妇一旦合并妊娠高血压综合征，癫痫及其并发症的发病率也增高，孕妇及围生儿预后较差，故妊娠期应采取积极措施预防。

387 糖尿病合并妊娠者为什么容易出现感染？

糖尿病时，白细胞有多种功能缺陷，趋化性、吞噬作用、杀菌作用等均明显减弱，易发生孕期和产褥期感染，甚至发展为败血症，常由细菌或真菌引起。妊娠引起一系列生理变化，使孕期无症状菌尿发病率升高，加之糖尿病患者妊娠后其机体抵抗力下降易于感染，所以糖尿病合并妊娠者泌尿系统感染最为常见。无症状菌尿者若得不到治疗，一部分将发展成为肾盂肾炎，后者有可能引起早产甚至感染性休克。此外，糖尿病妊娠患者一旦并发感染容易导致酮症酸中毒，对母儿产生严重影响，因此，应积极预防感染。

388 糖尿病合并妊娠者为什么容易出现酮症酸中毒？

糖尿病妊娠患者由于妊娠期代谢变化，易于并发酮症酸中毒。酮症酸中毒是糖尿病合并妊娠的一种最严重的并发症，可引起脱水导致低血容量、酸中毒及电解质紊乱，严重时可诱发昏迷甚至死亡，并对胎儿产生严重的影响。酮症酸中毒发生在早孕期有致畸作用，中晚期将加重胎儿慢性缺氧及酸中毒，并且还可导致胎儿水电解质平衡紊乱，严重时引起胎儿死亡。因此，应积极防治糖尿病酮症酸中毒，减少对母儿的危害。

389 糖尿病合并妊娠者为什么容易出现产道损伤和产后出血？

糖尿病妊娠者会升高羊水过多和巨大胎儿的发生率，两者均使产程延长、宫缩乏力，使剖宫产率和产钳使用率增加。巨大胎儿经阴道分娩，难产机会增多并导致产伤。另外，宫缩乏力，产程延长，产后出血发生率也增高。大于胎龄儿，尤其是巨大胎儿，手术难产率高达 24%～39%，肩难产率超过 5%。因此，会增加产伤如骨折、产伤性颅内出血，臂丛神经麻痹、胸锁乳突肌血肿以及肝脾破裂等的机会。

390 糖尿病对胎儿或婴儿有哪些影响？

糖尿病对胎儿或婴儿的影响主要有：①围生期胎儿死亡率增高：妊娠糖尿病对胎儿的最大影响是增加了胎儿宫内死亡率和新生儿病死率。有资料显示，妊娠糖尿病孕妇围生期新生儿病死率高达 35%。②胎儿畸形：妊娠合并糖尿病时，胎儿畸形发生率明显升高（4%～12.9%），一般为正常妊娠的 7～10 倍。③巨大胎儿：发生率明显升高，为一般孕妇的 10 倍左右。常见于糖尿病无血管病变以及妊娠糖尿病患者，糖尿病合并肥胖是巨大胎儿发生率明显升高的因素，而糖尿病并发肾脏、视网膜血管病变者很少发生巨大胎儿。④智力：胎儿代谢率增加，耗氧量增大，可致胎儿宫内慢性缺氧。严重糖尿病伴血管病变诱发妊娠高血压综合征或酮症酸中毒时，常加重胎儿宫内缺氧，胎儿宫内发育迟缓或低体重儿增多，同时可影响婴儿智力。⑤新生儿低血糖、新生儿低钙血症和低镁血症、新生儿高胆红素血症：当足月儿血清胆红素 >204μmo/L，早产儿血清胆红素 >225μmo/L 时，称为高胆红素血症。

391 因糖尿病引起的胎儿畸形有哪些主要表现？有哪些原因？

因糖尿病引起的胎儿畸形主要可表现为：中枢神经系统畸形、心血管系统畸形、肾畸形、胃肠系统畸形及其他如双耳闭锁、唇裂、骶骨发育不良和无肢畸形等。

糖尿病所造成的先天畸形极为广泛，引起糖尿病孕妇胎儿发生先天畸形的主要原因是母亲血糖控制欠佳，特别是在孕早期，其他因素如酮血症和低血糖也可起一定作用。母亲空腹血糖水平能预测较大畸形及风险，对较小的畸形则不能预测。目前随着孕前咨询的开展，糖尿病患者孕前将血糖控制正常后再妊娠，维持早孕期血糖在正常范围，先天性畸形率明显下降。由于妊娠糖尿病糖代谢异常主要发生于妊娠中晚期，此时，胎儿器官发育已完成，所以不增加胎儿畸形的发生。

392 糖尿病妊娠为什么容易发生新生儿呼吸窘迫综合征？

糖尿病妊娠容易发生新生儿呼吸窘迫综合征主要由于母体血糖供应中断而产生反应性低血糖及肺泡表面活性物质不足所致，增加了新生儿的死亡率。

393 糖尿病妊娠为什么容易发生新生儿低血糖？

糖尿病母亲的新生儿中有 20%～40%发生低血糖症，通常见于出生后最初 2 小时内。其机制可能为母亲的慢性高血糖症，导致了胎儿的慢性高血糖症，由此引起胎儿胰岛素生成增加及胰腺的过度刺激，引起 β 细胞增生，并反过来引起胎儿高胰岛素血症。当胎儿娩出后，来自母亲的葡萄糖供应突然中断，但又存在高胰岛素血症，若不及时补充糖极易发生新生儿低血糖症。

394 妊娠糖尿病的治疗目标是什么？

妊娠糖尿病的治疗目标是使血糖控制在满意范围内，防止代谢并发症和产科并发症，控制已发生的并发症并尽量保证足月妊娠。血糖控制在满意范围是指经治疗后空腹血糖控制在 3.3～5.6mmol/L，餐后 1 小时血糖 5.6～7.8mmol/L，餐后 2 小时血糖在 4.4～6.7mmol/L，夜间血糖 4.4～5.6mmol/L。糖化血红蛋白<6%。

395 妊娠糖尿病的一般处理原则有哪些？

妊娠糖尿病的一般处理原则有：①饮食治疗：约 80%以上的妊娠糖尿病孕妇都可单纯采用饮食治疗的方法把血糖控制在满意范围，只有不到 20%的妊娠糖尿病孕妇需进一步加用运动治疗或胰岛素治疗。②运动治疗：运动治疗在妊娠糖尿病的治疗中起重要的辅助作用，尤其对于单纯饮食治疗血糖控制不良者更是如此。③胰岛素治疗：经饮食治疗2周后仍不能使血糖控制到满意或控制饮食后出现酮症，增加热量摄入后血糖又超标者，需加用胰岛素治疗，而不主张使用口服降糖药。胰岛素用量根据血糖和糖化血红蛋白及个体对胰岛素的敏感性来调整。④血糖监测：只有通过恰当的血糖监测，才能保证各项治疗措施安全、有效。需要注意的是，妊娠糖尿病应用胰岛素降血糖时不用长效胰岛素，是因为长效胰岛素随着胎儿的发育很难快速增加剂量，再者长效胰岛素引起孕妇的低血糖很难纠正。因此，妊娠糖尿病应用胰岛素降血糖时不能用长效胰岛素。

396 为什么妊娠糖尿病孕妇应进行饮食治疗？

约80%以上的妊娠糖尿病孕妇都可单纯采用饮食治疗的方法把血糖控制在满意范围，只有不到20%的妊娠糖尿病孕妇需进一步加用运动治疗或胰岛素治疗。饮食治疗既要控制血糖，避免因血糖过高致胎儿畸形，又要照顾到胎儿的营养需要，使胎儿正常发育，还要避免热卡控制过于严格，造成饥饿性酮症。

397 妊娠糖尿病孕妇饮食上有什么原则？

妊娠糖尿病患者饮食治疗非常关键，它是最基本的治疗，是其他治疗方法的基础。我国指南推荐饮食中碳水化合物的摄入量占总能量的50%～60%，并且我国指南还特别提出每日饮食中碳水化合物摄入量不低于150g，同时应避免食用蔗糖等精制糖，优先选择低血糖生成指数（GI）食物；增加膳食纤维摄入量，推荐每日摄入量为25～30g；蛋白质摄入量占总能量的15%～20%为宜，以满足孕妇生理及胎儿生长发育之需；脂肪摄入量占总能量的25%～30%；且均应适当限制饱和脂肪酸含量高的食物，如动物油脂、红肉类、椰奶、全脂奶制品等；饱和脂肪酸摄入量不应超过总能量的7%；而单不饱和脂肪酸如橄榄油、山茶油等，应占脂肪供能的1/3以上。

398 为什么妊娠糖尿病孕妇要重视运动治疗？

运动治疗在妊娠糖尿病的治疗中起重要的辅助作用，尤其对于单纯饮食治疗血糖控制不良者更是如此。运动前应到产科进行全面体格检查，排除运动治疗的禁忌证（如有任何流产或早产倾向者），并了解运动过程中的注意事项。妊娠糖尿病运动上应注意：在运动选择、形式和实施上可根据孕妇的生理特点及个人爱好选择不同的运动方式。以低中等强度的有氧运动为主，避免强度过大的运动。

399 妊娠糖尿病孕妇早期为什么不可以使用口服降糖药治疗？

妊娠期尤其是妊娠前 3 个月应禁用一切口服降糖药物。目前使用的降糖药物多为磺脲类及双胍类，两者在体内均能通过胎盘进入胎儿体内。磺脲类药物刺激可引起胎儿胰岛 β 细胞增生，致使胎儿产生高胰岛素血症，导致低血糖及巨大胎儿；双胍类药物易导致胎儿乳酸性酸中毒，影响胎儿的智力发育；拜糖平目前无明确的实验及大量的临床报道对孕妇会产生明确影响，但也不主张使用。

400 妊娠糖尿病孕妇如何使用胰岛素治疗？

目前，胰岛素控制妊娠糖尿病孕妇的血糖疗效显著，而且不通过胎盘，能平稳控制血糖，有利于孕妇及胎儿的发育。一般要有计划的使用，妊娠前 3 个月开始使用。为了便于胰岛素用量的调整，多采用普通胰岛素。值得注意的是，妊娠早期由于妊娠反应，饮食量减少，恶心、呕吐等，热量减少，胰岛素的用量应该减少，预防低血糖。妊娠中晚期由于产生大量拮抗胰岛素的激素，所以胰岛素的用量相应需要增加。因此，在整个妊娠期的胰岛素治疗过程中，应密切观测血糖及尿糖的变化，随时调整胰岛素的用量。

401 妊娠糖尿病应如何监测血糖？

妊娠糖尿病患者可根据血糖的具体波动情况决定监测血糖的频率，开始可采用 7 点法，即三餐前血糖、餐后 2 小时血糖及晚上睡前 1 次。当血糖趋于正常时，可减少监测次数，如每天 4 次；当血糖达到正常时，可减少到每周 2 天，每天 4 次，甚至每周 1 天，每天 2 次，只需查早餐前和早餐后 2 小时血糖。当出现头晕、视物模糊等不适时，应考虑低血糖症的可能，及时查血糖，及早处理。

402 糖尿病合并妊娠或妊娠糖尿病孕妇应如何选择分娩方式？

糖尿病合并妊娠或妊娠糖尿病孕妇选择分娩方式最好进行阴道分娩，但在下列情况时，可考虑刮宫产：①骨盆比例失调，相对头盆不称、胎位不正；②明显的巨大胎儿；

③前置胎盘；④以前有剖宫产史；⑤引产不成功尤其是病情较重者优先考虑剖宫产，产程长进展不顺利者应及时采取剖宫产。

403 妊娠糖尿病孕妇分娩前后有什么注意事项？

在剖宫产前 3 小时应停止单独使用胰岛素，以免胎儿出生后发生低血糖；血糖宜控制在接近正常水平，代谢紊乱基本纠正，尿酮体阴性，无低血钾，无失水征；分娩时间过长，血糖波动较大，可静脉补充葡萄糖，按 4~6g 糖加 1 单位胰岛素比例补液，勿使血糖低于 5.5mmol/L（100mg/dl）；分娩后因胎盘激素下降，故产后 24 小时内胰岛素用量减为原用量的一半，第二天后为原用量的 2/3。3~6 周后应根据血糖值再调整胰岛素用量；胎儿生出后不论体重大小都应按早产儿处理，应注意低血糖、呼吸窘迫综合征等。为防止低血糖，应在产后 20 分钟开始定期喂 50% 葡萄糖，多数在产后 6 小时内恢复正常；提倡母乳喂养，哺乳期母亲不应口服降糖药，而应用胰岛素控制血糖。

404 妊娠糖尿病孕妇产后应如何进行复诊监测？

由于妊娠糖尿病可能掩盖之前存在的未被诊断的 2 型糖尿病，所以建议有妊娠糖尿病病史的妇女，在产后 6~12 周采用非孕期的 OGTT 标准进行糖尿病筛查；由于产前已对高血糖孕妇进行了治疗，所以不再用糖化血红蛋白作为产后随访有无糖尿病存在的诊断指标。

405 妊娠糖尿病孕妇是否有更高的糖尿病发生风险？

有妊娠糖尿病病史的妇女以后发生糖尿病的风险增加，所以糖尿病及糖尿病前期状态的随访十分重要，有妊娠糖尿病病史的妇女至少每 3 年筛查 1 次是否已经发展为糖尿病或糖尿病前期状态；有妊娠糖尿病病史的妇女如果已经发展为糖尿病前期状态，需要进行生活方式的干预或二甲双胍等抗糖尿病药物阻止糖尿病的发生。

406 为什么要重视对妊娠糖尿病筛查与诊断？

妊娠糖尿病孕妇通常无明显自觉症状，空腹血糖也正常，因此，妊娠期仅依靠空腹

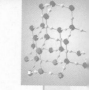

血糖检查，容易导致漏诊。目前，临床上最广泛应用的妊娠糖尿病筛查方法为 50g 葡萄糖负荷试验（GCT）。以往建议所有孕妇在妊娠 24~28 周进行 1 次 50g 葡萄糖负荷试验，但基于大量临床研究结果，第四届国际妊娠期糖尿病会议和 2001 年美国糖尿病学会建议妊娠糖尿病筛查时间和筛查对象应根据孕妇有无糖尿病高危因素的存在，采取个体化筛查方案。具有糖尿病高危因素者，在首次进行孕期 GCT 检查，结果正常者，妊娠 24~28 周仍需要重复筛查。年龄在 25 岁以下，无任何糖尿病高危因素存在时，发生妊娠糖尿病的可能性极小，可以不行孕期糖尿病的筛查。无高危因素的妇女，建议妊娠 24~28 周常规进行葡萄糖负荷试验。妊娠期 GCT 异常立即进行 75g 葡萄糖耐量试验。

407 如何筛查妊娠糖尿病？

妊娠糖尿病患者常无自觉症状，而且多数空腹血糖也在正常范围内，因此，筛查非常重要。所有妊娠妇女都应在 20 周后进行筛查（一般在 24~28 周）；高危人群应在首次产前检查，孕 12~14 周筛查；筛查方法为口服 50 克葡萄糖，服糖后 1 小时静脉血糖 ≥7.8 为异常，筛查异常者进行 75 克葡萄糖耐量试验，查空腹、餐后 1 小时、2 小时的血糖。

408 哪些妇女容易患妊娠糖尿病？

以下妇女容易患糖尿病，应引起重视：①直系亲属有糖尿病；②直系亲属出现过妊娠糖尿病；③年龄超过 30 岁的高龄孕妇；④肥胖、妊娠前体重超过 20%，或妊娠后进食多，活动量小，体重增长过快的；⑤既往有妊娠糖尿病史的；⑥有异常分娩史的；⑦有分娩巨大胎儿史的（超过 8 斤）。

409 妊娠前糖尿病患者如何管理？

妊娠前糖尿病患者的管理目标主要通过加强孕前咨询、控制孕前血糖接近正常后再妊娠。维持孕前及整个孕期血糖至正常水平，可降低糖尿病孕妇自然流产、胎儿畸形、巨大胎儿、胎死宫内及新生儿并发症的发生率。同时，应在孕前或早孕期进行肾功能检查和眼底检查，并在整个孕期严密监测其发展变化，维持孕期血糖正常，母、儿严重并发症能明显下降，妊娠晚期不明原因的胎死宫内也极少发生。孕期漏诊以及未接受治疗的糖尿病患者，母、儿并发症发生率仍极高，孕妇一旦合并酮症酸中毒，胎死宫内发生率高达 10%~35%。国内学者应加强对糖尿病患者的教育，对准备怀孕的糖尿病患者妊娠前进行适当管理，通过妊娠前咨询，明确糖尿病的病情程度。怀孕前应停用降糖药物，改用胰岛素控制血糖，维持孕前以及早孕期血糖正常。妊娠前 3 个月及妊娠早期，每日服用含有小剂量叶酸（400~800 μg）的多种维生素，以预防先天性畸形发生。

410 妊娠期糖尿病患者饮食治疗上应注意什么？

由于妊娠期胎儿生长发育所需要的能量完全由孕妇提供，所以，糖尿病孕妇的饮食控制不能过于严格，即使肥胖的孕妇妊娠期也不应过分限制饮食，否则易产生饥饿性酮症。每日总热量按 30~35kcal/kg，碳水化合物占 50%~55%、蛋白质占 20%、脂肪占 20%~30%。提倡少量多餐制，每日分 5~6 餐，早餐主食量不宜过多，注意多摄入富含纤维素和维生素的食品，为避免夜间发生低血糖，建议睡前加餐。

411 孕妇经常吃甜食是否容易得糖尿病？

妊娠期的糖尿病并不是和吃糖直接有关，而是和能量过剩有关系，不管是主食，还是水果或者零食，吃得过多都可能导致能量过剩。正常孕妇特别是偏瘦的孕妇不需要对糖避之不及，肥胖、以前在妊娠期曾患有糖尿病的孕妇，虽然的确不宜多吃糖，但也不需要一点糖都不能吃。

412 妊娠糖尿病患者运动治疗上应注意什么？

2 型糖尿病孕妇以及妊娠糖尿病患者进行适当的运动，能增加机体对胰岛素的敏感性，同时促进葡萄糖的利用，对降低血糖有一定帮助，尤其对胰岛素治疗不敏感的肥胖孕妇，更应该在餐后进行一定的锻炼。运动持续时间不宜太长，一般 20~30 分钟，选择比较有节奏的运动项目，如散步等，避免进行剧烈的运动。先兆早产或者合并其他严重并发症者不适于进行运动。

413 胰岛素很可怕，妊娠糖尿病患者能不打胰岛素就尽量别打，是这样吗？

如果妊娠糖尿病患者进行了饮食和生活习惯的调整，血糖水平依然没有达标，就要考虑用胰岛素治疗。根据不同妊娠期糖尿病患者对胰岛素的敏感性不一样，用量也不一样。所以，就要根据监测血糖的值，胰岛素是大分子的蛋白质，不通过胎盘，到不了胎儿体内，不会对胎儿造成影响。用药的目的在于调节母亲的血糖，减少因血糖高对胎儿造成的影响。

414. 妊娠糖尿病产后如何随访与管理？

尽管大多数妊娠糖尿病患者产后糖代谢异常能够恢复，但文献荟萃分析发现：产后6周~28年，约有2.6%~70%妊娠糖尿病将发展为2型糖尿病。妊娠糖尿病远期发生糖尿病的总的相对危险度是6.0（95%CI4.1~8.8）。

目前我国人群中2型糖尿病的发生率在不断增加，为减少女性中2型糖尿病的发生率，在2005年召开的全国首届妊娠合并糖尿病协作组上倡议，产科医生应和内分泌医师联合加强妊娠糖尿病患者产后规范化管理和追访。通过对具有妊娠糖尿病史人群及时开展教育宣传指导，如产后注意饮食结构合理、增加体育锻炼、保持体重在正常范围，均可以减少或推迟2型糖尿病的发生。

415. 妊娠糖尿病只局限于孕期，分娩过后血糖都能恢复正常吗？

不一定。由于胎盘脱离了母体后，由它产生的许多胰岛素抵抗因素也迅速下降，因此，妊娠糖尿病患者绝大部分在分娩后血糖都能恢复正常，但也不能掉以轻心。因为有资料显示：妊娠糖尿病患者产后两个月再进行检查，结果证明其中20%左右达到2型糖尿病的标准，另有25%左右达到糖耐量损害的标准，只有55%左右血糖结果正常，是真正的妊娠糖尿病，即使这样她们在今后的5~16年内会有17%~63%的人将发生2型糖尿病。如果她们再次妊娠，妊娠糖尿病再发生率高达35.6%~69%。

416. 糖尿病妈妈可以哺乳吗？

一般情况下，能分娩的妈妈就可以哺乳，糖尿病妈妈的血糖虽然不稳定，但其乳汁的甜度不足以导致幼儿患糖尿病，因此不要轻易停止哺乳。母乳对孩子来说是非常重要的，母乳不仅最适合孩子消化吸收，而且里面含有对婴儿有益的抗体，这些抗体婴儿在出生后最初6个月内自己不能合成，因此母乳可以提高婴儿的抵抗力，使婴儿免遭一些病毒和细菌的侵害。

（北京大学第一医院　孙亚兰）

第十二章

老年糖尿病的护理

　　我国已经进入老龄化社会，老年人容易得糖尿病。本章介绍了老年糖尿病的概念，老年糖尿病的特点，老年糖尿病的并发症，老年糖尿病的综合治疗模式以及老年糖尿病的心理特点、护理，老年糖尿病外出旅行应注意的问题。

417 什么是老年糖尿病？为什么老年人容易得糖尿病？

老年糖尿病是指 60 岁以后发生的糖尿病或者是 60 岁以前发病而延续到 60 岁以后的老年患者。

老年人容易得糖尿病，主要原因有三点：老年人基础代谢率下降；老年人体力活动减少；老年人 β 细胞衰老以及全身脏器的衰老，胰岛素质量和分泌量下降，机体消除氧自由基的功能下降。此外，老年人常伴有高血压、高血脂，均是老年人成为糖尿病的危险因素。

418 老年糖尿病有什么特点？

老年糖尿病临床特点为：患病率高、起病隐匿，症状不典型，易漏诊，并发症多且严重，血糖控制不满意等。常合并糖尿病的各种急慢性并发症，易发生心脑血管疾病的突发事件，严重威胁老年人的生命及健康。许多老年糖尿病患者病程较长，慢性进展性并发症也较严重。老年糖尿病绝大多数（95%以上）属 2 型糖尿病，在病程的进展中少部分患者逐渐需联合应用胰岛素。1 型糖尿病占很少一部分，其中多数患者发病时年龄较轻。部分患者是过去发生糖尿病随着年龄增大进入老年期，这类患者常伴有明显的慢性并发症。部分老年患者以并发症为首发表现，如：高血糖高渗状态，心脑血管意外以及视力改变等。少数患者表现为体温低、多汗、神经性恶病质、认知功能减退等。

419 老年糖尿病容易出现低血糖昏迷的诱因是什么？

老年糖尿病容易出现低血糖昏迷的诱因是老年人对低血糖的耐受性差，极易发生低血糖反应。诱因多为胰岛素过量、使用磺胺类降糖药物的同时使用了增强药效的药物或降血糖药物在体内积蓄等。老年人发生低血糖后，短时间内难以纠正。

420 老年糖尿病慢性并发症有哪些？老年糖尿病为什么容易出现足坏疽？

老年糖尿病慢性并发症常见的有神经病变、冠心病、脑血管病、下肢血管病以及高血压等大血管病变，微血管病变以视网膜及肾病常见。

老年糖尿病患者周围循环能力较差，常因机械压力、化学、物理等因素造成损伤伴感染，容易形成糖尿病足坏疽。其特点是皮肤干燥、萎缩，油脂性维生素缺乏，使皮肤出现难治性瘙痒。

421 老年糖尿病综合治疗模式是什么？

老年糖尿病综合治疗模式是：为达到良好控制血糖的目的，当今糖尿病的治疗模式是以糖尿病教育为首的综合治疗，包括：糖尿病教育、饮食治疗、运动治疗、自我监测及降糖药物治疗五部分。

422 老年糖尿病患者如何监测血糖？

对于血糖控制较稳定的口服降糖药治疗患者，可以每周测一次空腹和餐后 2 小时血糖。但对于血糖波动较大、注射胰岛素治疗的患者，则需根据病情增加监测频率，每日 4~8 次（三餐前、三餐后 2 小时、晚睡前、必要时凌晨 2~3 点）。有下列情况应加强监测：使用胰岛素治疗的患者；新诊断的糖尿病患者；血糖控制不好的患者；有低血糖发生的患者；药物更换或调整剂量的患者；妊娠患者；各种打乱常规生活的情况：生病、手术、外出、激动等。因为糖化血红蛋白是反映近 2~3 个月的血糖水平，因此，有条件的患者应该每 3 个月检查 1 次，以了解前一段较长时间内血糖控制的总体情况如何。血糖控制良好的患者也可每半年检测 1 次。

423 老年糖尿病患者如何监测血压？

老年糖尿病患者约半数合并高血压，每日 4 次的自我血压监测（晨起，中午，下午，晚间）尤其必要，对观察血压控制水平、了解影响因素、调整降压药是必不可少的依据。选择臂式电子血压计即可，操作方便，准确度可信（可在启用之前与柱式血压计做个对照）。不宜用腕式、指环式血压计。

424 老年糖尿病患者如何监测血脂？

胆固醇（Ch）、甘油三酯（TG）、高密度脂蛋白胆固醇（HDL-Ch）、低密度脂蛋白胆固醇（LDL-Ch）。血脂紊乱是心、脑等大血管病变发生的重要原因，而糖尿病合并血脂异常及心脑血管病变的比例要明显高于正常人。糖尿病初诊时应该检查血脂，如果正常，以后可每半年检查1次；如果异常，应该先控制血糖，血糖正常后复查血脂，如仍异常，应该在医生的指导下选用降血脂药物治疗，并且定期检查血脂，直到血脂水平恢复到正常。

425 老年糖尿病患者应多长时间监测尿微量清蛋白？

对于没有糖尿病肾病的患者至少应每年检查1次尿微量清蛋白，以便早期发现糖尿病肾病；对于已经有肾病的患者则应该根据医生的建议定期到医院检查尿微量清蛋白，以便观察糖尿病肾病的发展情况。

426 老年糖尿病患者应多长时间监测眼底？

眼底检查是发现早期糖尿病视网膜病变的主要手段，视网膜病变在早期可以不影响视力，因此患者不易察觉。为了早发现、早治疗，患者应该定期进行眼底检查。一般来说，应该至少每年检查1次。已有糖尿病视网膜病变的患者按眼科医生的建议定期检查眼底。

427 老年糖尿病患者出现低血糖时如何处理？

老年人对低血糖的耐受性差，一般人低血糖时会出现心慌、出冷汗、哆嗦、饥饿感等症状，老年糖尿病患者由于机体反应能力低下，往往上述症状不明显，如果出现精神萎靡、头晕、嗜睡等症状，行为异常应及时检测血糖，发现低血糖时，应立即口服糖块2~4块、糖水100毫升或饼干等碳水化合物（粮食）的食物，严重时应立即到医院就诊，静脉推注或静脉滴注葡萄糖。

428 如何预防老年糖尿病低血糖？

老年糖尿病低血糖容易导致心脑血管疾病的突发事件，如心绞痛、心肌梗死、脑卒中等，如不及时处理会危及生命。平时预防低血糖的发生尤为重要，应用口服降糖药及胰岛素治疗时，要保证每日所需碳水化合物（粮食）的摄入，注射短效胰岛素或超短效胰岛素类似物时，餐后 1.5～2 小时如需加餐，避免空腹运动。老年糖尿病患者血糖不宜控制的过低，过低易发生低血糖，空腹血糖应控制在不超过 7.8mmol/L，餐后 2 小时血糖应不宜超过 11.1mmol/L。

4 29 老年糖尿病患者外出时为什么要携带糖块和急救卡？

因为老年糖尿病患者外出时容易发生低血糖，所以老年人外出时应携带救助卡和糖块，救助卡上面记录姓名，说明自己有糖尿病、家庭住址、联系电话、就诊医院，出现异常情况时可能是低血糖，请人协助自己进食糖块。

4 30 老年糖尿病患者饮食应注意哪些问题？

老年糖尿病患者的饮食要保证定时、定量、定餐，应按营养师和医生的医嘱保证每日按定量摄入碳水化合物、蛋白质、脂肪等食物；有高血压、冠心病、脑血管病的患者应严格限制脂肪及盐的摄入；根据老年人消化功能差的特点，饮食应清淡、低盐、高维生素，尽量避免少餐多吃，应采取多餐少吃的方法；控制坚果类食物，如花生米、瓜子、核桃、杏仁、松子、榛子、开心果等含油脂丰富的干果，少食含胆固醇高的食物，如鸡蛋黄、动物内脏等；应保证每日水的摄入，晨起饮水的目的是补充前一夜丢失的水分，并稀释血液，降低血糖和血黏稠度；睡前饮用一杯 200 毫升左右的温水，不仅可以补充夜间对水分的需要，而且可以降低血液黏稠度，维持血流通畅，防止血栓形成；运动后也应及时补充足量的水，宜选用淡绿茶水、白开水和矿泉水；常饮茶，饮茶可扩张血管，减轻血液的黏滞性，有助于控制血脂和血压。

4 31 老年糖尿病患者为什么应注意足部的保护？

老年糖尿病患者多数合并下肢血管病变和周围神经病变，抵抗力弱，足部的感觉减退，容易引起足部的损伤，造成感染，引起糖尿病足，严重的造成足部的坏疽，甚至截肢。因此老年糖尿病患者平常要注意足部的保护。

432 老年糖尿病患者足部保护上应注意什么？

每日检查双足有无损伤、皲裂、胼胝、颜色的改变等；每日按摩足部及下肢，穿鞋前检查鞋内有无异物；每日用温水（＜37℃）和柔和的香皂清洗足部，并涂抹润肤霜；禁用热水袋、电热毯取暖，慎用热疗仪做局部热疗；选择厚底、圆头、宽松、软皮或布面、系鞋带的鞋；选择棉线、浅色的袜子，袜子口不宜太紧，内部接缝不能太粗糙，每日更换袜子；平常修剪趾甲应沿甲缘平平的修剪趾甲，并锉圆边角。

433 老年糖尿病合并骨质疏松等关节病患者运动时应注意什么？

老年糖尿病患者多数合并糖尿病并发症，患者一般身体状况较差，不能按一般糖尿病患者计算运动量，避免做自己的"极限运动"，运动方式要科学，对于伴有骨质疏松易发生骨折，关节退行性变异造成损伤的特点，开始运动时应量力而行，进行较轻度的运动，如散步、打太极拳等，循序渐进，逐渐增加运动量及运动时间，过度的运动反而使血糖升高，诱发急性并发症、心梗、脑血管意外、眼底出血等急性的病情变化。老年糖尿病患者运动时若出现乏力、头昏、心慌、憋气、出虚汗以及腿痛等不适，应立即停止运动，原地休息。若休息不能缓解，应及时到附近的医院就诊；运动后应仔细检查双脚，发现红肿、青紫、水疱、血疱、感染等，应及时请专业人员协助处理；冬季应注意保暖，夏季应防止中暑。

434 老年糖尿病患者应用降糖药物治疗时应注意什么？

老年糖尿病患者在使用口服降糖药时，要考虑老年人肝肾功能差，药物的降解与排泄差，易引起药物的储集的特点，应选择药性温和、半衰期短的药，肾功能不好，不能选择从肾脏排泄的药，尤其是磺脲类药物，如格列本脲（优降糖）、格列齐特（达美康）、格列吡嗪（美吡哒）等，其中包括消渴丸，因为消渴丸里含有优降糖，以防发生药物蓄积性低血糖。在使用注射胰岛素时要重点做到胰岛素剂量的准确，注射部位的轮换，更换注射针头。使用胰岛素注射笔注射胰岛素时，胰岛素注射笔调整剂量准确，在患者视力下降的情况下，可以通过听声音来调节剂量。

435 老年糖尿病患者为什么要预防便秘？如何预防便秘？

老年糖尿病患者由于糖尿病的慢性并发症，造成胃肠蠕动减慢，消化功能减退，容易引起便秘，长期便秘易使患者情绪烦躁，造成血糖升高，用力排便还易造成心脑血管危险事件。

老年糖尿病患者容易出现便秘，因此，平时应多饮水，多运动，要多吃含膳食维生素多的食物，如各种菌类食品、杂粮、绿叶蔬菜、海带、紫菜、魔芋等来预防便秘；每日清晨饮水 200 毫升，以促进胃肠道的蠕动，促进排便，养成良好的排便习惯；每天睡觉前顺时针按摩腹部 20 分钟。如果出现便秘，应使用促进胃肠动力的药物及开塞露或甘油灌肠剂协助排便，必要时在医生的指导下使用药物帮助排便，避免造成粪便性肠梗阻。

436 为什么老年糖尿病患者应重视心理护理？

老年糖尿病是一种心身疾病，患者由于长期接受糖尿病的治疗，容易发生情绪障碍，出现如抑郁、焦虑、强迫等心理问题，有研究发现，过度的抑郁、焦虑和应激，导致体内儿茶酚胺、肾上腺皮质激素特别是糖皮质激素分泌过多，可影响组织对葡萄糖的利用，引起血糖升高。如得不到及时的治疗及护理，会影响糖尿病的治疗效果。

437 老年糖尿病患者如何进行心理护理？

首先了解老年糖尿病患者不良情绪的类型，了解老年糖尿病患者一般情况，包括年龄、性别、文化程度、宗教信仰、家庭成员、爱好以及特殊的生活习惯等，以便在与老年患者的交流中相互沟通。对于处于否认期的老年糖尿病患者，耐心讲解老年糖尿病的诊断依据和方法，帮助老年患者正视糖尿病；系统介绍糖尿病的知识，并进行心理疏导，鼓励患者建立有规律的生活方式，每日坚持体育锻炼；在平常生活中要培养养花、下棋、绘画、读书看报等爱好及兴趣，充实自己的生活，延缓智力衰退的进程；帮助患者学习自我调节情绪的方法，遇到情绪变化时转移注意力；发生病理性心理障碍时应及时就诊，应用相关药物治疗，切勿延误病情。

438 老年糖尿病患者如何预防感染？

老年糖尿病患者由于抗感染的能力下降，极易发生各种感染，如呼吸道感染、泌尿系感染、皮肤的疖、痈等，感染又易诱发酮症，以致发生酮症酸中毒，危及生命。因此，老年糖尿病患者应注意有无咳嗽、咳痰、发热、尿频、尿痛、尿急、食欲缺乏、恶心、呕吐、腹泻、皮肤异常等症状，定期检查血常规和尿常规，及时发现病情变化，及时就医控制感染。

439 老年糖尿病患者外出旅行时应注意什么？

老年糖尿病外出旅行时应结伴同行，一定要告诉同伴你有糖尿病及在什么情况下需要帮助，带上糖尿病救助卡，随身携带预防低血糖的糖和淀粉类食物，如糖果、葡萄糖粉、果汁、水果、点心、饼干等。保证旅行期间使用的药物充裕，降糖药、降压药、胰岛素等，带好胰岛素笔、针头、装针头的器皿、酒精消毒棉片、为避免温差的影响，最好有一个贮存胰岛素的隔离包，胰岛素不要直接贴冰袋，以防胰岛素凝固，应用毛巾包裹放置，胰岛素要随身携带，在乘坐飞机或火车长途旅行时，不要放在行李中，胰岛素应避免高温、阳光和太低的温度。当入住宾馆时，最好放在阴凉干燥处或冰箱冷藏处。穿上舒适的鞋袜，带上血糖仪随时监测血糖。

（北京协和医院　董迎越）

第十三章
糖尿病围术期护理

手术治疗 2 型糖尿病是目前治疗糖尿病的方式之一。本章介绍了糖尿病与手术的相互影响，手术治疗 2 型糖尿病的适应证及禁忌证，手术方式及疗效判定，介绍了术前、术后护理。

440 合并糖尿病对手术有哪些影响？

合并糖尿病使得外科手术的危险性显著增加。病程较长的糖尿病患者往往合并有冠心病、高血压、脑血管疾病以及糖尿病肾病等慢性并发症，手术耐受性较差，手术意外和麻醉风险均明显高于非糖尿病人群。应激、失血、麻醉、酮症倾向及低血糖反应等均可使处于边缘状态的心肾功能失代偿，从而导致糖尿病患者围术期死亡率增加。由于糖尿病患者的脂肪代谢紊乱，容易诱发心血管系统并发症和脑血管意外；由于胰岛素相对不足，手术时易诱发糖尿病酮症酸中毒；手术切口及内脏缝合创面愈合能力下降，已造成伤口的延迟愈合或不愈合；高血糖有利于细菌生长、繁殖，容易导致各种感染并发症；糖尿病合并神经病变时，术后可造成尿潴留，急性胃扩张和麻痹性肠梗阻。

441 手术对糖尿病有哪些影响？

手术应激引起的神经内分泌反应，易导致应激性高血糖；易引起严重的心血管并发症；糖尿病患者常存在自主神经病变，术中易发生低血压及休克；易发生非酮症高渗性昏迷和血栓形成，也是造成患者死亡的重要原因之一；炎症因子过度释放，血管加压素、催乳素等水平升高，导致糖原分解增多，肝糖原输出增加和糖异生作用增强，加重糖代谢紊乱；麻醉造成患者对低血糖反应性降低以及禁食、术前对血糖的严格控制、胰岛素剂量的不适当调整等因素均可导致糖尿病患者低血糖发生率增加。

442 手术治疗 2 型糖尿病患者有哪些适应证？

年龄在 18~60 岁，一般状况较好，手术风险较低，经生活方式干预和各种药物治疗难以控制的 2 型糖尿病或伴发疾病，（HbA1c>7.0%）并符合以下条件的 2 型糖尿病患者，可考虑减重手术治疗。可选适应证：体重指数（BMI）≥32kg/m^2，有或无并发症的 2 型糖尿病，可行胃肠减重手术。慎选适应证：BMI 28~32kg/m^2 且有 2 型糖尿病，尤其存在其他心血管风险因素时，可慎重选择减重手术。暂不推荐：BMI 25~28kg/m^2，如果合并 2 型糖尿病，并有向心性肥胖（腰围：男性>90cm，女性>85cm），且至少有额外的下述 2 条代谢综合征：高甘油三酯、低密度脂蛋白、高血压，暂不推荐手术治疗。

443 手术治疗 2 型糖尿病患者的禁忌证有哪些？

滥用药物、酒精成瘾、患有难以控制的精神疾病，以及对减重手术的风险、益处、预期后果缺乏理解能力的患者；明确诊断为 1 型糖尿病患者；胰岛 β 细胞功能已明显衰竭的 2 型糖尿病患者；外科手术禁忌的；BMI<25kg/m²；妊娠糖尿病及其他特殊类型的糖尿病。

444 糖尿病患者术前应做哪些脏器及代谢相关检查？

糖尿病患者术前脏器功能检查除常规检查外，还需心电图负荷试验、眼底检查及神经系统检查。了解糖尿病患者是否有上述器官的并发症。应做以下代谢相关检查：测定血、尿常规（尿糖和酮体）、糖化血红蛋白、血脂、电解质代谢和酸碱平衡等。

445 影响老年糖尿病患者手术风险性主要有哪些方面？

决定老年糖尿病患者手术风险性主要有术前糖尿病诊断是否明确；有无糖尿病明显并发症或合并疾病，如心、肺、脑、肾等重要器官功能；手术前后血糖控制是否满意；手术本身的大小、缓急、范围及术前准备是否充分。

446 糖尿病患者术前应注意什么？

糖尿病患者术前血糖控制达标的重点是正确调整葡萄糖和胰岛素剂量，保证血糖波动在允许的范围内，以防止发生糖尿病酮症。凡术前用口服药或中长效胰岛素控制血糖的患者均需在术前 2~3 天改用短效胰岛素注射。补充葡萄糖的原则是以 5% 葡萄糖为主，每补充 5g 葡萄糖应追加 1 单位的胰岛素。同时应监测血糖情况，避免发生血糖过高或低血糖；尽量缩短手术时间，以免并发术中、术后感染。患者年龄>65 岁，糖尿病病程超过 5 年，空腹血糖>13.9mmol/L，合并心脑血管疾病或肾病、手术时间>90 分钟、全身麻醉等均是糖尿病患者发生手术风险的重要危险因素。

447 为什么手术容易导致血糖波动？

麻醉造成患者对血糖反应性降低以及禁食、术前对血糖的严格控制、胰岛素剂量的不适当调整等因素均可导致糖尿病患者低血糖发生率增加；炎症因子过度释放，血管加压素、催乳素等水平的升高，导致糖原分解增多，肝糖原输出增加和糖异生作用增强，加重糖代谢紊乱。

448 糖尿病患者术后应注意什么？

糖尿病患者行胃肠道手术或其他大手术后往往需要禁食，除了常规补充其基础需要量外，应严格监测患者血糖及输液速度，并根据监测结果调整补液速度及胰岛素用量，使血糖维持在一定水平而又不致过高；术后合理应用抗生素，严密观察伤口的变化；术后患者若恢复胃肠道饮食，应立即减少葡萄糖液和胰岛素用量，控制血糖在正常范围内；严密监测和防治并发症的发生，监测血糖情况避免发生血糖过高或低血糖。

449 目前手术治疗糖尿病有哪些手术方式？

目前有 5 种治疗 2 型糖尿病的手术方式已得到了安全而有效的临床验证结论，其中包括可调节胃束带术（AGB）、"Y"形胃肠短路术（RY-GBP）、简易型胃肠短路术（MGB）、袖状胃切除术（SG）、胆胰分流术（BPD）或十二指肠转位术（BPD-DS）。

450 胃束带减肥手术的优点、缺点各是什么？

胃束带减肥手术的优点：限制了每餐的进食量；食物通过消化道的过程没有改变，因此可以被完全吸收；可以通过微创手术（腹腔镜手术）完成；可以调节增加或减少食物的限制；手术是可逆的（可恢复到手术前状态）。缺点：胃束带减肥手术治疗糖尿病有一定的风险，近期并发症有出血、吻合口瘘等，远期并发症有营养缺乏、骨质疏松以及由于胰岛素分泌增多引起的低血糖。

451 糖尿病围术期血糖控制的意义是什么？

糖尿病患者常合并微血管病变，使得组织的血供和氧供减少，组织修复能力降低，当血糖≥10mmol/L时，可影响白细胞功能，使之趋化作用、杀菌功能受损，集体的防御功能、对病原菌的抵抗力下降；而高血糖环境利于细菌生长，极易继发感染，从而使伤口愈合延迟。因此，对糖尿病患者加强围术期血糖控制是手术成功和减少并发症的关键。

（北京协和医院　董迎越）

第十四章
糖尿病患者如何应对心理压力

　　糖尿病被认为是一种心身疾病。本章介绍了糖尿病与心理的关系，影响糖尿病患者心理的因素，糖尿病患者常见的心理问题，影响糖尿病患者心理的疾病因素和性格因素，还介绍了糖尿病患者如何预防和应对心理问题。

452 糖尿病与心理有什么关系？

人体内的某些应激激素如去甲肾上腺素、生长激素、胰高血糖素等，在压抑、恐惧、焦虑、失望、悲观等不良情绪的刺激下会大量分泌，从而引起糖尿病病情的反复，影响患者康复。糖尿病本身就是一种应激，而心理障碍对糖尿病患者来说亦是一种应激，两种因素相互作用，对糖尿病患者会产生一定危害。急性心理应激会使患者血压、心率、唾液皮质醇激素水平升高，对血糖控制也有较大影响，特别是对餐后血糖水平有明显的升高作用。近年来科学研究发现，不良情绪和精神因素，也是糖尿病的一个重要致病因素。研究表明糖尿病患者的心理因素对该病的发生、发展、复发亦起着十分关键的作用。

453 为什么要关注糖尿病患者的心理状态？

糖尿病属于身心疾病，由于病史长，病情反复发作，会出现严重并发症，容易给患者心理健康带来一定影响，虽然糖尿病对健康具有严重危害，并发症甚至可导致无法挽回的损伤，但是得了糖尿病，只要措施得当，严重的并发症是可以预防的。因此，对于糖尿病患者的医疗干预绝不仅仅是身体上的，更需要关注的是心理健康，因为患者的心理病态比病理本身更为严重。

454 哪些因素会影响糖尿病患者的心理？

影响糖尿病患者心理主要有以下因素：首先，由于糖尿病是一种终身治疗性疾病，对人体的健康危害很大，尤其出现并发症时，会给患者造成很大的痛苦和心理压力，从而可使糖尿病患者出现焦虑、烦躁不安、失眠等。其次，由于反复多次的治疗、监测血糖、注射胰岛素给患者造成恐惧的心理。再者，当糖尿病患者得知没有根治的可能，又需反复化验及住院治疗，还要控制饮食，规律运动时，患者常常会产生一种愤怒、悲观、失望的情绪。还有，部分患者由于对疾病的认识不足，从而出现治疗不配合的心理，有时还会因为剥夺饮食的自由而生气，甚至与医护人员及家人产生矛盾。最后，当患者对相关病情初步了解后，会认为糖尿病具有一定的遗传性，担心给子女的身体健康带来影响，加之长期的治疗也给家庭增加了经济负担，使患者会出现自责负疚的心理状态，甚至消极悲观，自暴自弃。

455 糖尿病患者有哪些常见的心理问题？

糖尿病患者多存在不同程度的心理障碍，而不良情绪会干扰神经内分泌功能，导致某些应激激素的大量分泌，如生长激素、胰高血糖素、肾上腺素等，从而引起血糖升高。

糖尿病患者主要有以下心理问题：①否认、侥幸心理：多见于初诊的 2 型糖尿病患者。表现为怀疑和否认自己患病的事实，怀疑医生诊断有误，不愿接受治疗疾病的生活方式。拒绝胰岛素治疗和血糖监测，拒绝改变饮食习惯等。②急躁、不安情绪：多见于初诊的 2 型糖尿病患者。此类患者一经确诊，易产生急躁情绪，恨不得有灵丹妙药，于朝夕之间把病治好。表现出对疾病格外敏感、关心、四处寻求有关信息。③猜疑心理：表现为对血糖监测和药物疗效的怀疑。猜测医生、护士、家人对自己隐瞒病情，对周围的事情非常敏感，对同室病友的病情结果进行无故的病情联想，常常对号入座，导致终日身心疲惫。④焦虑心理：通过临床观察和访谈发现，患者普遍存在对糖尿病不准确的认识和对饮食治疗的一知半解。长期的血糖波动和对糖尿病急、慢性并发症的恐惧，一半以上患者表现出焦虑、悲观及失望等负面情绪。具体表现为情绪低落，常一个人独处，伴睡眠紊乱，或情绪高度紧张，好发脾气，心胸狭窄等。有些患者对接受胰岛素治疗感到恐惧，担心胰岛素的"成瘾性"，甚至把胰岛素等同于毒品，担心一旦开始胰岛素治疗后，终生对胰岛素依赖。⑤拮抗心理：表现出对疾病的满不在乎，经常违背医嘱，尤其是在病情好转后，不能持之以恒，导致回避、失约，甚至放弃治疗等不遵医行为。⑥抑郁心理：此类负面情绪常发生在糖尿病老患者中。随着病情迁延，医疗中的各种检查结果时有不理想情况出现，血糖经常波动，各种慢性并发症逐渐出现。尤其是慢性并发症的治疗效果常不太理想，这给患者心理、经济均产生较大的压力。主要表现为表情冷漠，对身边的事情均无动于衷，不信任医护人员，抗拒治疗，日常行为难以自理，有的甚至做出后事安排。

456 哪些性格因素会影响糖尿病患者的心理？

心理障碍的发生基础往往与遗传及性格有关。心理学家将人的性格分为多种相反的类型，有 A 型和 B 型，内向型和外向型，内罚型和外罚型。日本心理学家山中康裕将各种性格的特征及好发疾病的分析列表如下：

表 1 糖尿病患者的性格

	A 型性格	B 型性格
特征	极富竞争精神，时间紧迫感强	松弛，与世无争
好发疾病	心血管疾病	糖尿病

表 2 糖尿病患者的性格

	内向型性格	外向型性格
特征	踌躇，反省，善于思考，容易用疑惑的眼光看待周围事物	容易适应环境，不争强好胜，考虑问题简单，自信，周围关系好
好发疾病	糖尿病	

表 3 糖尿病患者的性格

	内罚型性格	外罚型性格
特征	容易批评自己	好批评别人
好发疾病	糖尿病	心血管疾病

457 哪些因素会影响糖尿病患者的心理？

许多心理研究表明，糖尿病患者的心理状态、与患者所处的环境、自我管理能力、治疗的结果之间互相制约、互相影响，详见下图。

其中对糖尿病患者心理影响较重要的有：患者掌握糖尿病知识的多少以及对糖尿病的理解和认识；对糖尿病的态度和患者的感情状态；患者同医生、家庭及社会的关系。

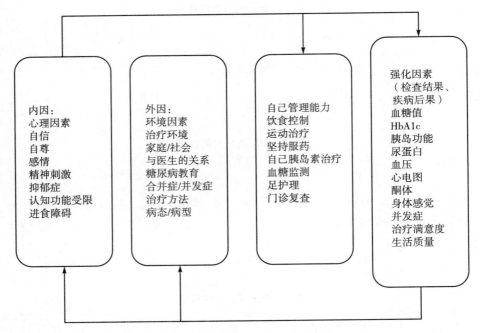

图　影响糖尿病患者心理的因素

458 糖尿病患者对疾病知识的掌握和理解是如何影响糖尿病患者心理的？

对糖尿病以及糖尿病治疗知识了解多少，是影响患者自我管理的重要因素，但并非知识水平越高的糖尿病患者自我管理能力越强，这一点已经被一些研究证实。其原因在于很多患者没有正确理解糖尿病知识，而是按照自己的理解去认识糖尿病及其治疗。实际上患者自身对糖尿病的正确认识与患者的行为、自我管理能力呈正比。对糖尿病本身的认识，包括糖尿病的严重性、糖尿病的脆弱性的认识，以及对糖尿病治疗的认识，包括对严格控制血糖带来的好处，以及治疗过程中的副作用等不利环节都直接影响到糖尿病患者的自我管理水平。

459 糖尿病患者的态度如何影响其心理？

患者对糖尿病的态度直接影响到患者的心理状态。比如，很多患者在刚刚确诊糖尿病的时候，内心不能接受，"有没有搞错？我怎么会得糖尿病？"在证实确实是得了糖尿病之后，感到愤怒，"为什么偏偏是我得了这个倒霉的糖尿病？"并且对低血糖、糖

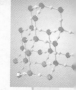

尿病慢性并发症感到焦虑和恐惧。另外，"不能同其他人一样生活"使患者感到孤单。"糖尿病无法根治"的现实使患者感到人生苦短，因而对生活失去兴趣，甚至产生厌倦。

460 医生、家庭及社会的关系如何影响糖尿病患者心理？

医护人员的态度对患者自我管理的行为有很大的影响。在制订治疗方案和治疗目标的过程中，越使患者认识到医护人员对患者自我管理很重视，患者对自己饮食、运动的调控就越好，生活满意度也就越高，良好的血糖控制也就越持久。家庭和社会的影响同样重要，有了亲人、朋友的帮助和督促，患者战胜疾病的信心就会增加。

461 有糖尿病心理障碍的患者对糖尿病治疗及预后有什么影响？

消极情感、抑郁、焦虑对血糖控制不利。长期的消极情感导致一些患者心理障碍，产生焦虑、抑郁。常见的消极情感包括：为什么只有我得病？得到太少，失去太多！对低血糖及合并症感到恐惧。糖尿病不能根治，生活令人厌倦！与别人不同，感到孤独。因此，患者往往在疾病的治疗上不能很好地与医护人员及周围亲朋沟通，对治疗失去信心。不能较好地遵医嘱坚持治疗。

462 糖尿病心理障碍如何影响糖尿病病情？糖尿病心理障碍的临床特点是什么？

有糖尿病心理障碍的患者胰岛素抵抗严重，并且两者严重的程度呈正相关。胰岛素抵抗加重，导致胰岛功能的进一步恶化。情绪越消极，血糖越不容易控制，患者糖化血红蛋白显著高于无明显心理障碍的患者。患有抑郁、焦虑及对血糖测定结果恐惧的糖尿病患者由于长期血糖控制差，糖尿病的慢性并发症多，而且相对严重。糖尿病心理障碍的临床特点是糖尿病特有的恐惧（精神应激）、糖尿病患者的焦虑、糖尿病抑郁。

463 糖尿病患者如何战胜糖尿病恐惧？

患者常常对以下情况感到恐惧：确诊患有糖尿病，需要改变生活模式（饮食、运动调整）；糖尿病的治疗繁琐如规律服药、注射胰岛素、定期门诊、血糖监测等，会出现并发症，可能发生低血糖反应；有人因为糖尿病调整工作，可能影响家庭关系等。这时患者要学会调整情绪。其次，医护人员要关心患者的病情，倾听患者的心声，了解患者的烦恼，鼓励患者的进步。

具体措施：为患者制订饮食计划，教会患者监测血糖，给患者讲授医学知识，为患者提供治疗信息，患者门诊或入院就诊时热情迎送。对于注射胰岛素的患者，应对惧怕疼痛者进行指导，使他们能够自己注射胰岛素。

464 为什么糖尿病患者会出现焦虑？

糖尿病患者焦虑的临床表现有呼吸困难感、窒息感、心悸、盗汗、腹部不适、感觉异常、胸痛、怕冷。患者焦虑的心情表现在：对糖尿病缺乏了解而焦虑，对焦虑状态习以为常，否认焦虑存在，担心血糖控制不佳而焦虑，害怕并发症而焦虑，恐惧胰岛素注射而焦虑，因疏远感、罪恶感而焦虑。

465 如何治疗糖尿病焦虑？

医护人员要倾听患者的顾虑，有针对性地解释，征得家属帮助，交谈时语气温和，分担患者的痛苦，进行放松训练等。严重者给予抗焦虑的药物治疗。抗焦虑药物：苯二氮䓬类：阿普唑仑（佳乐）1.2~2.4mg/d；罗拉1~1.5mg/d；艾司唑仑（舒乐安定）2~3mg/d，均分2~3次；黛力新1片，2次/日；抗抑郁药物等。

466 糖尿病抑郁有哪些主要症状？

糖尿病抑郁有情绪低落、思考停止、漠然悲哀、注意力不集中、自责感强、自杀念头。体征：失眠、食欲缺乏、倦怠疲劳、便秘、阳痿。糖尿病患者抑郁约占糖尿病患者的1/5，心理、社会原因复杂，与糖尿病互为因果，慎重诊断，复发率高。生活习惯的改善有助于治疗抑郁，一些研究已经证明，抑郁使运动减少进而促使胰岛素抵抗加重，反过来，运动增加可使抑郁减轻，从而减轻胰岛素抵抗。

467 如何治疗糖尿病抑郁？

新一代的抗抑郁药物具有疗效好、不良反应小、安全性高、用药便捷等特点，已作为临床一线药物使用。如5-羟色胺再摄取抑制剂：氟西汀，舍曲林，帕罗西汀，西肽普兰，氟优沙明。三环类抗抑郁药：多虑平、阿米替林、丙米嗪。四环类抗抑郁药：麦普替林。苯二氮䓬类：阿普唑仑（佳乐），罗拉，艾司唑仑。

468 医护人员如何减轻糖尿病患者心理障碍？

医护人员应从以下方面减轻糖尿病患者心理障碍：①指导患者控制好血糖，掌握发生低血糖的应急对策，以及发生并发症的应对措施。告诉患者糖尿病是一种可以控制的疾病，只要血糖控制理想，糖尿病的并发症就会得到有效抑制；教会患者控制血糖的方法，使患者成为驾驭好五驾马车的能手；告诉患者低血糖发生的诱因以及防治方法。同时采用新技术、新药品方便患者，提高患者生活的自由度，有益于患者提高治疗顺从性，从而达到较好的疗效。对患者来说，糖尿病的学习是终身性的，需要不断提高技巧，并随病情变化灵活调整。对医护人员来说，糖尿病的教育需要广泛、深入、持久和循序渐进。②正确认识自己的身体状况及心理状况，提高自我管理的能力。正确评价自己心理障碍类别与程度，针对其自身情况进行个体化治疗非常重要。饮食控制和运动是治疗糖尿病的基础，也是患者矫正生活方式、提高自我管理能力的重要手段。饮食指导最好由营养师进行。运动有助于患者降低血糖，提高生活情趣，积极配合治疗。③要建立良好的社会关系。建立良好的医患关系：医生、护士要尊重患者，倾听患者心声，想尽一切办法帮助患者提高认识，配合治疗（饮食、运动、药物），使其生活满意度提高。帮助患者树立信心，遵守医嘱，自强不息。依赖医生是患者常见的行为，不少患者认为治疗是医生的事，缺少主动性，消极配合。对这样的患者，医生、护士应当帮助患者自尊、自爱、自强。建立良好的家庭关系：教育家人帮助患者控制血糖。

469 糖尿病患者为什么要调节心理问题？

糖尿病从它的发病机制来看，心理问题是其中重要一环。调节心理问题是糖尿病患者康复的重要内容，心境、精神、思想负担等心理问题会影响到人体生理功能，尤其对内分泌、新陈代谢的影响很大。而良好的心理状态既有益于人体胰岛素的正常分泌，又有利于调节脑细胞的兴奋和血液循环，从而促进胰岛素的分泌。

470 糖尿病患者应如何预防与应对不良的心理问题？

糖尿病患者应从以下方面预防与应对不良的心理问题：①要学会精神调适，心境放宽，以乐观、积极地态度对待生活，对待疾病。可以有意识地将精力投入自己的工作或培养各种兴趣爱好，使患者更加热爱生活。②积极参与社会活动，如糖尿病俱乐部等可以了解糖尿病并发症的基本常识及应对措施，纠正错误认识及不良行为，并通过病友间的相互倾诉释放自己的压力。③规律参与体育运动有助于改善情绪。运动本身能够放松心情，降低血糖，提高控制糖尿病的信心。④善于与家属或朋友沟通，可以把自己的烦恼讲给亲人、朋友，取得他们的理解和支持。如果在这方面需要更多的帮助，应该找心理医生进行咨询。⑤支持配合专科医生的治疗，控制好血糖，减少和延缓糖尿病并发症的发生。

471 生活中糖尿病患者应该如何避免不良情绪？

在生活中糖尿病患者需要承受反复监测血糖、长期胰岛素注射、食物限制、糖尿病并发症等多种因素造成的压力，容易出现负性情绪，从而加重糖尿病病情。为避免负性情绪造成的危害，生活中糖尿病患者应该注意以下几点：①明确糖尿病是能被控制好的疾病。只要积极面对，血糖就会得到较好的控制，避免或延缓糖尿病并发症的发生及发展。②精神放松。培养自己的"平常心"，避免精神紧张，笑容是消除精神紧张的最佳良方。培养兴趣爱好，例如，音乐戏曲、琴棋书画、养鸟种花、钓鱼、打太极拳等，既丰富了业余生活，还锻炼了身体。抛弃原来不良的生活习惯，摆脱糖尿病所带来的心理阴影。③科学合理地安排时间，建立新的生活规律。快乐工作、快乐生活、快乐学习，做到不闲着、不累着、不气着，少发牢骚、少生闷气。④坚持合理运动和自我管理。生活中不要太亲近电视、电脑及麻将等，应多亲近朋友，多亲近运动，多亲近大自然。运动在提高机体抵抗力的同时也能培养自己的自控能力。⑤保持情绪稳定。情绪波动也会导致血糖升高，情绪的自控也是非常重要的，需要长期的磨练，只要时时刻刻有这种"自控意识"，一定有所收益。要做到心胸开阔，大事多商量，小事不计较，避免家庭矛盾。时刻把"身体健康"放在首要，对不顺心的事置之度外，对名利淡然处之，把对健康不利的因素减少到最低。⑥克服麻痹思想。随着患病时间的延长，糖尿病患者对自己的疾病重视的程度逐渐淡漠，容易造成血糖的波动或升高。⑦寻求家人及朋友的支持。糖尿病患者要与人多交往，参加有益的活动，尤其与糖尿病患者的交往，可以相互探讨控制糖尿病的经验、体会、相互鼓励、相互帮助。

472 睡眠时间与糖尿病有哪些关系？

睡眠时间与糖尿病的关系：睡眠时间过短（≤6小时/夜）是体重增加、胰岛素抵抗、糖尿病前期、2 型糖尿病的危险因素，与每夜睡眠 6~8h 者相比，睡眠不足 5~6 小时者 15 年内发生 2 型糖尿病的风险是前者的 2 倍。睡眠时间过长（如>9 小时）也与糖尿病前期、2 型糖尿病的发生相关，可能的解释是阻塞性睡眠呼吸暂停低通气综合征等混杂因素的作用，其导致睡眠质量降低，从而睡眠的时间延长。睡眠质量与糖尿病也有一定的关系，即使睡眠总时间足够长，慢波睡眠（被认为是深度睡眠）时间的减少仍导致糖尿病风险增加。可破坏阻塞性睡眠呼吸暂停低通气综合征正常睡眠的周期，从而影响慢波睡眠。

473 为什么说糖尿病与睡眠紊乱是公共社会问题？

睡眠呼吸紊乱（SDB）在 2 型糖尿病中非常常见，通常表现为合并有阻塞性睡眠呼吸暂停低通气综合征（OSAHS）；2 型糖尿病患者中睡眠呼吸暂停低通气综合征的患病率可达 18%~36%；睡眠呼吸暂停低通气综合征患者中糖尿病患病率高达 40% 以上；有研究提示，睡眠呼吸暂停低通气综合征患者中同时可能伴有多种内分泌激素水平的变化。

474 睡眠受损为什么会增加 2 型糖尿病的风险？

快速的血糖变化导致的觉醒或血糖控制不良导致的中枢性呼吸暂停均可影响睡眠时间和质量；睡眠差又可通过与 2 型糖尿病类似的机制影响 1 型糖尿病患者的代谢情况，从而造成恶性循环。睡眠呼吸暂停综合征或单纯睡眠时间不足均可形成应激，导致交感神经系统激活；另外，下丘脑轴激活：皮质醇增加，导致胰岛素、葡萄糖利用障碍、内脏脂质动员减少等；下丘脑轴激活又对睡眠产生不利影响，如失眠、睡眠片段化、睡眠时间减少等；食欲调节异常：瘦素分泌减少或瘦素抵抗，导致饱感下降，摄食增加和肥胖；胃饥饿素增多，促进下丘脑食欲素的分泌，而食欲素有激活交感神经系统、促进觉醒、增加食欲和增加脂肪合成的作用；白天困倦：体力活动减少，增加肥胖。

475 饮酒与糖尿病有什么关系？

适量饮酒减少 2 型糖尿病风险：有流行病学资料证实，适度（中量）的饮酒（30~40 克酒精/天）可降低 2 型糖尿病发病风险的 30%~50%；大量的饮酒可能增加患 2 型糖尿病的风险或无明显影响。

476 咖啡对血糖有什么影响？

①咖啡中富含镁，促进葡萄糖代谢；②富含抗氧化物质—氯原酸，氯原酸可减少肠道对糖的吸收；③促进葡萄糖的转运和氧化；④抗氧化、清除自由基，抗诱变、抗癌、抑制炎性反应，抗血小板凝集等；⑤富含咖啡因：增加基础代谢率、增加产热（能量消耗）、产生饱感、阻止肥胖；⑥使脂肪组织分泌脂联素增多；⑦还可以影响下丘脑调节食欲的神经肽分泌，减少摄食。

477 环境中有机污染物与糖尿病有什么关系？

一般生活环境中的有机污染物（非特殊暴露，是环境中的基础水平）可增加 2 型糖尿病发病风险。与血液中有机污染物浓度检测不到者相比，有机污染物浓度升高者 2 型糖尿病发病风险上升 15~40 倍。肥胖者可能因为更容易保留有机污染物（大多为脂溶性）而更容易发生 2 型糖尿病。在严重污染地区，2 型糖尿病或糖尿病前状态风险与人群体内有机污染物负荷水平的正相关。有机污染物可与芳基烃受体结合，改变其他基因产物的表达，从而影响细胞的代谢和功能。必需的微量元素锌可能对糖尿病发病有保护作用；砷、镉、镍、汞则通过增加活性氧产生及其他机制损害 β 细胞功能，增加患糖尿病的风险。

478 电磁污染与糖尿病有什么关系？

电磁污染是指超过人体承受或仪器设备容许的电磁辐射，它是以电磁场力为特性，并和电磁波的性质、功率、密度及频率等因素密切相关。电磁辐射超过一定的强度，即超过安全卫生标准限制后对人体产生负面效应，出现头痛、失眠等才会升格为电磁污染。电磁污染可影响胰岛素与胰岛素受体结合。

表 抑郁自评量表（SDS）

	没有或很少时间	小部分时间	相当多时间	绝大部分或全部时间		工作人员评定
1. 我觉得闷闷不乐，情绪低沉	☐	☐	☐	☐	1	☐
2. 我觉得一天之中早晨最好	☐	☐	☐	☐	2	☐
3. 我一阵阵哭出来或觉得想哭	☐	☐	☐	☐	3	☐
4. 我晚上睡眠不好	☐	☐	☐	☐	4	☐
5. 我吃得跟平常一样多	☐	☐	☐	☐	5	☐
6. 我与异性密切接触时和以往一样感到愉快	☐	☐	☐	☐	6	☐
7. 我发觉我的体重在下降	☐	☐	☐	☐	7	☐
8. 我有便秘的苦恼	☐	☐	☐	☐	8	☐
9. 我心跳比平时快	☐	☐	☐	☐	9	☐
10. 我无缘无故地感到疲乏	☐	☐	☐	☐	10	☐
11. 我的头脑跟平常一样清楚	☐	☐	☐	☐	11	☐
12. 我觉得经常做的事情并没有困难	☐	☐	☐	☐	12	☐
13. 我觉得不安而平静不下来	☐	☐	☐	☐	13	☐
14. 我对将来抱有希望	☐	☐	☐	☐	14	☐
15. 我比平常容易生气激动	☐	☐	☐	☐	15	☐
16. 我觉得做出决定是容易的	☐	☐	☐	☐	16	☐
17. 我觉得自己是个有用的人，有人需要我	☐	☐	☐	☐	17	☐
18. 我的生活过得很有意思	☐	☐	☐	☐	18	☐
19. 我认为如果我死了别人会生活得好些	☐	☐	☐	☐	19	☐
20. 平常感兴趣的事我仍然照样感兴趣	☐	☐	☐	☐	20	☐

总分：

填表注意事项：上面有 20 条文字，请仔细阅读，把意思弄明白。然后根据您最近一星期的实际情况在适当的方格里划一个钩√，每一条文字后面有 4 个格，表示：没有或很少时间；小部分时间；相当多时间；绝大部分或全部时间。

表 焦虑自评量表（SAS）

	没有或很少时间	小部分时间	相当多时间	绝大部分或全部时间		工作人员评定
1. 我觉得比平常容易紧张和着急	☐	☐	☐	☐	1	☐
2. 我无缘无故地感到害怕	☐	☐	☐	☐	2	☐
3. 我容易心里烦乱或觉得惊恐	☐	☐	☐	☐	3	☐
4. 我觉得我可能将要发疯	☐	☐	☐	☐	4	☐
5. 我觉得一切都好，也不会发生什么不幸	☐	☐	☐	☐	5	☐
6. 我手脚发抖打颤	☐	☐	☐	☐	6	☐
7. 我因为头痛、头颈痛和背痛而苦恼	☐	☐	☐	☐	7	☐
8. 我感觉容易衰弱和疲乏	☐	☐	☐	☐	8	☐
9. 我觉得心平气和，并且容易安静坐着	☐	☐	☐	☐	9	☐
10. 我觉得心跳得很快	☐	☐	☐	☐	10	☐
11. 我因为一阵阵头晕而苦恼	☐	☐	☐	☐	11	☐
12. 我有晕倒发作，或觉得要晕倒似的	☐	☐	☐	☐	12	☐
13. 我吸气呼气都感到很容易	☐	☐	☐	☐	13	☐
14. 我的手脚麻木和刺痛	☐	☐	☐	☐	14	☐
15. 我因为胃痛和消化不良而苦恼	☐	☐	☐	☐	15	☐
16. 我常常要小便	☐	☐	☐	☐	16	☐
17. 我的手常常是干燥温暖的	☐	☐	☐	☐	17	☐
18. 我脸红发热	☐	☐	☐	☐	18	☐
19. 我容易入睡并且一夜睡得很好	☐	☐	☐	☐	19	☐
20. 我做噩梦	☐	☐	☐	☐	20	☐

总分：

填表注意事项：上面有 20 条文字，请仔细阅读，把意思弄明白。然后根据您最近一星期的实际情况在适当的方格里划一个钩√，每一条文字后面有 4 个格，表示：没有或很少时间；小部分时间；相当多时间；绝大部分或全部时间。

（解放军第 305 医院 宋 梅）

第十五章

糖尿病与骨质疏松症

糖尿病与骨质疏松症关系密切，两者相互影响。本章介绍了骨质疏松症的定义、危害、诊断、治疗和预防，详细介绍了骨质疏松症的健康教育：包括饮食、运动、药物、日照、心理的综合管理，同时介绍了哪些人群容易得骨质疏松症，如何早期发现等。

479 什么是骨质疏松症？

骨质疏松症是一种全身性疾病，它的主要特征是骨矿物质含量低下、骨微结构破坏、骨强度降低、易发生骨折。骨质疏松症在任何年龄均可发病，但常见于老年人，尤其是绝经后的老年女性。骨质疏松症目前已成为世界性问题，是继肿瘤、心血管疾病之后又一严重危害人类健康的疾病。随着我国老年人口的增加，骨质疏松症发病率也在不断增加，传统的观念认为：骨质疏松症的病因主要包括内分泌紊乱、代谢紊乱以及机械性因素。骨质疏松症分为 3 种：绝经后骨质疏松症、老年性骨质疏松症、特发性骨质疏松症。

480 为什么会出现绝经后骨质疏松症？

女性绝经主要是由于卵巢功能生理性衰竭导致雌激素水平骤减所致。绝经后骨质疏松症主要原因是性腺（雌激素和睾酮）功能缺陷，发生在任何年龄段雌激素和睾酮缺乏都将加速骨量丢失。雌激素促进肠钙吸收，抑制破骨细胞活性。女性绝经后雌激素缺乏使破骨细胞活跃，骨吸收增加，骨转化加快，骨吸收大于骨形成，导致骨量的快速丢失，出现骨质疏松而易发生骨折。

481 为什么会出现老年性骨质疏松症？

骨质疏松的发生与年龄有直接关系。老年性骨质疏松症男性和女性都比较常见，源于骨形成下降和老年人肾脏形成 1,25-羟基维生素 D_3 [1,25-$(OH)_2D_3$] 降低，骨重建功能减退，上述生理变化的结果是引起骨皮质以及骨小梁的丢失，增加了髋骨、长骨以及椎骨的骨折发生危险性。此外，老年人活动减少，骨骼所受的机械刺激减少也加重了骨量流失。

482 什么是特发性骨质疏松症？什么是失用性骨质疏松症？

特发性骨质疏松症是指发生于青少年或青年人的原因不明的骨质疏松症。失用性骨质疏松症是机械应力刺激减少导致局部或全身骨量丢失的继发性骨质疏松症。随着社会老龄化，心脑血管疾病及骨质疏松症发病率显著增加，脑卒中、脊髓损伤及骨折等发生率明显增高，上述疾病所致长期卧床及肌肉减少可引发严重失用性骨质疏松症。研究显示，机体废用状态下骨质疏松发生率高达 81%，骨折发生率为 1%～39%，根据持续时间而异。失用性骨质疏松和骨折可导致骨痛、骨畸形、肾结石、肺炎、压疮、深静脉血栓等，严重影响患者生活质量甚至寿命。长期卧床、制动、脊髓损伤、太空飞行等，引起机械应力减少，神经损伤，微重力状态、肌肉减少，是导致失用性骨质疏松的主要原因。

483 什么人容易得骨质疏松症？

任何人都可能患骨质疏松症，但有些人更容易发病。目前一般认为年龄、性别、种族等均可成为骨质疏松症发生的因素。例如绝经后妇女比同龄男性更易患该病；非洲人的患病率低于亚洲人和欧洲人。就个体而言，骨质疏松症家族史、低体重、营养状况不均衡、不良的生活方式（如久坐、缺乏运动、日晒减少、吸烟）、滥用药物、女性提早绝经或闭经等都是发生骨质疏松症的高度危险因素。

484 骨质疏松症有哪些临床表现？

许多骨质疏松症患者早期常无明显的自觉症状，往往在骨折发生后经 X 线或骨密度检查时才发现骨质疏松，主要临床表现包括：①疼痛：患者可有腰背疼痛或周身酸痛，负荷增加时疼痛加重或活动受限，严重时翻身、起坐及行走有困难。骨痛通常为弥漫性，无固定部位，检查不能发现压痛点。②脊柱变形：骨质疏松严重者可有身高变矮和驼背。椎体压缩性骨折会导致胸廓畸形，腹部受压，影响心肺功能等。③骨折：轻度外伤或日常活动后发生的骨折为脆性骨折。常见部位有胸、腰椎，髋部，桡、尺骨远端和肱骨近端。如果发生一次脆性骨折后，再次发生骨折的风险明显增加。

485 骨质疏松症危险因素有哪些？

骨质疏松症的危险因素分为不可控因素和可控因素两种。不可控因素有：人种：白种人和黄种人患骨质疏松症的风险高于黑种人；老龄；女性绝经；母系家族史。可控因素有：低体重；性激素低下；大量吸烟、过度饮酒；长期饮用咖啡、碳酸饮料；体力活动缺乏；饮食中钙不足或维生素 D 缺乏；影响骨代谢的疾病和应用影响骨代谢药物。

486 如何对骨质疏松症的危险因素进行评估？

骨质疏松是多因素疾病，而且每个人的易感因素不同，因此，对个体进行骨质疏松风险评估，为尽早采取防治措施提供帮助。评估方法较多，现介绍敏感性高，操作简便的简易方法作为初筛工具。

国际骨质疏松基金会（IOF）1 分钟风险测试

（1）您是否曾经因为轻微碰撞或跌倒伤到骨骼？

（2）您的父母有没有轻微碰撞或跌倒髋部发生骨折？

（3）您经常连续 3 个月服用"可的松、泼尼松"等激素类药物？

（4）您身高是否比年轻时降低 3cm？

（5）您经常大量饮酒吗？

（6）您每天吸烟超过 20 支吗？

（7）您经常患痢疾腹泻吗？

（8）女士回答：您是否在 45 岁之前就绝经了？

（9）女士回答：您曾经有过连续 12 个月以上没有月经（除了怀孕期间）？

（10）男士回答：您是否患有阳痿或缺乏性欲这些症状？

如果您有任何一道问题的答案为"是"，表明有患骨质疏松的风险，应当咨询医生是否需要进一步的检查或治疗；如果您的答案有相当一部分"是"，说明您可能已经患有骨质疏松症，需咨询专科医生。

亚洲人骨质疏松自我筛查工具（OSTA）

OSTA 指数计算方法是：（体重-年龄）×0.2

结果评定如下：

风险级别	OSTA 指数
低	≥ -1
中	$-4 \leq OSTA < -1$
高	< -4

骨折风险评估（FRAX）

FRAX 测评系统由世界卫生组织开发，用于评估患者近 10 年内发生髋部骨折及其他重要部位骨折的概率。它主要通过计算临床骨折风险，帮助临床医生做出治疗决策。通过评估工具网址 http://www.shef.ac.uk/FRAX/ 来进行自我测评。

在 FRAX 骨折危险评估模型中包括以下几项临床危险因素：既往有脆性骨折病史

（尤其是髋部、脊柱、腕部）、父母髋部骨折史、当前有抽烟情况、长期应用糖皮质激素（任何剂量、口服≥3 个月）、风湿性关节炎、其他继发性骨质疏松症、过量饮酒（大于 3 个单位，1 个单位相当于 10 克酒精、啤酒 285ml、葡萄酒 120ml 或白酒 30ml），此外，在进行 FRAX 计算时还需要了解年龄、性别、体重指数［BMI＝体重（kg）/身高的平方（m²）］，若可以测定骨密度，需要测股骨颈部位的骨密度。

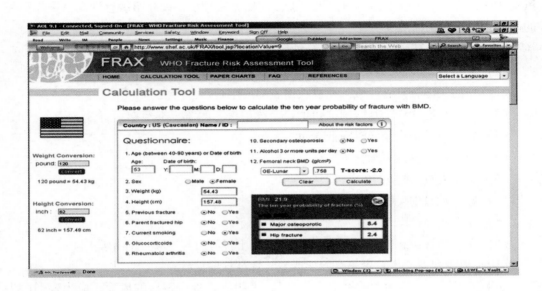

487 如何诊断骨质疏松症？

建议参照世界卫生组织（WHO）推荐的诊断标准。基于 DXA 测定：骨密度通常用 T-Score（T 值）表示，T 值＝（测定值−骨峰值）/正常成人骨密度标准差。中华医学会《2011 年原发性骨质疏松防治指南》指出，绝经前妇女、年龄<50 岁的男性、儿童的骨密度水平建议采用 Z 值表示，诊断标准同 T 值。

诊断	T 值
正常	T≥−1.0
骨量低下	−2.5<T<−1.0
骨质疏松	T≤−2.5
重度骨质疏松	T≤−2.5，同时伴有一处或多处骨折

注：T 值用于表示绝经后妇女和大于 50 岁的男性骨密度水平；对于儿童、绝经前妇女以及小于 50 岁的男性骨密度水平用 Z 值表示

488 哪些人群需要测骨密度？

符合以下任何一条者需测骨密度：女性 65 岁以上和男性 70 岁以上，无其他骨质疏松危险因素；女性 65 岁以下和男性 70 岁以下，有一个或多个骨质疏松危险因素；有脆性骨折史或有脆性骨折史的家族史的成年人；各种原因引起的性激素水平低下的成年人；X 线片已有骨质疏松改变者；接受骨质疏松治疗，进行疗效监测者；有影响骨代谢疾病或使用影响骨代谢药物史；IOF 骨质疏松一分钟测试题回答结果阳性；亚洲人骨质疏松自我筛查工具≤-1。

489 什么是骨转换标志物？

骨转换标志物分为骨形成标志物和骨吸收标志物，前者代表成骨细胞活动及骨形成时的代谢产物，特别是骨基质降解产物，在正常人不同年龄段，以及各种代谢性骨病时，骨转换标志物在血循环或尿液中的水平会发生不同程度的变化，代表了全身骨骼的动态状况。监测骨转换标志物有助于判断骨转换类型、骨丢失速率、骨折风险评估、了解病情进展、干预措施的选择及疗效监测等。

490 骨形成标志物、骨吸收标志物包括哪些项目？

骨形成标志物包括碱性磷酸酶、骨碱性磷酸酶、骨钙素、未羧化骨钙素、氨基端-中段骨钙素、I 型原胶原氨基端（N-端）延长肽、I 型原胶原羧基端（C-端）延长肽。骨吸收标志物有抗酒石酸酸性磷酸酶、I 型原胶原交联羧基端（C-端）肽、I 型原胶原交联羧基端（N-端）肽、胶原吡啶交联（吡啶啉）、脱氧胶原吡啶交联（脱氧吡啶啉）、游离脱氧胶原吡啶交联、羟脯氨酸。

491 患骨质疏松症的后果是什么？

骨质疏松症导致骨骼的质和量均下降，轻微碰撞甚至日常活动如提拉重物、咳嗽等就会出现骨折，称为骨质疏松性骨折，也叫脆性骨折，这是骨质疏松最常见的后果。据统计，发生髋部骨折的患者，1 年内约 20% 死亡，50% 终身致残，生活不能自理。不但严重影响患者的生活质量，带来难以承受的痛苦，而且花费大量的医疗费用，给社会和家庭带来巨大的经济负担。脊柱的椎体压缩性骨折在老年骨质疏松症患者中也十分常见，但往往由于没能得到足够的重视而延误了诊断和治疗。

492 如何预防骨质疏松症？

骨质疏松症是可以预防的，而且，骨质疏松的预防重于治疗。骨质疏松症的预防要从婴儿期和儿童期开始，人的各个年龄阶段都应当注重骨质疏松的预防，以保证高质量的骨骼生长和发育。在成年期和老年期更应重视骨骼保健，减少骨量丢失。具体包括摄入足够的钙剂、维生素 D、良好的营养均衡、进行合理的有规律运动、接受充足的阳光照射、戒烟、不滥用药物等。

婴幼儿和年轻人的生活方式都与骨质疏松的发生有密切联系。人体骨骼中的矿物含量在 30 多岁达到最高，医学上称之为峰值骨量，峰值骨量越高，就相当于人体中的"骨矿银行"储备越多，到老年发生骨质疏松的时间越推迟，程度也越轻。老年后积极改善饮食和生活方式，坚持钙和维生素 D 的补充可预防或减轻骨质疏松。

有骨质疏松症高危因素的人群，应定期（每年或每两年一次）检测骨密度、必要时在医师指导下服用药物预防骨质疏松症。老年人应接受正确的运动指导、采取多种措施预防跌倒，避免发生骨质疏松性骨折。

493 预防跌倒就可以预防骨质疏松性骨折吗？

跌倒是指突发、不自主的、非故意的体位改变，倒在地上或更低的平面上。按照国际疾病分类对跌倒的分类，跌倒包括以下两类：从一个平面至另一个平面的跌落；同一平面的跌倒。如果预防骨质疏松性骨折首先要预防跌倒，当然，严重骨质疏松时，咳嗽、打喷嚏、坐在公交车的尾部汽车颠簸时都有可能出现骨折，所以骨质疏松的朋友一定要注意。

494 跌倒危险因素有哪些？

跌倒危险因素有环境因素、健康因素、神经肌肉因素。环境因素包括光线暗、路上障碍物、地毯松动、卫生间缺乏扶手、路面滑等。健康因素包括年龄、女性、心律失常、视力差、应急性尿失禁、以往跌倒史、直立性低血压、行动障碍、药物（安眠药、降糖降压药、抗惊厥药等）、久坐、缺乏运动、抑郁症、精神和认知能力疾病、焦虑和易冲动、维生素 D 不足、营养不良等。神经肌肉因素包括平衡功能差、肌肉无力、驼背、感觉迟钝。

4 95 骨质疏松症患者跌倒后应如何处理?

骨质疏松症患者跌倒后应立即处理：①立即检查患者的跌伤情况、判断患者的神志、受伤部位、伤情程度、全身状况等，并初步判断跌倒原因或病因。②对疑有骨折或肌肉、韧带损伤的患者，根据跌倒的部位和伤情，采取相应的搬运方法，将患者抬至病床，对患者进行检查，必要时进行 X 线检查及其他治疗。③对于跌伤头部，出现意识障碍等危及生命的情况时，应立即将患者轻抬至病床，严密观察病情变化，注意瞳孔、神志、呼吸、血压等生命体征的变化情况，迅速采取相应的急救措施。④受伤程度较轻者，可搀扶或用轮椅将患者送回病床，嘱其卧床休息，安慰患者，并测量血压、脉搏，根据病情做进一步的检查和治疗。⑤对皮肤出现淤斑者进行局部冷敷，皮肤擦伤渗血者消毒伤口后，以无菌敷料包扎；出血较多的或有伤口者先止血再清创缝合，创面大、深者遵医嘱注射破伤风针。⑥向患者了解当时跌倒的情景，帮助患者分析跌倒的原因，给予正确指导，提高患者的自我防范意识，尽可能避免再次跌倒。

4 96 骨质疏松症什么情况下需要考虑药物治疗?

骨质疏松症具备以下情况之一者，需要考虑药物治疗：确诊骨质疏松症患者，$T \leqslant -2.5$，无论是否有过骨折；骨量低下者（$-2.5 < T < -1$）并存在一项以上骨质疏松危险因素，无论是否有过骨折；无骨密度测定条件，具备以下情况之一者，也要考虑药物治疗：已发生过脆性骨折；OSTA 筛查为高风险。

4 97 治疗骨质疏松症的药物有哪些?

治疗骨质疏松症的药物有：基础补充剂、促进骨形成药物、抑制骨吸收药物。我国营养学会推荐，成人每日钙摄入量 800mg（元素钙）是获得理想骨峰值、维护骨骼健康的适宜剂量，如果饮食中钙摄入不足可选用钙剂补充，绝经后妇女和老年人每日钙摄入推荐量为 1000mg。目前的膳食营养调查结果显示，我国老年人平均每日从饮食中获钙约 400mg，故平均每日应补充的元素钙量为 500~600mg。钙剂选择要考虑其安全性和有效性，高钙血症时应该避免使用钙剂。此外，应避免超大剂量补充钙剂，这样也许会增加患肾结石和心血管疾病的潜在风险。

498 补钙就能治疗骨质疏松症吗？

钙是骨骼中含量最多的元素，补钙是预防和治疗骨质疏松症的必需措施，但是对骨质疏松症的治疗来说，单纯补钙是绝对不够的。目前公认的骨质疏松症治疗方案是以钙剂和维生素 D 为基础，再加至少一种抗骨质疏松药物。

499 如何补充维生素 D？

维生素 D 能促进钙的吸收、保持肌力、改善身体稳定性、降低骨折风险。维生素 D 缺乏可导致继发性甲状旁腺功能亢进，增加骨吸收，从而引起或加重骨质疏松。成年人推荐剂量为 200IU（5μg）/d，老年人因缺乏日照以及摄入和吸收障碍，维生素 D 缺乏比较常见，故推荐剂量为 400~800IU（10~20μg）/d。维生素 D 用于治疗骨质疏松时，剂量可为 800~1200IU/d，其作为一种基础用药，应与其他药物联合使用。应酌情检测血清 25（OH）维生素 D 浓度，以了解维生素 D 的营养状态，适当补充维生素 D。国际骨质疏松基金会建议老年人血清 25（OH）维生素 D 水平≥30ng/ml（75nmol/L）以降低跌倒和骨折风险。此外，临床应用维生素 D 制剂时应注意个体差异和安全性，定期监测血钙和尿钙，酌情调整剂量。

500 哪些药物是抗骨吸收药物？哪些药物是促骨形成类药物？

治疗骨质疏松的药物可分为抗骨吸收类药物和促进骨形成类药物。抗骨吸收类药物有：雌激素、选择性雌激素受体调节剂、降钙素、双膦酸盐。促进骨形成的药物有：甲状旁腺激素等；锶盐和维生素 K_2 具有促进骨形成和抑制骨吸收的双重作用。

501 双膦酸盐类药物有哪些？它们在体内是如何发挥治疗骨质疏松症作用的？服用时应注意什么？

双膦酸盐类药物主要有阿仑膦酸钠、唑来膦酸钠、利塞膦酸钠。主要是抑制骨吸收，与骨内羟磷灰石有较强的亲和力，能进入骨基质羟磷灰石晶体中，能抑制破骨细胞的活性，并通过成骨细胞间接起抑制骨吸收的作用，增加骨量，提高骨密度，预防骨折的发生。

为避免该类药物口服时对上消化道的刺激反应，建议空腹服药，用200～300毫升白开水送服，服药后30分钟内不要平卧，应保持直立体位（站立或坐位），另外，在此期间也应避免进食牛奶、果汁等饮料及任何食品及药品。胃及十二指肠溃疡、反流性食管炎患者禁用。

502 选择性雌激素受体调节剂的药物有哪些？它们是如何在体内发挥作用的？

选择性雌激素受体调节剂的药物有雷洛昔芬，它不是雌激素，其特点是选择性地作用于雌激素靶器官，与不同形式的雌激素受体结合后，发生不同的生物效益。在骨骼上与雌激素受体结合，表现出类雌激素的活性，抑制骨吸收，而在乳腺和子宫上则表现为抗雌激素的活性，因而不刺激乳腺和子宫，不增加子宫内膜癌和乳癌的风险。

503 降钙素代表药物有哪些？它们在体内是如何发挥作用的？

降钙素代表药物有鲑鱼降钙素和鳗鱼降钙素。它们是一种钙调节激素，能抑制破骨细胞的活性，并减少破骨细胞数量，从而减少骨量丢失，增加骨量。另外，降钙素有明显的镇痛作用，包括骨质疏松性骨折、骨骼变形所致慢性疼痛、骨肿瘤等疾病引起的骨痛。因此，降钙素更适合骨质疏松伴有骨痛症状的患者。

504 什么是雌激素补充治疗？它在体内是如何发挥作用的？

雌激素补充治疗是指当女性体内性激素缺乏时，通过外源性人为补充性激素，使机体重新获得性激素平衡状态的治疗方法。雌激素类药物能抑制骨转换，阻止骨吸收。研究证明雌激素疗法能阻止骨丢失，降低骨质疏松性椎体、非椎体骨折的发生风险，是防治绝经后骨质疏松的有效措施。

505 甲状旁腺素代表药物是什么？它在体内是如何发挥作用的？

甲状旁腺素代表药物是特立帕肽，小剂量间歇给药对骨具有同化作用，可刺激成骨细胞形成新骨，增加骨力学强度。特立帕肽是第一种获得美国食品及药物管理局（FDA）批准的骨形成剂类新药，这种甲状旁腺激素的衍生物可以通过增加成骨细胞的活性及数量而促进骨生长，而目前的常规骨质疏松药物一般只是作用于破骨细胞而减缓或阻断骨质流失。

506 锶盐代表药物是什么？它在体内是如何发挥作用的？

锶盐代表药物是雷奈酸锶，锶是人体必需的微量元素之一，参与人体多种生理功能和生化反应。研究证实锶盐可同时作用于成骨细胞和破骨细胞，具有抑制骨吸收和促进骨形成的双重作用，可显著提高骨密度，改善骨微结构，降低发生椎体骨折及所有非椎体骨折的风险。

507 维生素 K_2（四烯甲萘醌）在体内如何发挥作用？

四烯甲萘醌是维生素 K_2 的一种同型物，是 γ-羧化酶的辅酶，在 γ-羧基谷氨酸的形成过程中起着重要的作用。γ-羧基谷氨酸是骨钙素发挥正常生理功能所必需的。试验显示四烯甲萘醌可以促进骨形成，并有一定抑制骨吸收的作用。

508 什么是脆性骨折？什么是病理性骨折？

脆性骨折指原发性骨质疏松症导致骨密度和骨质量下降，骨强度减低，在日常活动中没有受到明显的外伤或受到轻微外伤即可发生的骨折，是骨质疏松症最严重的后果。常见的骨折部位是脊柱、髋部、桡骨远端和肱骨近端。病理性骨折是骨骼发生病变时，遭受外力发生骨折，称为病理性骨折，也可因全身骨结构的改变而发生多发性病理骨折。

509 骨质疏松性骨折好发部位及年龄段？

骨质疏松性骨折好发部位有胸腰椎、髋部、桡、尺骨远端和肱骨近端。如果发生一次脆性骨折后，再次发生骨折的风险明显增加。脊柱压缩性骨折好发于 45 岁以后，绝经以后妇女最为多见，60~70 岁之间的发病率最高，桡骨远端骨折好发于 45 岁开始，

50~65 岁之间发病率最高，肱骨近端骨折好发于 60 岁以上。其中髋部骨折危害最大，病死率达 10%~20%，致残率 50%。

510 如何预防糖尿病性骨质疏松性骨折？

糖尿病与骨折有着密切的关系。1 型糖尿病患者发生骨折的相对危险为无糖尿病者 6.9~12.5 倍；2 型糖尿病患者发生骨折为无糖尿病患者的 1.7~1.8 倍。其主要原因是骨组织骨量减少后由于跌倒或用力不当所致。因此，对骨质疏松性骨折的预防首先应增加骨组织的骨含量，在坚持糖尿病性骨质疏松的饮食、运动、药物治疗的同时加强防护，采取正确的活动方式。

511 如果已经发生了骨折，现在开始治疗骨质疏松是否太晚了？

即使已经发生了骨折，现在开始治疗骨质疏松也不算晚。即使是很严重的患者，任何时候开始治疗都会有效。积极治疗可以预防和减少再次骨折的发生，不但可以减轻疼痛，改善生活质量，也可以避免患者因为再次骨折而产生的医疗支出，从总体上大大减少了医疗费用。

512 为什么要对骨质疏松症患者进行健康教育？

健康教育是防治骨质疏松症的重要环节。通过健康教育，患者对骨质疏松有了深入全面的了解，加强对骨质疏松的认知，增强患者的依从性才能更好地坚持骨质疏松的治疗，达到预期治疗的目的。美国、加拿大、英国、比利时、新西兰、新加坡等发达国家都已拥有专业的骨质疏松健康教育网站，健康教育体系发展已较为成熟。

513 我国对骨质疏松症患者健康教育状况如何？

在我国，骨质疏松的医学研究及民众对骨质疏松的认识远远落后于西方发达国家，骨质疏松健康教育也正处于起步阶段。2010 年 3 月，由解放军第 309 医院骨内科牵头创办了国内第一个规模化、系统化骨质疏松健康教育平台——"骨质疏松俱乐部"，吸引会员上千人，俱乐部每月定期开展健康教育讲座，邀请国内知名专家讲授骨质疏松症、颈椎、腰椎病、老年骨关节病及中老年养生等方面的知识，同时定期组织户外活动并编排推广骨质疏松保健操，受到会员的热烈欢迎和积极支持，并在社会上引起强烈反响，受到多家新闻媒体的关注和报道。

2012 年 4 月，骨质疏松俱乐部自己的健康教育网站上线；2013 年，建立了骨质疏松健康教育门诊，标志着国内骨质疏松健康教育事业迈上新台阶。骨质疏松健康教育包括：饮食、运动、日照、药物、监测、心理、教育。

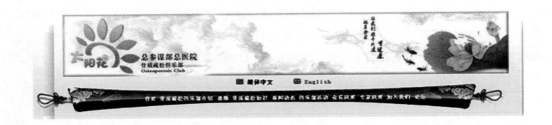

骨质疏松俱乐部网站上线了！

网址：www.gzssz.com

514 得了骨质疏松症在饮食上应注意什么？

饮食治疗是骨质疏松症的基础治疗，要均衡饮食，增加饮食中钙及适量蛋白质的摄入，低盐饮食。钙质的摄入对于预防骨质疏松症具有不可替代的作用。钙质存在于牛奶、海产品、干果、绿叶蔬菜中。嗜烟、酗酒、过量摄入咖啡因和高磷饮料会增加骨质疏松的发病风险。

515 骨质疏松症患者得了肾结石是否可以补钙？

骨质疏松症患者得了肾结石可以补钙。因为肾结石的主要成分是草酸钙，是体内草酸过高引起，与血钙无直接关系。导致血液中草酸升高的原因有在茶叶、花椰菜、菠菜、竹笋中含有较高的草酸，所以，当我们摄取这些蔬菜同时高钙饮食时，有可能会导致钙与草酸结合形成不溶性的草酸钙盐沉淀，同时也会使草酸不能吸收入血，由粪便排出体外。所以，肾结石的骨质疏松患者可以补钙。

516 得了骨质疏松症的患者如何选择运动频率和运动项目？

运动治疗是治疗骨质疏松症的方式之一，运动方式有快步走、慢跑、健身操、跳绳以及各种各样的体育运动项目，3~5 次/周，30~40 分钟/次，尽量在阳光下训练，身体状况较好者参加运动的方式基本不受限制，但身体状况较差者参加运动时，应选择安全系数高、力所能及的运动项目。由于直接受到机械负荷作用的骨骼，骨密度增加明显，因此，复合的运动方式比单一的运动方式干预骨质疏松症的效果要好，最好是力量性项目与耐力性项目结合进行，比如在慢跑的基础上，加上综合健身器的练习。

517 骨质疏松症患者的运动要领有哪些？

骨质疏松患者运动要领主要有：①散步：每次 2~3 圈（400 米/圈），80~90 步/分钟。技术要求：抬头、挺胸、直腰、四肢摆动自如，两臂用力向前摆动。注意力主要放在呼吸系统、胸廓及肩带的活动上。②跑步：每次 2~3 圈，运动强度参考（心率 = 170-年龄岁数）。技术要求：上体稍前倾，头部自然，躯干收腹拔背，两臂自然协调摆动，两腿用力蹬摆，注意力主要放在腿的蹬地及腰椎受力的感受上。③健身操：训练时进行徒手或与哑铃、皮筋等器械相结合。运动的时间为 10~20 分钟/次。技术要求：动作力向准确，幅度到位，所活动的肌肉明确，注意力放在被锻炼的部位。④太极拳：24 式简化太极拳和太极推手训练，到后期主要为太极推手训练。训练时间为 15~20 分钟/次。技术要求：主要控制重心的运动性平衡，动作以腰为轴、腰为主宰，训练时以意念引导气血运行周身。重点放在腰部，尤其为太极推手训练要重视腰椎的感受。

骨质疏松患者运动中应注意日常生活中良好姿位是延缓骨质疏松继发畸形的基本保障。由于骨质疏松患者的年龄、性别、骨质疏松程度、伴发病、平素活动能力和运动不同，因此，运动方案还需个体化和专业指导，以确保安全。运动治疗需遵循个体化、循序渐进、持之以恒的原则。

518 为预防或治疗骨质疏松症，应如何进行日光照射？

为预防或治疗骨质疏松症应增加日光照射，中国人饮食中所含维生素 D 非常有限，大量的维生素 D_3 依赖皮肤接受阳光紫外线的照射后合成。经常接受阳光照射会对维生

素 D_3 的生成及钙质吸收起到非常关键的作用。正常人平均每天至少 20 分钟日照。日光中紫外线照射皮肤后，生成活性维生素 D，调节钙磷代谢，促进肠道钙质吸收，促进钙在骨中沉积，有利于预防骨质疏松。另外，糖尿病患者接受阳光照射后，皮肤会释放一氧化氮，不仅有益于心脏和血管健康，也有益于人体的新陈代谢调节功能。因此，多去户外晒太阳对减少糖尿病患者发生骨质疏松风险有着积极的好处。

519 得了骨质疏松症什么时候进行治疗合适？

得了骨质疏松症后任何阶段开始治疗都比不治疗好。及早得到正规检查，规范用药，可以最大程度地降低骨折发生的风险，缓解骨痛等症状，提高生活质量。骨质疏松的预防和治疗需在医生指导下进行，其防治策略包括基础措施和药物治疗两部分。

520 骨质疏松症防治的 11 点提示包括什么？

骨质疏松症防治的 11 点提示包括：①骨质疏松症是可防可治的慢性病；②人在各个年龄阶段都应当注重骨质疏松的预防，婴幼儿和年轻人的生活方式都与成年后骨质疏松的发生有密切联系；③富含钙、低盐和适量蛋白质的均衡饮食对预防骨质疏松有益；④无论男性或女性，吸烟都会增加骨折的风险；⑤不过量饮酒，每日饮酒量应当控制在标准啤酒 570ml、白酒 60ml、葡萄酒 240ml 或开胃酒 120ml 之内；⑥步行或跑步等能够起到提高骨强度的作用；⑦平均每天至少 20 分钟日照，充足的光照会对维生素 D 的生成及钙质吸收起到非常关键的作用；⑧负重运动可以让身体获得及保持最大的骨强度；⑨预防跌倒，老年人 90% 以上的骨折是由跌倒引起；⑩高危人群应当尽早到正规医院进行骨质疏松检测，早诊断；⑪相对不治疗而言，骨质疏松症任何阶段开始治疗都不晚，但早诊断和早治疗会大大受益。

521 为什么过量饮酒、饮浓茶可导致骨质疏松症？

过量饮酒可导致骨质疏松症的原因主要是：酒精会抑制了骨细胞的正常代谢。人体的酒精过量，酒精就会抑制成骨细胞，破坏的骨质大于形成的骨质，骨质开始流失而出现骨质疏松的情况。此外，嗜酒者骨细胞活动受抑制，会妨碍钙、镁的吸收和利用，这也是诱发和加重骨质疏松的重要原因。因此，爱喝酒的人，最好在 40 岁左右做 1 次骨密度检测，了解自己骨骼的健康状况，如果出现问题要咨询医生及时采取相关措施。而饮浓茶可导致骨质疏松的原因主要是：浓茶中的咖啡碱含量较多，而咖啡碱既可抑制十二指肠对钙的吸收，又可加速尿中钙的排出。由于抑制吸收和加速排泄这双重作用，导致体内缺钙，易诱发骨中钙质流失，天长日久，便易引起骨质疏松症。

522 更年期骨质疏松症患者主要有哪些心理问题？

绝经后妇女是骨质疏松症的易发人群，由于雌激素水平降低是绝经后骨质疏松症的主要而特殊的原因。雌激素水平下降可引起 $1,25\text{-}(OH)_2D$ 的生成和活性降低，肠道钙吸收减少，导致骨钙丢失，出现许多不适。抑郁症、偏执、精神衰弱、社会内向性、躯体化、强迫、人际关系、抑郁、焦虑、偏执、时间紧迫感，争强好胜、怀有戒心或敌意等表现明显高于普通人群。

523 骨质疏松症患者如何进行心理调节？

骨质疏松症患者的心理调节：①避免精神紧张：当发怒时，立刻调整呼吸，做深呼吸运动，全身放松，闭目静心，找出幽默的情绪，变怒为笑；②表情调节：当情绪过分紧张时，可以有意识的放松面部肌肉，当情绪低落时，可以有意识的强迫自己微笑，这样便能使自己从紧张、忧郁的情绪中解脱出来；③自我暗示调节：自我暗示是把某种观念暗示给自己，当你处于一种紧张兴奋状态时，使用一种能让人平静缓和的语句进行自我暗示，这对缓解紧张状态能产生良好的效果；④想象调节：在床上或椅子上寻找一个舒适的姿势，顺其自然，闭目静思，所思所想最好是以往愉快的事情，也可以是大自然的美好风光，想象自己正在做一件轻松愉快的事情，处于一个轻松愉快的环境中。这种方法可以有效的调节情绪，使你有一个良好的状态去工作与学习。

524 男性也会发生骨质疏松症吗？

骨质疏松症最多见于绝经后妇女，实际上，男性骨质疏松症也不少见，应予重视。男性原发性骨质疏松症的发病年龄多在 70 岁以后，发病率低于女性，但病情的严重性和死亡率高于女性。尤其是骨质疏松性髋部骨折的死亡率明显高于女性。随着人均寿命的延长，男性骨质疏松症的发生率有明显增高的趋势。据统计，男性一生中髋部骨折的危险性为 13%~25%；50 岁时，男性髋部骨折的风险为 13%，80 岁时，为 20%，男性髋部骨折的死亡率是女性的 1.6~2.0 倍，骨折后 1 年内男性死亡率为 30%，女性为

15%。男性椎体骨折 5 年内死亡率也明显高于女性。内分泌因素与男性骨疏松的发病关系密切。活性维生素 D 减少，甲状旁腺激素分泌增高，降钙素分泌减少，以及血清瘦素的浓度变化都影响男性骨疏松的发生。雄激素在男性峰值骨量形成和骨量维持方面起主导作用，但睾酮对骨的作用很大程度上要通过雌激素的介导。雌激素在男性骨代谢中的作用也许更重要。男性骨量丢失和骨密度变化与雌激素的关系比与睾酮的关系更密切。雄激素缺乏，或雄激素和雌激素共同缺失是发生男性骨质疏松症的重要因素之一。

525 什么是糖尿病性骨质疏松症？

通常将 2 型糖尿病患者并发的骨质疏松称为糖尿病性骨质疏松症（DOP），是指糖尿病并发骨量减少，骨组织显微结构受损，骨脆性增加，易发骨折的一种全身性代谢性骨病。糖尿病性骨质疏松致骨折及致残性较高。糖尿病患者除了多食、多饮、多尿、体重减轻（三多一少）外，还常常出现一"松"，即骨质疏松。

526 糖尿病与骨质疏松症是如何互相影响的？

糖尿病易并发骨质疏松症，约 50% 以上的糖尿病患者伴有骨密度减低。其中近 1/3 的患者患有骨质疏松症。骨质疏松是一种骨密度下降，骨组织微结构和超微结构破坏，导致骨脆性增加的全身性疾病。而糖尿病患者因血糖浓度较高，肾脏在排出过多葡萄糖的同时，对钙离子的滤过率也随之增加，导致大量钙从尿中丢失。在大量排出钙的同时，骨骼中的磷、镁也随之丢失，低镁刺激颈部的甲状旁腺分泌甲状旁腺激素增加，促使骨骼中的钙质释放，导致骨量减少。糖尿病患者还有维生素、降钙素等代谢失调，影响骨骼新陈代谢。另外，糖尿病患者胶原蛋白合成不足，骨基质减少，也加重了骨质疏松。

527 糖尿病和骨质疏松症之间有什么关系？

糖尿病和骨质疏松之间有密切关系：①糖尿病是一种慢性代谢性疾病，主要表现为胰岛素相对或绝对的不足，成骨细胞表面存在胰岛素受体，胰岛素缺乏时成骨细胞摄取氨基酸及刺激骨胶原生成的作用减弱，骨蛋白分解增加，骨盐沉着障碍，成骨细胞数目减少，活性降低，致骨形成减低，引起骨质疏松。②胰岛素的不足影响维生素 D 的代谢，肠钙吸收减少，造成骨代谢异常。③胰岛素具有刺激肠钙吸收及直接促进肾小管的

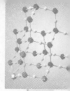

钙重吸收作用。胰岛素不足时，肾小管对钙、磷重吸收下降，钙、磷丢失增多，血清钙、磷水平下降，从而使骨钙动员、骨密度下降。④胰岛素的不足，还抑制成骨细胞合成骨保护素。骨保护素是成骨细胞分泌的一种物质，其主要作用是影响骨代谢，抑制破骨细胞的发生、分化、活化成熟及促进其凋亡，从而保持骨的正常矿化，抑制异常的羟磷灰石结晶沉积所致的生长软骨矿化加速。故胰岛素不足时，骨的更新率下降。

528 糖尿病性骨质疏松症的发病原因是什么？

糖尿病性骨质疏松的发病原因主要是遗传因素、生活方式、基因可能与糖尿病骨质疏松有关。糖尿病性骨质疏松症是由于患糖尿病时胰岛素缺乏，生长因子、慢性炎症的影响而造成骨质疏松。胰岛素在骨代谢过程中可能发挥重要作用，当胰岛素不足时，骨胶原合成不足，钙流失增多，易发生骨质疏松。糖尿病患者的高血糖可直接或间接影响成骨细胞功能和骨骼形成。血糖高时，易出现渗透性利尿，因钙、磷通过尿液排出量增加致钙、磷代谢紊乱，低钙可刺激甲状旁腺素分泌，故可引起骨代谢异常，高血糖可促进破骨细胞功能，抑制成骨细胞功能，从而加速骨流失，引起骨质疏松；还可诱导巨噬细胞产生集落刺激因子、肿瘤坏死因子等促进破骨细胞功能的产物，增加骨吸收；另外，高血糖可减少骨钙素和骨桥蛋白表达，抑制成骨细胞的增殖功能，使骨形成减少。

529 糖尿病性骨质疏松症的临床表现有哪些？

糖尿病性骨质疏松症属于继发性骨质疏松症，临床表现既有骨质疏松症的临床表现，也有糖尿病的临床表现，在骨质疏松症的早期，患者常无明显的症状，随着病情的进展，患者逐渐出现腰背及髋部骨痛，小腿抽筋、驼背、身材变矮等，严重者稍遇外力即可发生骨折，而且骨折后愈合很慢。

530 糖尿病性骨质疏松症的危害有哪些？

糖尿病与骨质疏松症都是常见病，尤其在老年人群中 2 型糖尿病伴发骨质疏松症十分常见。使患者发生骨折的危险性增加，尤以 1 型糖尿病患者更为明显。当糖尿病并发骨质疏松时的严重危害是发生骨质疏松性骨折（脆性骨折），即在受到轻微创伤或日常活动中即可发生的骨折，骨折后生活的幸福指数下降，发生髋部骨折 1 年之内：死于各种并发症者达 20%；存活者中约 50% 致残，生活不能自理，生活质量明显下降。因此，糖尿病合并骨质疏松的危害巨大，对于糖尿病合并骨质疏松的患者应积极规范地治疗。

531 治疗骨质疏松症的误区有哪些？

误区一：补钙能治好骨质疏松：许多老年人错误地认为，人老了，骨头脆了，所以要吃钙片来防治骨质疏松。其实不是这么回事。骨质疏松症是一种全身性的代谢性骨骼疾病，是人体衰老的表现。女性在绝经以后5～10年，男性在65～70岁一般都会出现骨质疏松。无论是男性还是女性，一般在30～35岁达到一生中所获得的最高骨量，称为峰值骨量，此后骨质就开始丢失。由此可见，要想老来骨头硬朗，就得在35岁之前打好基础。所以，老年人大量补钙并不能逆转骨量减少的趋势，也不可能治愈骨质疏松。

误区二：治骨质疏松不辨病因：骨质疏松主要分为两大类，即原发性骨质疏松和继发性骨质疏松。针对不同类型的骨质疏松，治疗手段也不一样，千万不能不加区分，一律补钙，否则会出现并发症。继发性的骨质疏松，如钙营养不良等引起的骨质疏松，补充钙剂就非常有效；而对于原发性的骨质疏松就不能依靠补钙来治疗。绝大多数老年人发生的骨质疏松属于原发性骨质疏松，这类老年人应该在医生的指导下进行治疗，盲目补钙没什么作用。目前国际上还没有什么有效手段能治愈骨质疏松，能做到的只是早期预防和减缓进展。像某些广告上宣传的那样，吃了某种补钙制剂，就能治愈骨质疏松，这是没有道理的。

误区三：钙补得越多越好：许多老人误认为，钙补得越多，吸收得也越多，形成的骨骼就越多。其实不是这样。通常，年龄在60岁以上的老年人，每天需要摄取800毫克的钙。过量补钙并不能变成骨骼，如果血液中钙含量过高。可导致高钙血症，并会引起并发症，如肾结石、血管钙化等，危害老人健康。

532 糖尿病引起的骨质疏松症应该注意什么呢？

对糖尿病进行全面有效的控制：有研究认为糖尿病患者的骨密度与病程、糖化血红蛋白、血糖、尿白蛋白水平呈负相关，因此，积极而有效地控制糖尿病是防治骨质疏松症的关键。

533 糖尿病性骨质疏松症患者如何养成良好的生活习惯？

不良的生活方式是引起和加重骨质疏松症主要危险因素。杜绝吸烟、饮酒、过量饮

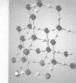

咖啡、浓茶等，这些均能促使尿钙排泄增加，骨钙溶出，骨量降低，烟、酒对胃肠道黏膜有刺激作用，引起消化道对钙、磷、蛋白质及维生素 D 的吸收障碍，也不利于激素、维生素 D 的转化，从而发生骨质疏松症。

534 糖尿病性骨质疏松症患者如何做到有效运动？

糖尿病骨质疏松症患者需进行适量的运动，如慢跑、步行、爬楼梯、打太极拳及其他负重锻炼，一方面通过肌肉运动产生对骨的机械性应力，刺激骨形成；另一方面通过神经内分泌的调节机制，影响机体的钙平衡，对骨形成提供充分的矿物营养素，使局部及全身的骨骼矿物质含量增加，增强骨骼，提高骨密度，以减少骨质疏松，防止骨折。同时运动有助于降低血糖。此外，老年人在日常生活中还要特别注意防止跌倒，以免发生骨折。

535 糖尿病性骨质疏松症患者在饮食上应注意什么？

合理科学的饮食安排：及时补充钙、镁、锌、维生素 C 和维生素 D，不仅可以缓解低钙血症，还有助于改善糖耐量，减少胰岛素用量，维持骨的正常代谢。上述营养素缺乏时，不提倡药补，而宜采用食补，蛋白质是骨的主要建筑材料之一，蛋白质被消化成氨基酸，与钙形成可溶性钙盐，有助于人体从食物中吸收钙，对钙的代谢起良好作用，有助于骨质的形成，同时降低骨的吸收。相反，如过多摄入蛋白质，可使尿钙排出增多，出现负钙平衡，加剧骨质疏松。

糖尿病骨质疏松患者在饮食上应注意：①合理补钙，多吃富含钙的食品，如奶类、豆制品、根块状植物（萝卜、山药等）；②合理补充微量元素，补钙的同时补充微量元素，比单纯补钙效果好，含锌高的食品有红肉、海产品、蛋类、动物内脏、大豆、面筋及一些坚果，含铜高的食品有虾、蟹、贝类、肝脏、肾脏、蘑菇等；③合理补充维生素，尤其是脂溶性维生素 D、维生素 K、维生素 A，活性维生素 D 对骨骼的作用是双重的，补充足够的维生素 K 可增强骨的密度和强度；④合理摄入植物化学元素含量丰富的食物，植物化学元素广泛存在于蔬菜、大豆、水果中，有利于钙的吸收；⑤糖尿病不能过度限制碳水化合物，每天摄入的碳水化合物应占总能量的 55%~60%；⑥脂肪是人体必需营养素之一，应占总热能的 30%，脂肪不能过度控制，否则容易影响脂溶性维生素的吸收，还会降低体内必需脂肪酸的含量，影响体内激素的合成。

536 糖尿病性骨质疏松症常用的治疗药物有哪些？

糖尿病引起的骨质疏松常用的治疗药物首先要用控制血糖的药物，其他疗法与各种骨质疏松症相似。概括起来有三大类：促进骨矿化，抑制骨吸收，促进骨形成药物。

537 促进骨形成的药物特点有哪些？

主要使新生骨组织及时矿化，降低骨脆性，增加骨密度及骨量。该类药物主要用于严重的骨质疏松症发生骨折时，或骨密度已明显低于骨折阈值时。氟化物可以增加成骨细胞数目和刺激非钙化的类骨质形成，是骨形成有效刺激剂，可显著增加骨密度，但成骨不全使骨的质量不理想，最好与钙剂、维生素 D 同时应用，治疗期间定期 X 线检查，以防引起氟骨症。

538 为什么补充钙和维生素 D 有助于改善 2 型糖尿病患者糖脂代谢？

维生素 D 可提高胰腺 β 细胞分泌功能，增加外周胰岛素敏感性，以及改善血脂谱，在降低多种慢性疾病发生风险方面发挥重要作用。所以，补充钙和维生素 D 有助于改善 2 型糖尿病患者糖脂代谢。

539 为什么骨质疏松症的预防比治疗更重要？

骨质疏松性骨折主要是骨小梁的断裂所致，目前对骨质疏松症的骨小梁变细、变薄，可以有办法改善，使其转粗和变厚，从而增加骨量，增强抗骨折的生物力学强度，但尚不能使已断裂的骨小梁再连接。因此，对本病应及早预防，在儿童期就应开始予以重视，保证足量钙的摄入，坚持锻炼，充分的日照，以获得理想的骨峰值；随时避免各种危险因素，预防和减少骨量的丢失，延缓骨质疏松的发生。一旦骨小梁明显纤细而断裂，就难以使其恢复，所以说骨质疏松症预防比治疗更为重要。

540 为什么说糖尿病是骨折的危险因素？

胰岛素是一种促进骨合成、刺激新骨形成的激素。在 1 型糖尿病患者中，由于胰岛素缺乏，新骨形成发生障碍。那些糖尿病控制较差的患者也具有较低水平胰岛素样生长因子-1（IGF-1）的倾向，而 IGF-1 是骨形成的主要刺激物。持续的高血糖也可能直接影响对骨强度起重要作用的代谢周期较长的蛋白质，如胶原蛋白。蛋白质的异常糖基化将影响骨强度，糖尿病的并发症也可以直接和间接影响骨代谢，支配骨的自主神经的完整性对于正常骨功能是必要的。糖尿病周围神经病变由于导致具有保护性的感觉丧失而增加骨折风险，并因为关节位置觉的丧失而增加了患者跌倒的风险。自主神经病变与视网膜病变同样会增加跌倒风险。跌倒在下述人群中更易发生，如糖尿病控制较差、经常发生低血糖事件或服用降压药物。

541 影响糖尿病患者发生骨折的危险因素有哪些？

许多因素影响着糖尿病患者的骨折发生风险。最重要因素包括：①年龄（随着年龄增加，骨折风险陡增）；②性别（女性较男性风险更高）；③先前是否发生过骨折（如先前发生过骨折，再次骨折的风险增加 2~3 倍）；④骨密度（BMD），BMD 每下降 1 个标准差，骨折的风险增加 1 倍；⑤过早绝经、较低的体重指数、骨折家族史、应用一些如类固醇激素的药物和慢性炎症性疾病（如类风湿关节炎）；⑥对于糖尿病患者，应用噻唑烷二酮类药物不论是格列酮还是吡格列酮都可增加女性患者骨折的风险，而对男性患者无影响，格列酮类药物出现这种副作用的原因及为何仅发生于女性患者亟待进一步研究。但格列酮类药物的确降低了新骨形成，促进骨吸收，降低骨密度。

（解放军第 309 医院　陈立英）

第十六章

糖尿病与心脑血管疾病

心脑血管疾病是糖尿病常见的大血管并发症。本章介绍了糖尿病与心脑血管疾病的关系，哪些人群容易得心脑血管疾病及如何早期发现和预防，详细介绍了糖尿病合并心血管疾病日常生活及外出旅游应注意的问题，当糖尿病合并冠心病行介入手术后在运动、用药方面应注意的问题。

542 糖尿病患者为什么容易发生心血管疾病？

糖尿病患者容易发生心血管病是因为糖尿病以及其所伴随的各种危险因素如胰岛素抵抗、高血糖、脂质代谢紊乱、高血压、中心型肥胖、高凝及慢性炎性状态等对心血管系统造成严重损害，动脉硬化的形成是一个循序渐进的过程。

543 糖尿病与冠心病有什么关系？

糖尿病是心血管疾病的重要独立危险因素，糖尿病患者发生大血管病的危险明显增加，使发生心血管疾病的危险性增加 2~4 倍，甚至在糖尿病前期，大血管病变就已开始显著增加。因此，专家明确提出"糖尿病是心血管疾病的等危症"的口号。糖尿病患者冠心病发病率增高的原因尚不十分清楚，但糖尿病容易引起动脉粥样硬化已被公认。多数学者认为，肥胖、高血压、高脂蛋白血症、高血糖、高纤维蛋白血症（即胰岛素抵抗综合征），都是动脉粥样硬化的危险因素。

544 什么是冠心病？

冠心病是冠状动脉粥样硬化性心脏病的简称，是指供给心脏营养物质的血管——冠状动脉发生严重粥样硬化或痉挛，使冠状动脉狭窄或阻塞，以及血栓形成造成管腔闭塞，导致心肌缺血、缺氧或梗死的一种心脏病，亦称缺血性心脏病。冠心病是动脉粥样硬化导致器官病变的最常见类型，也是危害中老年人健康的常见病。冠心病的危险因素有除糖尿病患者外，血压过高、体重超标、胆固醇过高均是导致冠心病的最大危险因素。

545 冠心病的高危人群有哪些？

冠心病的高危人群：①年轻的男性患者比年轻的女性患者多，但绝经后的女性以及年过 60 的妇女，其危险就几乎与男性相等了，甚至大于男性。老年人心脏病发作的可能性较高。②吸烟者，吸烟者罹患这种疾病的可能性比不吸烟者至少多 2 倍，且与每日吸烟支数成正比。香烟可损坏动脉，加速动脉粥样硬化的形成并使心脏缺氧。③高热量、高胆固醇饮食，常进较高热量的饮食、较多的动物脂肪、胆固醇者易患本病，同时食量多的人也易患本病。④高血压患者，有高血压表示心脏需加倍工作，心脏病发作的机会也越高。血压升高是冠心病的独立危险因素。高血压患者患本病的是血压正常者的4倍。⑤家族遗传，若家族中有人患上冠心病，就更容易有心脏病发作。⑥体重超重，体重超重者患冠心病的可能性就比体重正常的人要大。体重超重多过20%的人心脏病发作的可能性比体重健康的人高3倍。⑦久坐不动，罹患冠状动脉病的可能性就比从事包括体力劳动在内的工作者要大。⑧缺少运动，心脏不强壮者得心脏病发作的机会比运动者高出两倍。⑨高血脂，脂肪摄入过多，或脂质代谢紊乱而致血脂异常，如总胆固醇、甘油三酯、低密度脂蛋白胆固醇增高与本病有关，而高密度脂蛋白的降低易患本病。⑩持久的精神压力与冠心病的关系是公认的致病因素之一。⑪脑力劳动者大于体力劳动者，经常有紧迫感的工作较易患病。

546 如何早期发现冠心病？

如果出现下列情况，要及时就医，尽早发现冠心病：①劳累或精神紧张时出现胸骨后或心前区闷痛，或紧缩样疼痛，并向左肩、左上臂放射，持续3~5分钟，休息后自行缓解者；②体力活动时出现胸闷、心悸、气短，休息时自行缓解者；③出现与运动有关的头痛、牙痛、腿痛等；④饱餐、寒冷或看惊险影片时出现胸痛、心悸者；⑤夜晚睡眠枕头低时，感到胸闷憋气，需要高枕卧位方感舒适者；熟睡或白天平卧时突然胸痛、心悸、呼吸困难，需立即坐起或站立方能缓解者；⑥性生活或用力排便时出现心慌、胸闷、气急或胸痛不适；⑦听到噪声便引起心慌、胸闷者；⑧反复出现脉搏不齐，不明原因心跳过速或过缓者。

547 什么是糖尿病性冠心病？

糖尿病性冠心病是指糖尿病患者并发或伴发心血管系统的病变，在糖、脂肪、蛋白质代谢紊乱的基础上发生的心脏大血管、微血管及神经病变，其中大血管指心脏表面的冠状动脉，其病变即糖尿病合并冠心病，微血管指心肌内的微小血管，其病变即糖尿病心肌病变，支配和调节心脏的神经发生病变为心脏自主神经病变。糖尿病性心脏病发病率较同龄非糖尿病性发病率高2~4倍，是糖尿病患者死亡的主要原因之一。糖尿病冠心病的发生与糖尿病持续性高血糖、脂代谢紊乱、血液黏度增高、中心型肥胖、胰岛素抵抗、高胰岛素血症、微量蛋白尿及吸烟等因素有关。

548　糖尿病性冠心病有什么特点？

糖尿病性冠心病的特点有：发病率高，发病年龄提前，病情较严重，常发生无痛性心梗，也发生心源性猝死。主要表现为：心绞痛、心肌梗死、心衰和心律失常。因患者心脏神经受损，痛阈增高，心绞痛症状不典型，无痛性心梗发生率高，心梗范围广，心衰发生率高，猝死发生率也高。

549　糖尿病性冠心病的治疗原则是什么？

糖尿病性冠心病的治疗原则是：①适当控制血糖，避免低血糖，因低血糖可引起心动过速，加重心肌缺血、缺氧；②降血脂治疗，降血脂治疗可有效减轻冠状动脉粥样硬化，在一定程度上缓解冠心病；③糖尿病合并无痛性心肌缺血时，可选用硝酸异酯类药物；④并发心绞痛时，舌下含服异山梨酯（消心痛）；⑤并发心肌梗死时需用胰岛素控制血糖，病情平稳后改用口服降糖药。

550　当糖尿病性冠心病患者出现不明原因的疼痛时如何处理？

冠心病以心绞痛型、心肌梗死型最常见。心绞痛常表现为胸骨中上部的压榨痛、紧缩感、窒息感及胸痛逐渐加重，且数分钟达到高潮等症状；心肌梗死是冠状动脉血供急剧减少或中断所导致，使相应的心肌严重持久地急性缺血。发现此情况赶紧含服硝酸甘油，并即刻拨打120前往医院治疗。更为严重的是糖尿病患者合并神经病变时会导致支配心脏的自主神经传入和传出纤维受损，痛阈升高，心绞痛、胸痛症状不典型，易误诊漏诊。所以糖尿病性心脏病患者一旦感觉异常，仅有心前区不适或无胸痛，如果没有酮症酸中毒的呕吐及不能解释难以控制的酮症酸中毒，都可能是心肌梗死所致，需及时进行治疗。

551　急性心肌梗死患者要做糖尿病筛查吗？如何筛查？

急性心肌梗死患者要做糖尿病筛查。急性心肌梗死患者往往有较高的血糖水平，但常常被认为是由于心肌损伤引起的急性应激反应而忽视，因此会错过合适的治疗时机。

因此，存在急性心肌梗死的情况下，糖化血红蛋白对诊断糖尿病具有特别的意义，它可以反映过去 3 个月的平均血糖水平，而不受急性血糖升高的影响。

552 糖尿病性冠心病患者在日常生活中应注意什么？

糖尿病合并冠心病患者同样需要补充体内水分，尤其清晨醒来后所喝的第一杯水非常重要。清晨起床后 2~3 个小时内是冠心病发生的危险期，这个时候血液黏稠度较高，易形成血栓。所以，醒来后稍加活动，起身喝上一杯温开水，可以有效的稀释血液。另外，糖尿病患者要控制体重，我们知道糖尿病患者需要控制体重，以达到增加胰岛素敏感性等多种作用，殊不知体重的控制还可以降低血脂，控制高血压，同时还可以减轻心脏的负担，从而对防止冠心病的复发起到一定作用。

553 糖尿病性冠心病患者一定要戒烟吗？

烟草是糖尿病性冠心病患者尤其是支架术后患者的大忌。吸烟会增加冠心病发病率和病死率，高达 2~6 倍。这不是危言耸听，因为香烟中的一氧化碳可使血液中的氧气含量减少，造成相关的高血压等疾病；其含有的尼古丁可以使冠状动脉血管收缩，使供血量减少或阻塞；吸烟还可使肾上腺素增加，心跳增快，心肌耗氧量增加，降低心脏功能，加重心脏负担，也是诱发心绞痛的常见因素之一。香烟还能损害血管内皮，导致血栓生成。吸烟的危害由此可见，糖尿病合并冠心病患者一定要严格禁止吸烟，对于还未发生冠心病的糖尿病患者，为了自身的健康考虑，也要戒烟。为了避免戒烟过程的痛苦，可制订一个戒烟计划，逐步少量的减少吸烟量，由少吸烟到不吸烟，直至最终达到戒烟的目的。

554 糖尿病性冠心病患者可以喝酒吗？

酒精可兴奋大脑，有促进血液循环和帮助消化的作用，但饮高度酒或过量饮酒能使心率加快，能加重心肌缺氧。研究认为，少量饮酒，尤其是低度酒，对心脏具有保护作用，美国心脏病协会推荐，冠心病患者即使患有心肌梗死，也可饮低度酒。如果糖尿病患者血压不高且无肝病和溃疡病，可少量饮酒，每日不超过 1~2 份标准量/日（一份标准量为：啤酒 350ml，红酒 150ml 或低度白酒 45ml，各约含酒精 15g）。但饮酒时需把饮酒中所含的热量计算入总能量范围内。糖尿病合并冠心病患者需要注意的是，酒精可能促进磺脲类或胰岛素治疗的患者出现低血糖，所以不要空腹饮酒。

555 糖尿病性冠心病患者为什么也应少吃食盐？

盐的化学成分是氯化钠，钠可促进血液循环，增加心排血量，过量的钠会直接增加心脏负担，对心脏血流供应不足的冠心病患者是不利的。高血压是冠心病的危险因素之一，有相当比例的冠心病患者患有高血压，而高血压又有促进冠心病发展的作用。因此，控制高血压并设法降低血压水平，对冠心病的防治具有重要意义。而钠摄入量在促进高血压发病中起着一定的作用。研究证明：平均每天少摄入 3 克食盐，平均收缩压可降低 3.5 毫米汞柱。糖尿病合并冠心病患者的食盐限制目前还没有指南给出具体答案。糖尿病患者食盐摄入量应限制在每天 6g 以内，高血压患者更应严格限制摄入量。

556 如何做出味美少盐的食物？

食盐是必不可少的调味品，而糖尿病冠心病患者又要限制食盐的摄入，这时，利用一些小技巧就可以在限盐的同时享受美味了。我们通常会在烹调过程中添加食盐，此时添加会使加碘盐中的碘受热而失去作用，如果在菜肴出锅前将盐撒在食物上，既可以保存碘的作用，还可以明显地感觉出来盐味；糖尿病患者在限盐的同时还需限制含盐调味品的使用，此时您可利用蒜、醋、香料等其他调味品，来增加食物味道，以减少食盐用量。

557 糖尿病性冠心病患者介入术后初期如何运动？

冠脉介入治疗之后，患者不要整天卧床、静坐，如果感觉恢复良好，约在术后两周可以进行一些轻微的活动，以家务劳动为主，如清洁桌椅、浇花、扫地、准备碗筷等，但是那些需要大量体力的活动，如用擦地板、抱小孩、运动等都应推迟到术后长一些时间开始，且 3 个月内穿刺部位的手臂不要持任何重物以及避免上举。而心功能Ⅳ级的患者则需绝对卧床。

558 糖尿病性冠心病患者支架术后如何运动？

规律性运动除有助于控制血糖、增强胰岛素作用外，还具有保持冠脉管腔通畅，促进缺血区心肌侧支血管生长的作用。糖尿病合并冠心病患者支架术后可以进行运动，但要注意，运动必须适量，做运动前要请教医生，在医生指导下进行。一般来说，术后运动的水平应根据术前的身体状况、活动习惯以及手术后的心脏情况而定。适宜支架术后患者的体育锻炼项目包括散步（步行时要步幅均匀，步态稳定，呼吸自然，防止跌跤）、太极拳、保健操等。

559 糖尿病性冠心病患者运动时如何穿戴？

糖尿病合并冠心病患者运动时穿戴应注意：①衣服：衣着应宽松，服装质地宜柔软，以纯棉为宜；冬季运动要注意保暖，最好选用既轻又暖的衣服；②帽子：寒冷会刺激血压上升，因此血压高的患者冬天宜戴柔软、轻便、暖和的棉帽；③腰带：腰带不宜扎得过紧，否则会导致心脏负荷加重；用餐时，宜将裤带放松些；午睡时，最好将裤带解开；④袜子：不宜穿紧口弹力袜以及过松过紧的袜子，最好穿无接缝的棉袜，袜子颜色以白色为好，袜子需每天清洗；⑤鞋子：糖尿病性冠心病患者日常生活中不宜穿高跟鞋及尖头鞋，以轻便舒适为主，因糖尿病合并冠心病患者非常容易出现下肢水肿的情况，所以要选择稍大一些、轻便保暖的鞋，穿鞋前仔细检查鞋内有无异物。

560 糖尿病性冠心病患者运动时如何做到循序渐进？

美国和欧洲稳定性冠心病诊治指南建议，稳定性冠心病患者每周 5~7 天做 30~60 分钟中至大活动量的有氧活动。在专业人员的指导下，如果感觉没有困难时，可以从舒适的散步开始，这是一个很好而且有效的锻炼方法，散步可以改善血液循环，增加肌肉和骨骼的力量。散步每天 3 次，每次 5 分钟，餐后 1 小时开始，逐渐增加散步的时间和距离，以自己能够耐受为准。一天多次散步比一次长距离的散步更有益。

在运动过程中，如果出现胸疼、气短、哮喘和疲劳感时应立即停止。运动初期的疲劳是不可避免的，有些患者感到自己的心脏跳动非常强，但只要心跳规则不特别快，这也是正常的。少数情况下，有人感到心脏突然过快，可能感到轻度头晕、乏力等，如果有以上情况，请和医生联系。在寒冷的冬季或炎热的夏天，户外运动相对困难，此时可以选择在健身房运动或室内锻炼四肢，每天锻炼 2 次，每次 30 分钟，同样可以运动。

561 糖尿病性冠心病患者在运动中要注意什么？

运动固然有益健康，但不适量、不恰当的运动同样会给患者带来危害，因此，糖尿病合并冠心病患者运动时必须注意以下问题：①运动前后应避免精神紧张、情绪激动。血中儿茶酚胺可因过度紧张和激动的情绪而增加，降低心室颤动阈。不稳定心绞痛或心肌梗死早期患者不宜做比较剧烈的运动。②不要在寒冷、炎热或大雾时活动。运动前后有条件者测量血糖，避免血糖过高或过低时进行运动。③运动前不宜饱餐或饮咖啡、浓茶。因为进食后人体内血液体供应需重新分配，流至胃肠帮助消化的血量增加，而心脏供血相对减少，易引起冠状动脉相对供血不足，从而发生心绞痛。④运动时应避免穿得太厚，此时会影响散热，使心率增加，心肌耗氧量也会相应增加。⑤运动时不要屏气，学会自我监测脉搏，心率每分钟增加 10~20 次为宜，运动时最大心率不超过 170-年龄。⑥最好和朋友一起运动，既能增加活动的乐趣，使运动能够持久，还可以相互帮助，发现问题及时处理。⑦随身携带保健卡：写明患者姓名、所患疾病名称、患病时间、经常就诊的医院，患者直系亲属联系电话，急救药品放置的位置。⑧患者务必随身携带硝酸甘油类药物及糖块，以备心绞痛及低血糖时进行初步自救。⑨运动要循序渐进，量力而行，持之以恒。平时不运动者，不要突然从事剧烈的运动。⑩运动后避免马上洗热水澡。因为全身浸在热水中，必然造成广泛的血管扩张，使心脏供血相对减少。运动后避免吸烟。因为运动后心脏有一个运动后易损期，吸烟易使血中游离脂肪酸上升和释放儿茶酚胺，加上尼古丁的作用而易诱发心脏意外。

562 糖尿病性冠心病患者如何口服抗凝药？

糖尿病合并冠心病患者要有效控制高血压、高血糖，抗血小板聚集，纠正血脂异常。患者需遵医嘱按时服药，应定时、定量服用，不可随意中途停药、换药或增减药量。国内外的心血管病治疗指南均明确指出：支架植入术后如果没有禁忌证要终生服用抗血小板药物阿司匹林，另一种抗血小板药物氯吡格雷（价格较高），至少服用一年，如果经济情况允许可适当延长服用期。患者要学习用药后的自我观察，注意药物的副作用。如服用抗血小板药物阿司匹林及氯吡格雷时要注意观察是否有牙龈出血、黑便、上消化道出血、皮肤黏膜是否有出血点或淤斑及不明原因的贫血等情况，如有类似出血倾向应该立即就医。

563 糖尿病性冠心病患者为什么要保持大便通畅？

保持大便通畅对糖尿病性冠心病患者极为重要。患者注意大便禁忌用力过猛，可常规使用缓泻剂，以防止因用力而诱发心绞痛或心肌梗死。另外，日常饮食多吃粗纤维素。每天适当运动，也可增加肠蠕动，利于排便。

564 有心肌梗死的糖尿病性冠心病患者为何不要饱餐和在饱餐后沐浴？

在正常情况下，胃肠道的血管极其丰富，进食后心输出量增加，腹腔脏器处于充血状态。急性心肌梗死患者坏死的心肌收缩力较差，在此基础上如果饱餐，一方面心输出量增加可加重心脏负担；另一方面过饱使胃膨胀，横膈上移，进一步影响心脏功能；同时还可引起胃冠状反射，使冠状动脉收缩，血供减少，心肌进一步缺血、缺氧而加重心肌的功能不全；更有甚者，因饱餐后迷走神经兴奋而致窦房结节律性减低，可引起心跳停止。在饱餐后沐浴危险性更大，因为入浴后全身小血管扩张，使心脏和脑部更加缺血和缺氧，极易促成猝死。所以，有心肌梗死的糖尿病合并冠心病患者不要饱餐和在饱餐后沐浴。

565 糖尿病性冠心病患者外出旅游要注意些什么？

对于糖尿病性冠心病患者，外出旅游还需注意以下几点：①旅游应结合自身心功能情况来制订计划。旅游前应到医院做一次全面检查，遵循医生意见确定自己能否长途旅游和旅游活动范围。旅游时要有人陪同并带有病情摘要、近期心电图和一般急救药，如硝酸甘油片、速效救心丸等药。②避免过度疲劳。每日应保证睡眠休息时间不少于8小时。时间和日程安排宜松不宜紧，路途宜短不宜长，活动强度宜小不宜大。③随身携带保健卡：写明患者姓名、所患疾病名称、患病时间、经常就诊的医院，患者直系亲属联系电话，急救药品放置的位置。④同运动时一样，患者外出旅游时也需随身携带硝酸甘油类药物及糖块，以备心绞痛及低血糖时进行初步自救。如疼痛发作持续时间大于30分钟，且含药效果不佳，疼痛程度又较重的患者，应迅速就近就医，以免延误抢救时机。⑤建议糖尿病性冠心病患者选择春暖花开、气候舒适、空气清新的季节出游。气候寒冷的天气或冬春季节，冠心病、心绞痛和心肌梗死的发病率会增加，此时加上旅途中的劳累，更易加重病情，所以选择好的旅游季节同样是非常重要的。

566 冠心病发作时怎样使用急救盒进行自救？

冠心病患者常发病骤然，或有心绞痛，或有心律失常，甚至可发生心肌梗死，如果能及时用药，常可转危为安。但往往是冠心病患者在发病时身边无人，家又离医院很远，这时如果身边带有一个保健盒再好不过了。一般的急救盒，常分别装有硝酸甘油含片或硝酸甘油气雾剂、速效救心丸、异山梨酯（消心痛）、硝苯地平（心痛定）等药物。通常将药品分装在不同小药瓶中，平时带在身边，晚睡放在床边，用时随手可取。需要提醒的是，急救盒的药物要定期更换。如果患者突然发作心绞痛，要立刻卧床休息，同时马上舌下含服速效硝酸甘油 1~2 片，一般用药后 2~3 分钟就可缓解，药效可维持 20~30 分钟，可重复用药 2~3 次。如果经过急救药物治疗后，症状仍未缓解，则要考虑是否药物失效或治疗不对，就应立即到医院就诊，以免耽误病情。

567 糖尿病患者预防心血管疾病的措施有哪些？

糖尿病患者预防心血管疾病的措施有：①停止吸烟：吸烟损伤动脉内皮使血管收缩和 LDL-C 氧化修饰高达 25%，戒烟可降低心血管死亡率。②控制血糖：良好的血糖控制，避免长期高糖和负荷后血糖异常升高对胰岛 β 细胞的损害，应尽快使空腹血糖、餐后 2 小时血糖和糖化血红蛋白（HbA1c）控制在完全正常的范围，诊断时 HbA1c≥9% 即可开始应用胰岛素，以保护 β 细胞功能和减少胰岛素抵抗，及早应用胰岛素，避免糖脂毒性以减少心血管疾病。③控制血压：糖尿病时高血压的患病率明显高于非糖尿病，2 型糖尿病合并高血压的原因可能是：a. 共同遗传影响；b. 胰岛素抵抗为基础的代谢综合征；c. 糖尿病抗氧化作用减弱，自由基产生增多；d. 合并肾病。糖尿病合并高血压时心血管死亡率与血压控制程度平行相关。④控制血脂：糖尿病血脂异常常见的特点为小而密低密度脂蛋白升高，高密度脂蛋白降低，三酰甘油（TG）增高。⑤鼓励运动，保持理想的体重，生活方式改变、减少腹型肥胖，对减少心血管各种危险因素具有重要意义。⑥定期检查。

（北京阜外医院　王　宣）

568 什么是糖尿病脑病？

糖尿病脑病是由于糖代谢紊乱导致脑血管改变，损害了中枢神经系统，使大脑在结构、神经生理及神经精神等方面发生病理改变，以获得性认知行为缺陷为特征的糖尿病慢性并发症。糖尿病脑病的临床表现有：糖尿病患者认知功能减退的发生率为 10.8%~17.5%。2 型糖尿病认知功能损害患者主要表现在学习、注意力、结构功能、整体智能状况、词语记忆、视空间记忆、词语流畅度、精神运动速度及抽象分析能力等方面异常，而且在词语记忆或复杂信息处理功能方面具有较突出影响。与同年龄对照组相比，糖尿病患者的脑组织明显萎缩、脑室增大，核磁共振检查显示糖尿病患者海马及杏仁核萎缩。

569 什么是脑卒中？脑卒中分哪几类？

脑卒中是指急性起病，由于脑局部血液循环障碍导致的神经功能缺损综合征。短暂性脑缺血发作，简称 TIA，又叫小脑卒中或一过性脑缺血发作，是脑组织短暂性、缺血性、局灶性损害所致的功能障碍。

脑卒中分为缺血性脑卒中和出血性脑卒中两大类。缺血性脑卒中即脑梗死，包括脑血栓形成和脑栓塞。脑血栓是由动脉粥样硬化、各种动脉炎、外伤及其他物理因素、血液病引起脑血管局部病变形成的血凝块堵塞而发病。脑栓塞可由多种疾病所产生的栓子进入血液，阻塞脑部血管而诱发。临床上以心脏疾病为最常见原因；其次骨折或外伤后脂肪入血等因素，栓塞了脑血管所致。出血性脑卒中主要包括脑出血和蛛网膜下腔出血。脑出血指脑实质血管破裂出血，不包括外伤性脑出血，多由高血压、脑动脉硬化、肿瘤等引起。蛛网膜下腔出血是由于脑表面和脑底部的血管破裂出血，血液直接流入蛛网膜下腔所致。常见原因有动脉瘤破裂、血管畸形、高血压、动脉硬化、血液病等。预防脑卒中从幼年开始，因为动脉硬化的病理改变往往从儿童时期就已经开始，并随年龄的增长而逐渐加重，主要与食物中的脂肪含量过高、高糖饮食导致导致幼年肥胖有关。

570 糖尿病为什么会引发脑卒中？

糖尿病并发脑卒中是由于糖代谢紊乱及其所致的血流动力学、细胞因子、生长因子等多种因素综合作用的结果，代谢异常所继发的高血压、高脂血症、高胰岛素血症以及动脉粥样硬化、血流动力学改变都直接或间接地增加脑卒中的发生。糖尿病患者脑血管发病率比非糖尿病患者高出 1 倍以上，多见于缺血性脑血管病、有脑血栓形成、多发性脑梗死、腔隙性脑梗死、短暂性脑缺血发作、脑供血不足等。

571 如何预防脑卒中？

脑卒中的一级预防是指疾病发生前的预防，即通过早期改变不健康的生活行为，积极主动的控制各种致病危险因素，从而达到使脑血管病不发生或推迟发病年龄的目的。脑卒中的二级预防是针对已经有脑卒中症状或已发生卒中后的患者而言，这些人需要预防再次发生脑卒中，此时，除了继续控制各种危险因素外，还需根据卒中发生的不同原因预防再发。二级预防的主要目的是为了预防或降低再次发生卒中的危险，减轻致残程度。针对发生过一次或多次脑血管意外的患者，通过寻找意外事件发生的原因，治疗可逆性病因，纠正所有可干预的危险因素，在中青年（<50岁）患者中显得尤为重要。

572 糖尿病性脑血管疾病发病的危险因素有哪些？

糖尿病性脑血管疾病发病的危险因素有以下几个方面：①高血糖：高血糖状态下不仅加重动脉硬化，也加重脑动脉缺氧，增加卒中的发病率。②高血压：是糖尿病常见的并发症，高血压既是动脉硬化的主要原因之一，又可加重动脉硬化。③高脂血症：糖尿病长期糖脂代谢紊乱。④血流动力学改变：糖尿病患者的血液呈高凝状态，是引起和加重动脉硬化的危险因素。⑤心脏病：动脉硬化为脑血管病和心血管病的共同病理基础。

573 糖尿病性脑血管疾病应做哪些检查？

糖尿病性脑血管疾病应做以下检查：①血液生化检查：血糖、血脂、肝肾功能、血凝四项等。②特殊脑血管病检查：头颅 CT，是诊断脑血栓形成较方便、便宜的检查；头颅核磁，可检查较大的血关闭塞；数字减影血管造影，可发现血管狭窄、闭塞的部位、范围及侧支循环；经颅多普勒，对诊断颅内血管痉挛、狭窄、闭塞有一定意义。

574 糖尿病性脑血管疾病患者如何控制运动频率？

规律的体育锻炼对减少心脑血管疾病大有益处。研究证明，适当的体育活动可以改善心脏功能，增加脑血流量，改善微循环。也可通过降低升高的血压、控制血糖水平和降低体重等控制卒中主要危险因素的作用来起到保护性效应。规律的体育活动还可提高血浆 t-PA 的活性和 HDL-C 的水平，并可使血浆纤维蛋白原和血小板活动度降低。

糖尿病性脑血管病患者控制的运动频率为成年人每周至少进行 3~4 次适度的体育锻炼活动，每次活动的时间不少于 30 分钟（如快走、慢跑、骑自行车或其他有氧代谢运动等）。运动后微微出汗，轻度疲劳。每周 3~5 次（或隔天 1 次）运动。需重点强调的是，增加规律、适度的体育运动是健康生活方式的一个重要组成部分，其防病作用是非常明显的。

患有糖尿病性脑梗死患者，单纯接受康复治疗不能达到康复和降糖的目的，对初患脑梗死的患者，康复师教会患者和家属正确的康复方式，但是患者每天必须按正确的方法完成每天的运动量。糖尿病患者脑梗死后，康复治疗属于糖尿病患者的运动，从康复师开始评估患者、制订具体康复计划，到康复师给予康复治疗，就是在实施运动疗法的一部分。

575 糖尿病性脑梗死的治疗原则及预防措施是什么？

糖尿病性脑梗死的治疗原则是：①病因治疗：尽早控制血糖。②急性期治疗：控制血压正常水平：130/80mmHg；降颅压；早期溶栓治疗（6小时内）；抗凝；防治并发症；应用脑神经保护剂；应用脑代谢活化剂。③恢复期治疗：促进脑神经功能的恢复，预防复发。

其预防措施是：要预防糖尿病性脑血管病，除了把血糖控制在正常范围外，还要将血压、血脂控制在正常范围，才能有效预防糖尿病患者发生脑血管意外。禁止大量饮酒和吸烟，适当多饮水，稀释血液，降低血液黏度。其次，重视脑血管病的前驱期症状，控制短暂性脑缺血发作。

576 如何预防糖尿病性脑血管疾病？

患糖尿病时会增加脑卒中的危险。糖尿病是发生脑血管疾病的重要危险因素。流行病学研究表明在糖尿病高发的欧美国家，糖尿病是缺血性脑卒中的独立危险因素，2型糖尿病患者发生卒中的危险性将增加2倍。预防糖尿病脑血管疾病：首先，改变不良生活方式，戒烟限酒；低盐、低脂饮食；加强运动，控制体重。其次，积极控制血糖、血压、血脂，降低血黏度，防止动脉硬化。

577 治疗糖尿病性缺血性脑血管疾病的原则是什么？

治疗糖尿病性缺血性脑血管疾病的原则是：积极控制血糖和血压；短暂性脑缺血发作者要降低胆固醇和三酰甘油；抗凝治疗；扩血管治疗；脑细胞活化剂治疗。

578 糖尿病性脑血管疾病的患者日常生活应注意什么？

糖尿病性脑血管疾病的患者必须戒烟。因为吸烟有害健康，吸烟与肿瘤、糖尿病大血管病变、过早死亡相关，而脑血管疾病就是大血管，吸烟者发生脑卒中的危险是不吸烟者的 2~3.5 倍。因此，患有脑血管病的患者一定要戒烟。脑卒中在春、夏或秋、冬季节变化时容易发作。冬春季节，气温偏低，人体血管收缩明显，血压升高，危险因素控制不佳的情况下，易发生心脑血管事件，夏季，气温较高，水分消耗多，易造成体内缺水，血液浓缩，血流减慢，也易诱发脑卒中。

研究证据已经显示，酒精摄入量对于出血性卒中有直接的剂量相关性，但对于缺血性卒中的相关性目前仍然有争议。长期大量饮酒和急性酒精中毒是导致青年人脑梗死的危险因素。同样在老年人中大量饮酒也是缺血性卒中的危险因素。有研究提示，每天吃较多水果和蔬菜的人卒中相对危险度约为 0.69。每天增加 1 份（或 1 盘）水果和蔬菜可以使发生卒中的危险性降低 6%。

579 脑血管疾病与血压有关吗？

脑血管活病与血压有关。高血压是脑出血和脑梗死最重要的危险因素。国内有研究显示：在控制了其他危险因素后，收缩压每升高 10mmHg，脑卒中发病的相对危险增加 49%，舒张压每增加 5mmHg，脑卒中发病的相对危险增加 46%。糖尿病患者为减少脑卒中发生应控制血压，当血压水平<140/90mmHg 时可明显减少脑卒中的发生。有糖尿病和肾病的高血压患者，降压目标应更低一些，以<130/80mmHg 为宜。单纯控制收缩压不可以减少脑卒中的发生，高血压的治疗目标主要是提高控制率，以减少脑卒中等合并症的发生。患者收缩压与舒张压的达标同等重要，且重点应放在收缩压的达标上。

580 远离脑卒中控制血压的非药物措施有哪些？

非药物措施有：

措施	目标
减重	膳食平衡、增加运动、BMI 保持在 20~24
膳食限盐	北方人先降到 8g/d，逐渐降到 6g/d，南方人可控制在 6g/d 以下
减少膳食脂肪	总脂肪<总热量的 30%，饱和脂肪<10%，新鲜蔬菜 400g~500g
增加及保持适当的体力活动	如运动后自我感觉良好，保持理想体重，血糖控制良好，则表明运动量和运动方式合适
保持乐观心态和提高应激能力	通过宣教和咨询，提高人群自我防病能力。提倡选择适合个体的体育、绘画等文化活动，增加老年人社交机会，提高生活质量
戒烟、限酒	不吸烟，限酒，嗜酒者男性每日饮酒精<20~30g，女性<15~20g，孕妇不饮酒

581 如何控制血脂使患者尽可能远离脑卒中？控制血脂的方法有哪些？

国际上公认的异常血脂治疗标准强调：应根据患者有无心脑血管疾病危险因素而制订相应分级诊断及治疗标准；糖尿病患者无论是否有冠心病均应被列入积极治疗的对象；降低 LDL-C 为治疗的首要目标，目标值为<5.6mmol/L。

控制血脂的方法有：①血脂异常，尤其合并高血压、糖尿病、吸烟等其他危险因素者首先应改变不健康的生活方式，并定期复查血脂。改变生活方式无效者采用药物治疗。②对既往有短暂性脑血管发作、缺血性卒中或冠心病史，且三酰甘油（TC）高于 5mmol/L 的患者采用他汀类药物治疗。TG 增高者选用贝丁酸类药物治疗。

582 吸烟对脑卒中发病有危害吗？

吸烟对脑卒中发病有危害。经常吸烟是一个公认的缺血性脑卒中的危险因素。其对机体产生的病理生理作用是多方面的，主要影响全身血管和血液系统如：加速动脉硬化、升高纤维蛋白原水平、促使血小板聚集、降低高密度脂蛋白水平等。研究分析表明，吸烟是脑卒中的独立危险因素，其危险度随吸烟量的增加而增加。大量前瞻性研究和病例对照研究结果证实，吸烟者发生缺血性卒中的相对危险度约为 2.5~5.6。暴露于吸烟环境者其冠状动脉事件发生的危险由 20% 升高到 70%。动脉硬化既可以导致脑卒中也可致冠心病，因此有理由相信被动吸烟也是造成部分卒中的原因之一。研究发现，在去除年龄、性别、高血压、心脏病和糖尿病史的影响后，长期被动吸烟者脑卒中的发病危险比不暴露于吸烟环境者的相对危险增加 1.82 倍，且在男性和女性中都有显著意义。

583 体重增加与脑卒中相关吗？

有人研究了女性超重和脑卒中之间的关系，发现随着体重指数的增加其缺血性卒中的相对危险也随之增加。体重指数在 27~28.9 时相对危险度为 1.75，29~31.9 时危险度为 1.90，到 32 以上时危险度为 2.37。还有一些证据显示 18 岁以后体重增加也会增加缺血性卒中的危险。相对于低体重指数的男性而言，高体重指数者卒中相对危险度为 1.29，但以腰/臀围比进行比较时其相对危险度为 2.33。因此，认为男性腹部肥胖和女性 BMI 增高是卒中的一个独立危险因素。

584 脑卒中复发的危险因素包括哪些?

脑卒中复发的相关危险因素,包括不可干预的危险因素与可干预的危险因素两方面,可干预的危险因素又分为生理学危险因素如:高血压、糖尿病、高脂血症、心脏病、高半胱氨酸血症等和行为学危险因素如:吸烟、酗酒、肥胖、抑郁等。

585 如何降低糖尿病脑卒中的发生?

要降低糖尿病脑卒中的发生,超重者和肥胖者通过采用健康的生活方式、增加体力活动等措施减轻体重,降低卒中发病的危险。提倡健康的生活方式和良好的饮食习惯。成年人的体重指数（kg/m²）应控制在正常范围或腰/臀围比<1,体重波动范围在 10% 以内。

586 糖尿病性脑血管疾病有哪些特点?

脑血管疾病是指由各种脑血管疾病所引起的脑部病变。表现为:脑梗死、脑出血,可出现偏瘫。糖尿病患者脑出血发生率与非糖尿病患者相近,而脑梗死发生率为非糖尿病患者的 4 倍。这是严重影响患者生活质量的疾病,需要高度重视。其特点有:①由于清晨血糖高,血液浓缩,而且早晨血压也经常偏高,所以好发于早晨 4~10 时,其他时段也有,无明显诱因,常在睡眠中发生;②早期无典型症状,轻度头痛、间歇性头晕、短暂失明、单侧肢体无力、麻木;③重者失语、偏瘫、迟钝、昏迷;④初发病灶多较局限,所以症状较轻,或没有明显的自觉症状;⑤发病多见于较长时间的安静少动,尤其是长期卧床的老年糖尿病患者,起病突然;⑥复发较多见,预后差。

587 糖尿病性脑血管疾病应注意什么?

糖尿病合并脑血管病应注意:①糖尿病患者血糖、血压、血脂控制状况;②患者的血流动力学指标、脑血管阻力、胰岛素敏感度和各种血管内皮因子的状况;③患者服用抗血小板药物治疗后的反应;④睡前、夜间及清晨鼓励多饮水;⑤对重症患者注意监测呼吸、循环等生命体征，保持呼吸道通畅；密切观察病情变化，积极救治；⑥定期做体格检查或常规颅脑 CT、MRT 扫描检查；⑦调整生活方式：合理饮食，良好的运动习惯，保持理想的体重，禁止大量饮酒，忌烟。这些措施对预防糖尿病脑血管疾病有积极作用。

（北京天坛医院　夏国宝）

第十七章
糖尿病与肾病

　　糖尿病肾病是糖尿病常见的微血管并发症。本章介绍了什么是糖尿病肾病，哪些人容易得糖尿病肾病，如何早期发现糖尿病肾病，如何评价糖尿病肾病损害程度，详细介绍了糖尿病肾病饮食上应注意什么，如何补充水分以及在护理上应注意的问题。

588 什么是糖尿病肾病？

糖尿病肾病（DN）是糖尿病微血管慢性并发症，早期的特征是尿中白蛋白排泄轻度增加（微量清白尿），逐渐进展至大量清蛋白尿和血清肌酐水平上升，最终发生肾衰竭。其发生是由于糖尿病微血管疾病变导致肾组织缺血、缺氧，使得血黏度增高，红细胞变性能力减弱，出现肾小球毛细血管压力增高，通透性发生改变出现糖尿病肾病。

589 哪些人容易发生糖尿病肾病？

糖尿病肾病常发生于中老年糖尿病患者，病程多在 10 年以上，男性患病率高于女性，20%～30%的糖尿病患者都有发生糖尿病肾病的可能，如果长期血糖控制不良，患糖尿病肾病的风险就会增加，发生视网膜病变、心脑血管疾病的患者也容易并发糖尿病肾病。

590 糖尿病肾病如何分期？

糖尿病肾病有以下分期：Ⅰ期：肾小球高滤过，肾脏体积增大。Ⅱ期：间断微量白蛋白尿，患者休息时晨尿或随机尿白蛋白与肌酐比值（ACR）正常（男<2.5mg/mmol，女<3.5mg/mmol），病理检查可发现肾小球基底膜（GBM）轻度增厚和系膜基质轻度增加。Ⅲ期：早期糖尿病肾病期，以持续性微量白蛋白尿为标志，ACR 为：男 2.5～30mg/mmol，女 3.5～30mg/mmol，病理检查肾小球基底膜（GBM）增厚和系膜基质轻度增宽明显。小动脉壁出现玻璃样变。Ⅳ期：临床糖尿病肾病期，显性白蛋白尿，ACR>30mg/mmol，部分可表现为肾病综合征，病理检查肾小球病变更重，部分肾小球硬化，灶状肾小管萎缩及间质纤维化。Ⅴ期：ESRD 期（尿毒症期）。GFR 呈进行性下降，晚期<20ml/min。大量蛋白尿、肾小球广泛硬化。

591 如何早期发现糖尿病肾病？

当糖尿病患者出现蛋白尿时，已是糖尿病肾病的晚期表现，在患糖尿病的前 4～5 年内，虽无肾脏受损的表现，但肾功能损害已经开始，并缓慢进展。早期糖尿病肾病会出现生理性蛋白尿，如在此期及时发现，并积极控制糖尿病，肾脏损害大多可以逆转，甚至可完全恢复。所以糖尿病患者应定期检查肾功能。尿微量白蛋白检查被认为是早期诊断糖尿病肾病的重要手段之一，可以在普通尿蛋白为阴性时早期发现糖尿病肾病。微量白蛋白尿不仅是糖尿病肾病早期诊断依据，同时还是预示发生心血管疾病的危险信号。所有糖尿病病史超过 5 年者，还要经常查肾功能、尿微量白蛋白测定、尿蛋白定性、24 小时尿蛋白定量、并注意测量血压，做眼底检查。

592 如何留取尿标本来检查尿微量白蛋白？

因运动、感染、发热、心衰、明显高血糖和高血压、血尿可导致一过性尿微量白蛋白增加，因此，一次尿微量白蛋白阳性不能确诊早期糖尿病肾病，应在 3~6 月内 3 次尿检中至少 2 次超过诊断阈值才能确诊。建议 2 型糖尿病诊断时应常规检查尿微量白蛋白，若阴性每年复查 1 次，1 型糖尿病诊断后 5 年开始筛查，若阴性，应每年复查 1 次。尿微量白蛋白的留尿方法可以是随机尿，也可以留 24 小时总尿量或末段时间的定时尿，如晚 9 点至次日晨 7 点的 10 小时尿标本。

593 糖尿病患者尿中出现蛋白一定是糖尿病肾病吗？

糖尿病患者尿中出现蛋白不一定是糖尿病肾病。有许多原因可以造成尿中出现蛋白，如长期高血压、泌尿系感染、发烧及其他肾脏疾病的影响和心力衰竭等，在排除了这些原因后，若仍存在蛋白，是由肾脏肾小球基底膜受损造成的，可以诊断。

594 如何评价糖尿病患者肾脏损害的程度？

评价糖尿病患者肾脏损害的程度，可按照以下标准：①早期肾病：尿常规蛋白阴性；尿微量白蛋白升高；早期治疗可以逆转。②中期肾病：尿常规蛋白阳性；血肌酐、尿素氮测定值正常（肾功能正常）。③晚期肾病：尿常规蛋白阳性；血肌酐、尿素氮测定值明显升高（即肾功能受损）。④终末期肾病：全身水肿，伴有高血压、尿毒症；肾衰竭。

595 糖尿病肾病患者营养治疗的目的是什么？

糖尿病肾病患者营养治疗的目的是：①减轻体液中氮代谢产物的潴留以及体组织的分解；②尽力纠正体内各种氨基酸比例失调现象，设法达到或接近正氮平衡，防止发生营养不良；③针对症状纠正水和电解质的紊乱；④维持患者的营养需要，提高生活质量，延缓病情发展；⑤在满足身体能量需求的前提下，控制蛋白质的摄入，减轻体内含氮废物的堆积，减轻肾脏负担，延缓糖尿病肾病进展；⑥有效控制血糖；⑦纠正体内各种代谢紊乱状况，减少并发症；⑧维持患者的营养需要，防止发生营养不良，提高生活质量。

596 糖尿病肾病患者为什么需要限制食物中蛋白质摄入？

蛋白质分解产生的含氮废物尿素，需要经过肾脏从尿中排出。若肾脏功能受损，则尿素等废物在体内堆积，导致一系列不良反应，同时造成残留肾功能的进一步恶化。所以，必须对糖尿病肾病患者采用限制蛋白摄入的营养治疗方案，而且为了避免患者出现营养不良，还要求其中50%以上的蛋白质为优质蛋白。临床研究表明，限制蛋白质摄入能延缓糖尿病肾病的进展。无论肾脏疾病轻重与否，低蛋白或极低蛋白饮食都能使蛋白尿程度减轻，肾小球滤过功能的下降速度减慢，缓解临床症状，降低发展到终末肾病或死亡的危险度。长期高蛋白膳食摄入会加重肾脏的高过滤状态，同时增加体内有毒的氮代谢产物的产生和潴留，从而导致肾功能的进一步损害。因此主张适量限制膳食中的蛋白质，以减少肾脏损害。经常有患者认为饮食以素食为主或不吃肉类、奶制品、蛋类就是低蛋白饮食，但素食中植物蛋白含有的必需氨基酸较少，不能满足人体的需要，长期食用会造成蛋白质营养不良，不利于肾功能的恢复。

597 糖尿病肾病患者如何限制蛋白质的摄入？

限制蛋白质的总量，一般主张每日膳食中的蛋白质按照 $0.6 \sim 0.8g/kg$ 标准体重给予，还要在限量范围内提高优质蛋白的比例。处于糖尿病肾病第Ⅲ、Ⅳ期的患者，在坚持糖尿病营养治疗其他原则的同时，掌握好每日蛋白质摄入的质和量，出入平衡，就有利于肾脏的恢复。

598 当糖尿病肾病发展到终末期肾病时，蛋白质如何摄入？

当糖尿病肾病发展到终末期肾病时，蛋白质限制应更加严格，临床采用部分小麦淀粉饮食作为主要热能来源，代替大米和面粉。因为大米和面粉等主食中含有较多量的非优质植物蛋白（每 50 克约含 4 克），而麦淀粉中植物蛋白含量甚微。但因麦淀粉制作不易，所以也可用玉米淀粉、红薯淀粉来代替。这样可以节约植物蛋白量，用动物蛋白加以补充，从而更利于满足体内的生理需要。

599 以身高 170cm，标准体重 65kg，尿微量白蛋白 $80\mu g/min$ 的患者为例，如何计算每日膳食中总蛋白量？

该患者属于早期糖尿病肾病，每日膳食中总蛋白量应为：$65\times0.6\sim65\times0.8$ 应为 $39\sim52$ 克，优质蛋白应占 25 克以上。

600 当糖尿病肾病发展到终末期肾病时，热量及脂肪如何供给？

在低蛋白膳食时热量供给必须充足以维持正常生理生活。每天需要摄入 $30\sim50kcal/kg$ 体重的热能。可以选择一些含热量高，而蛋白质含量低的主食类食物，像土豆、藕粉、粉丝、芋头、白薯、山药、南瓜、菱角粉、荸荠粉等，使膳食总热量达到标准范围。但同时必须要减去这些食物作为主食所含有的热量，保证供需平衡。终末期肾病常合并脂代谢障碍，仍要坚持低脂肪的摄入，橄榄油、花生油中含有较丰富的单不饱和脂肪酸，也可以作为能量的来源。

601 糖尿病肾病患者为什么要限盐饮食？低盐饮食的标准是什么？

钠盐摄入过多会加快糖尿病肾病肾功能的恶化速度，应根据患者的血压、尿量、水肿情况的病情变化，给予低盐、无盐或低钠饮食。低盐饮食供钠 1500 毫克/天左右，每日食盐限制在 $2\sim3$ 克/天或酱油 $10\sim15$ 毫升/天，忌用盐腌制加工的食物，如咸蛋、咸肉、咸鱼、酱菜、面酱、腊肠等。无盐饮食供钠量 1000 毫克/天左右，烹调时不加食盐或酱油，可用糖醋等调味。忌用一切咸食同低盐饮食。低钠饮食供钠量不超过 500 毫克/天，除无盐饮食的要求外，忌用含钠高的食物和蔬菜，如发酵粉或碱做的馒头、糕点、饼干、挂面、松花蛋、豆腐干、油菜、空心菜、芹菜等。（易于患者理解，更具指导性）终末期肾病发展到一定阶段常可出现高血压，表现为水肿或尿量减少，限制食盐可以有效防止并发症的进展。但是如果同时伴有呕吐、腹泻时，不应再过分限制钠盐，甚至还需补充。

602 当糖尿病肾病发展到终末期肾病时，如何补充水分？

当糖尿病肾病发展到终末期肾病时，掌握患者液体出入平衡很重要，终末期肾病的尿毒症期可能出现少尿或无尿，这时水的摄入量就非常重要了。太多的水摄入会加重肾脏负担导致病情恶化，因此一般每日摄入量为前一天的排尿量加上500毫升，但当患者合并发热、呕吐、腹泻等症状时就应再多补充液体。因此患者还需了解食物含水量，量出为入。

603 当糖尿病肾病发展到终末期肾病时，如何补充钾、钙、磷？

当糖尿病肾病发展到终末期肾病时，补钾应注意：若每日尿量大于1000毫升和血钾正常时不必限制钾的摄入。由于肾脏对钾的排泄功能降低，若出现高血钾时，常对机体造成危害甚至危及生命，因此应适当限制含钾高的食物，每日应低于1500~2000毫克。如南瓜、冬瓜、葫芦、苹果、梨、菠萝、西瓜、葡萄等，含钾量较低可以食用。而含钾高的食品，如油菜、菠菜、韭菜、番茄、海带、香蕉、桃子等应该适当限制。但并不意味着绝对不能吃，而是应该在总量范围内有选择地吃。同时避免食用浓缩果汁、肉汁。当出现低血钾时，则应多食含钾高的食品。肾脏损害时对磷的排泄减少，导致血磷升高。而且对维生素 D_3 的合成能力减退，影响钙的吸收，血中钙的浓度降低，容易出现骨质疏松。因此理想的治疗膳食应该提高钙含量，尽量降低磷含量。而低蛋白饮食本身就降低了磷的摄入，有利于治疗。

604 糖尿病肾病患者能否吃豆制品？

长期以来肾病患者不能吃豆制品已被广泛传播。但是现代医学研究认为豆制品中的蛋白质虽属植物蛋白，但也是一种优质蛋白，相对于谷类和蔬菜它含必需氨基酸仍较多，此外它还可以提供钙、维生素、异黄酮等有益健康的物质。所以，肾病患者可根据病情适量选用，不必视豆制品为大敌而绝对禁止。只是选用豆制品时应与肉蛋类食品进行互换，防止蛋白质总量超标。

605 糖尿病肾病的患者血糖、血压、血脂的控制目标是多少？

糖尿病肾病的患者血糖控制的目标是：空腹血糖 < 6.1mmol/L，餐后血糖 < 8.0mmol/L，糖化血红蛋白 < 6.5%。血压的控制目标是：无肾损伤及尿蛋白患者： < 130/80mmHg；尿蛋白 > 1.0g/d 的患者：血压控制目标 < 125/75mmHg。控制血脂目标：TC < 4.5mmol/L，LDL-Ch < 2.6mmol/L，HDL-Ch > 1.1mmol/L，TG < 1.5mmol/L。

606 糖尿病肾病的治疗要点有哪些？

糖尿病肾病的治疗要点有：限制蛋白摄入量每天 0.6 ~ 0.8g/kg，透析疗法排除体内代谢毒物，纠正水、电解质及酸碱失衡，纠正肾性贫血，终末期肾衰（Scr > 530μmol/L）开始透析治疗。糖尿病肾病患者的用药禁用口服磺脲类（除糖适平）和双胍类药物；格列奈类和噻唑烷二酮类在轻、中度肾功能不全时仍可应用；α-糖苷酶抑制剂仅 2% 吸收入血，其余均从肠道排除，故肾功能不全时仍可应用。胰岛素用量通过密切监测血糖来调节。

607 糖尿病肾病患者护理上应注意什么？

糖尿病肾病护理上应注意：严格控制血糖、血压、血脂，戒烟；肾功能检查：尿素氮、肌酐、肌酐清除率、尿清蛋白排泄率测定；眼底病变往往早于肾脏病变；密切观察血压，将其控制在 120/75mmHg 以下；限制饮食中蛋白的摄入量，制订一个低蛋白食谱。每天蛋白质摄入小于每公斤体重 0.6 ~ 0.8g；严格限制盐的摄入。糖尿病肾病患者出现水肿时在护理上应注意：①嘱患者卧床休息，双下肢抬高，有利于血液回流；②注意皮肤清洁，勤换衣裤，避免出现伤口或破溃；③给予低盐、优质低蛋白饮食；④遵医嘱使用降糖、降压、利尿等药物，并观察有无药物副作用；⑤及时观察患者生命体征、尿量、血压等变化，并做好记录，为医生提供正确病情动态信息；⑥遵医嘱正确留取各种血尿标本，并及时送检；⑦心理护理，为患者做好疾病相关知识介绍，使患者更好地配合治疗及护理。

608 糖尿病肾病患者的临床特点及危险因素有哪些？

糖尿病肾病患者的临床特点有：肾功能进行性下降；大量持续蛋白尿；伴发严重高血压；血糖控制困难、胰岛素抵抗；血脂代谢紊乱；代谢产物聚集引起尿毒症症状；心血管并发症的致残率及死亡率高；患者易合并贫血、营养不良等。导致糖尿病肾病的危险因素有高血压、高血脂、高血糖、高植物蛋白饮食、吸烟以及病程长，长期慢性高血糖与肾小球微血管及基底膜中的蛋白质发生反应，形成糖化蛋白，是导致本病的主要原因，而高血压则是另外一个重要危险因素。原有高血压或病程至微量清蛋白尿期时血压升高可加速糖尿病肾病进展和肾功能的恶化，加重尿白蛋白的排出。糖尿病患者由于胰岛素抵抗，多存在血脂异常，合并血脂异常的患者更容易患冠心病、脑梗死等大血管疾病，所以，糖尿病患者既要降血糖，又要调血脂。

609 糖尿病肾脏损害的程度是如何分期的？

糖尿病肾脏损害的程度分期如下：①Ⅰ期肾小球高滤过率阶段：高滤过率及肾脏肥大期；微量白蛋白测定可阴性；②Ⅱ期正常白蛋白尿期：肾小球结构遭到损害，出现间歇性微量白蛋白尿；③Ⅲ期微量白蛋白尿期：持续性微量白蛋白尿，血压有上升趋势，这也是易患心血管疾病的危险性指标之一；④Ⅳ期显性肾病阶段：持续性蛋白尿、高血压和肾小球滤过率下降，伴水肿；⑤Ⅴ期肾衰竭期：出现低蛋白血症、恶心、乏力、氮质血症、心力衰竭、贫血、高血压症状；⑥早期水肿往往出现于脸部、踝部、腹部、胸部；晚期有口臭、厌食、恶心呕吐、出血倾向、失眠、乏力、注意力不集中等表现。

610 糖尿病肾病的临床表现有哪些？

糖尿病肾病是微血管病变中的一种，是常见的糖尿病并发症之一；肾病的发展阶段有肾小球滤过率增加——微量白蛋白尿——临床蛋白尿——肾功能减退、高血压、血尿素氮和肌酐升高等——肾衰竭。对应于糖尿病肾病的病理发展阶段，患者的临床上从无任何症状体征，只有微量白蛋白阶段发展到肾衰竭，表现为大量的蛋白尿、高血压、水肿、贫血等。

611 糖尿病肾病的防治措施有哪些？

糖尿病肾病的防治措施有：控制血糖并维持在接近正常的范围；低蛋白饮食；控制好血压；应用血管紧张素转换酶抑制剂或血管紧张素Ⅱ受体拮抗剂。中国糖尿病防治指南要求，糖尿病患者从出现微量白蛋白尿起，无论有无高血压均应服用血管紧张素转换酶抑制剂或血管紧张素Ⅱ受体拮抗剂，因为此类药不仅能降低高血压，而且还能减少尿蛋白及延缓肾损害进展；避免加重肾病发展的因素，如尿路感染、脱水、造影剂检查、肾毒性药物如某些抗生素。对新发病的患者，应做尿常规分析。应查24小时尿白蛋白或尿白蛋白与肌酐比值。蛋白尿者，每年应至少查血尿素氮、肌酐一次。有尿蛋白或有尿白细胞或泌尿系感染的表现，做细菌培养，指导治疗。高血压者，应及时、有效地进行治疗。血肌酐大于3mg/dl（265.2μmol/L），请糖尿病专家和肾病专家共同会诊。

612 如何延缓糖尿病肾病进展？

要延缓糖尿病肾病进展，就要积极控制糖代谢紊乱，至少每周监测一次血糖，包括空腹及三餐后血糖，每2～3个月复查一次糖化血红蛋白；积极控制血压，调整脂代谢紊乱；避免使用肾毒性药物，积极治疗尿路感染，尿酸高的患者积极降尿酸。早期糖尿病肾病是可以逆转的，一般来说，早期经过严格控制血糖、血压、可以使病情得以恢复，但是，中晚期后，肾小球严重受损，累及肾小管，大分子蛋白质漏出，如果及时治疗，可以使得糖尿病患者蛋白尿排出有不同程度的改善，延缓病情发展，但是难以使肾脏病变恢复及肾功能逆转。

613 夜尿多是不是说明肾功能不好呢？

糖尿病患者白天尿量正常，夜尿增多，可能是夜间高血糖未被发现，出现高血糖渗透性利尿，尿量增多。另外，当糖尿病肾病时可以出现夜尿增多，可以查尿微量白蛋白、肾小球滤过率、肾功能等以明确是否有糖尿病肾病。

（北京友谊医院　陆建英）

第十八章
糖尿病与眼病

　　糖尿病眼病是糖尿病患者常见的微血管并发症。本章介绍了什么是糖尿病眼病，糖尿病患者如何保护眼睛，易患糖尿病眼病的高危人群有哪些，糖尿病患者日常生活中如何预防糖尿病眼病，糖尿病眼病在饮食、运动上应注意的问题。

614 什么是糖尿病眼病？

糖尿病眼病是糖尿病严重并发症之一，随着糖尿病病程的延长，可引起严重的视网膜病变、白内障、虹膜睫状体眼、视神经病变、调节麻痹、其中尤以糖尿病性视网膜病变最为严重，是中老年患者致盲的重要原因。糖尿病眼部病变包括眼底病变、白内障、青光眼、角膜病、眼肌麻痹等。

615 糖尿病眼病的临床表现是什么？

糖尿病眼病的临床表现主要体现在以下方面：在早期或病变尚未侵犯视网膜的主要部位时，患者常常不会感觉到什么异常。但是病变发展到一定程度时，就会出现视物模糊、视物变形、眼前有黑影浮动，甚至眼球疼痛等症状。在眼部检查时会发现虹膜新生血管，视网膜水肿或出血，玻璃体积血和混浊，甚至视网膜脱离等现象。晚期可因视网膜新生血管出血或增殖性病变所引起的视网膜脱离而失明。糖尿病患者的血糖控制不好时常会有视物模糊及波动的症状。患者会突然觉得眼镜度数加深了或者不再需要老花镜了，或者本来开车能看见的路牌突然看不清了等。这种视力变化是由于血糖太高所致，因此在配眼镜之前一定要将血糖控制在正常水平。在有些年龄较大的糖尿病患者中，有时会有复视的情况。

616 糖尿病患者如何保护眼睛？

糖尿病可引起各种各样的眼部疾病，其中糖尿病视网膜病变是糖尿病最常见的慢性并发症，严重影响视力。视网膜病变发病率高，致盲率也十分严重，必须引起高度重视。应注意做好以下几方面：控制好血糖和血压，对防治糖尿病视网膜病变极其重要。及早诊断及早治疗眼部并发症，在确诊糖尿病时就要对眼部全面检查，包括测视力、眼压、查眼底，以后每年复查一次，已有视网膜病变者，每年检查数次。合理用药，适用维生素和血管活性药物，对 3 期以上的患者使用激光治疗。糖尿病孕妇计划怀孕前 12 个月内及确定怀孕时要查眼底，以后要按照医生要求定期复查。在视网膜病变初期，一般无眼部自觉症状。多数患者有多饮、多尿、多食和疲乏、消瘦等症状。患者出现眼前黑影飘动、视野缺损、视野中央暗影、中心视力下降、视物变形等情况及时就诊。

617 什么是糖尿病视网膜病变？

糖尿病视网膜病变是糖尿病患者表现为血糖代谢异常，血糖异常增高。糖尿病的高血糖状态能够损害视网膜血管，导致血管闭锁，视网膜组织缺氧，从而视网膜出现微血管瘤、水肿、渗出、出血、新生血管以及玻璃体增殖性病变等一系列病理改变。因此称为糖尿病性视网膜病变，也简称糖网病。定期的眼部检查是早期发现糖尿病视网膜病变的唯一手段。

618 糖尿病视网膜病变分哪两个类型？

糖尿病视网膜病变主要分为两个类型：一是非增殖性糖尿病视网膜病变；二是增殖性糖尿病视网膜病变。非增殖性糖尿病视网膜病变，也称为背景期病变，是糖尿病视网膜病变的早期改变。在这一阶段，首先出现视网膜微血管瘤和小片出血，随着病情进展，有血细胞和（或）液体从视网膜的小血管漏出，出血增多，漏出的液体引起视网膜水肿或形成硬性渗出。非增殖性糖尿病视网膜病变的患者通常没有明显视力损害。但在出现黄斑水肿时视力会明显下降。增殖性糖尿病视网膜病变是糖尿病视网膜病变的晚期表现，其特征是在视网膜和（或）视神经表面出现了异常的新生血管，它是由于糖尿病导致的视网膜血管广泛闭锁，组织缺氧所致。这些异常的新生血管常常发生破裂导致玻璃体出血，或伴随增生的瘢痕组织牵拉视网膜，造成视网膜脱离或皱褶，引起严重的视力损害。增殖性糖尿病视网膜病变导致的视力损害比非增殖性糖尿病视网膜病变严重得多。

619 糖尿病视网膜病变有哪些特征？

糖尿病视网膜病变有如下特征：①视网膜微小动脉瘤、出血和渗出，静脉迂曲扩张或闭塞等现象，出现视网膜脱出症和视神经炎等。眼底出现散在微血管瘤是单纯性视网膜病，这是最早期的特征，病变仅限于视网膜内；毛细血管周围出现无灌注区及出现新生血管是增殖性视网膜病变的标志；新生血管范围大于1/4视盘，视神经区有新生血管为高危型增殖性视网膜病；增殖性视网膜病变由单纯性视网膜病变发展而来。除有视网膜改变外，还累及到玻璃体。②早期一般无感觉，视力无影响。若黄斑区受影响，则视野中心暗影、中心视力下降、视物变形；若视网膜小血管破裂，进入玻璃体，可有黑影飘动；若新生血管出血进入玻璃体，视力受损，仅存光感；黄斑区外的视网膜脱离，引起视野缺损。

620 为什么要重视糖尿病视网膜病变？

要重视糖尿病视网膜病变是因为：①糖尿病性视网膜病变可导致患眼失明；②糖尿病性视网膜病变的发展是隐匿性的，当患者感到视力明显下降时，往往病变已经发展到晚期；③糖尿病性视网膜病变往往在糖尿病病程的中后期（5~10年）出现，早期患者多无自觉症状，所以常常被忽视；④严格控制血糖，及时诊断和治疗，90%的糖尿病可以避免失明。所以要重视糖尿病视网膜病变。

621 为什么说糖尿病视网膜病变比较隐蔽？

糖尿病视网膜病变通常是无症状的，只有到视力严重损害时才出现症状。糖尿病视网膜病变的发生与患糖尿病时间有关。如果血糖控制不良，病程5~10年即可出现糖尿病视网膜病变。若病程在15年以上，即使血糖控制良好，糖尿病视网膜病变发生率也在60%以上，其中导致失明的可占50%。所以说糖尿病视网膜病变比较隐蔽。

622 哪些人群最可能有糖尿病性视网膜病变的风险？

以下人群最可能有糖尿病性视网膜病变的风险：①糖尿病病期长的患者；②糖尿病性视网膜病变的发生与糖尿病发生时年龄及病期有关；③确诊年龄为0~19岁，7%的患者10年后将发生视网膜病变；确诊年龄为20~39岁，10%的患者10年后将发生视网膜病变；确诊年龄超过40岁，25%的患者10年后将发生视网膜病变。所有门诊治疗的糖尿病患者均应记录确诊时年龄及其出生日期。还有一些患者也存在糖尿病视网膜病变的危险性：①其他部位出现小血管病变的患者，尤其是肾脏病变；②高血压患者；③血糖控制不好的患者；④妊娠患者；⑤口服避孕药的患者；⑥吸烟的患者。

623 糖尿病视网膜病变如何诊断？

糖尿病视网膜病变的诊断主要依靠眼底检查。通常患者需要散大瞳孔，医生用检眼镜检查眼底。眼科医生往往在患者尚未感到视力障碍时即能发现糖尿病视网膜病变，并给予及时治疗，但前提是患者必须定期接受眼科医生的检查。

624 糖尿病患者并发了视网膜病变如何进行治疗?

糖尿病患者并发了视网膜病变要积极控制血糖、血压、血脂：采用饮食、运动、口服降糖药物、注射胰岛素等措施，严格控制血糖。治疗糖尿病视网膜病变的药物有：抗血小板聚集药，如阿司匹林、双嘧达莫（潘生丁）等；抗凝药，如肝素等；促纤溶药，如尿激酶、链激酶等；羟苯磺酸钙。中药有助于眼底出血的止血和血液吸收。如果医生发现了糖尿病视网膜病变，可能建议患者进一步做眼底彩色照相或（和）眼底荧光血管造影，以确定是否需要激光治疗。激光治疗主要用于黄斑水肿、增殖性糖尿病视网膜病变的预防和治疗，以及新生血管性青光眼的治疗。通过激光光凝术治疗糖尿病视网膜病变是最安全、有效的治疗措施，其主要机制是激光光凝破坏了视网膜的缺血、缺氧区，制止了新生血管因子的产生，光凝使视网膜色素上皮外屏障遭到破坏，营养物质可直接由脉络膜弥散进入视网膜，改善了视网膜营养；减少了视网膜的耗氧量，改善了视网膜的组织供养，减少了渗漏。激光治疗眼底病变的优势是利用激光产生的光束，切断视网膜局部的缺血区域或直接封闭新生血管。局灶性的光凝疗法，常用于封闭渗漏的微动脉瘤，以减少渗出。已证实，光凝治疗可减慢视网膜新生血管的形成，有利于防止出血和保存视力。目前，糖尿病视网膜病变的治疗主要有激光治疗和玻璃体切除手术两种方法。对于非增殖性糖尿病视网膜病变，激光治疗的目的是用于视网膜局域性光凝，防止新生血管发生。

625 糖尿病视网膜病变观察要点有哪些?

糖尿病视网膜病变观察要点有：①视网膜病变分为两种类型6个阶段，前种类型进展慢、预后好；后种类型严重，预后差。②糖尿病患者糖代谢紊乱，视网膜血管丰富，眼底病变往往与血糖控制程度、病程长短、年龄大小有关。③眼底血管荧光造影是提高糖尿病性视网膜病变诊断率，了解病情进展，评估治疗预后的重要方法。

626 糖尿病患者日常生活中如何预防糖尿病视网膜病变?

糖尿病日常生活中注意眼部保健及眼部清洁，戒烟、戒酒，多吃新鲜蔬菜，保持大便通畅，防止便秘，有眼底出血者禁止过劳、长时间看电视、看书，避免低头弯腰，不做重体力劳动。糖尿病患者如果还没有眼病发生，可以1年左右检查一次。糖尿病并发视网膜病变如眼部有异常感觉，应每半年或3个月检查一次。①控制好血糖并维持之、保持血压正常和纠正血脂代谢紊乱，保持血糖接近控制目标；②确诊糖尿病后，每年做一次眼科检查，发现问题，及时治疗；③治眼病的同时，注意血脂、血压、蛋白尿等全身情况；④白内障摘除术后，要及早进行眼底检查；⑤戒烟；⑥发现有视物模糊、视物重影，出现黑点或漂浮物；感到眼胀，阅读困难；不能看到眼睛两侧的东西时及时到眼科就诊。总之，在糖尿病患者的患病过程中，患者眼睛的大部分组织都可受到影响，从而会产生不同程度和不同症状的眼部病变，所以要掌握预防眼睛病变的特殊措施。并且患者一旦被诊断为糖尿病时，马上就应到专科进行眼部的检查，以后根据病情，一年检查一次或一年检查多次。糖尿病所致眼病主要有视网膜病变、白内障和青光眼。

627 糖尿病视网膜病变患者运动时应注意什么？

糖尿病视网膜病变患者运动时应注意：①忌剧烈运动，剧烈运动不仅会使血压升高，而且眼压也随之增高，会增加玻璃体、视网膜出血的危险性或牵拉性视网膜脱离；②避免力量型静态运动，如举重、俯卧撑、仰卧起坐等。因为进行此类运动会使胸腹肌肉持续收缩，使静脉回流受阻，会导致眼压突然增高；③避免节奏快速的运动，避免对抗性强、节奏快的运动；④晚期视网膜病变患者禁止坐飞机，避免无氧运动及用力、剧烈震动等，如举重、跳水、用球拍的运动、用力吹的游戏，可进行散步等运动。

628 糖尿病视网膜病变患者饮食需要注意什么？

糖尿病视网膜病变患者饮食需要注意要选择低盐饮食，患者每日应摄入食用盐3克。限制水的摄入；选择富含膳食纤维素的食物，保持大便通畅；选择颜色深的蔬菜含胡萝卜素较多如番茄、青椒、南瓜、油菜、茄子、大白菜等；选择氨基酸含量高的食物，具有补肾、养血、明目的功效，如黄豆、黑豆、扁豆、豆制品、豆浆、豆腐等。

629 糖尿病视网膜病变患者代谢指标控制在多少合适？

糖尿病视网膜病变患者糖化血红蛋白应控制在7%；空腹血糖控制在6mmol/L，餐后血糖控制在8mmol/L；血压控制在130/80mmHg比较合适。

630 为什么糖尿病患者要做眼部检查？

糖尿病患者做眼部检查很重要。一旦被确诊为糖尿病，即应到医院检查眼睛，包括视力、眼压、眼底。患糖尿病 15 年的患者中，63% 的人患视网膜病变，患病 30 年，95% 的人患视网膜病变。视网膜病变最基本的检查方法是眼底镜检查和眼底荧光血管造影。糖尿病患者出现以下情况应及时到医院做眼部检查：单眼或双眼出现视力改变；视力改变持续数天；出现与血糖变化无关的视力降低。

631 糖尿病患者为什么做眼底血管荧光造影检查？

糖尿病很容易并发视网膜病变导致失明。但早期的视网膜病变用一般眼底检查的方法不能发现，如用眼底血管荧光造影能观察到眼底毛细血管。因此，眼底血管荧光造影检查是早期诊断糖尿病视网膜病变不可缺少的项目。眼底荧光血管造影是在患者的前臂静脉内注入造影剂，然后用眼底照相机拍摄动态的眼底照片，以便对视网膜病变进行详细分析，发现其他检查无法显示的病变。

632 糖尿病患者应多长时间查一次眼底以发现视网膜病变？

糖尿病患者应按以下要求进行眼底检查以发现视网膜病变：①每个患者确诊时均应检查眼底。②如果患者主诉视觉症状，诸如眼前有黑的"漂浮物""蝌蚪"或"蜘蛛"，应检查眼底。③1 型糖尿病：通常在糖尿病发生数周内诊断时很难发现视网膜病变。诊断时患者年龄小于 19 岁者应立即检查眼底，如眼底正常，以后每 5 年查一次眼底，待 10 年后每年查一次。诊断时患者年龄为 20 岁或超过 20 岁者当时也应查眼底，如眼底正常，3 年后每年查一次。④2 型糖尿病：患者在诊断前数年可能已患糖尿病。因此，刚发现糖尿病时可能已有相当明显的视网膜病变。这些患者当时即应检查眼底，如眼底正常，3 年后每年查一次。凡存在 3、4 两项中列举的危险因素的患者，更需要经常检查眼底。

633 糖尿病性黄斑水肿如何治疗？

黄斑是视网膜中央很小的一片区域，它是视网膜感知外界图像最敏锐的部位，它的任何一点病变都会导致中心视力下降或视物变形。糖尿病性的黄斑水肿是由于视网膜血管异常，液体从血管内漏出和蓄积在黄斑所致。高血压和肾脏问题可使黄斑水肿更加严重，所以应积极处理这些问题。对于黄斑水肿，激光治疗的主要目的是减少黄斑区漏出液的蓄积，以减少黄斑水肿，防止视力的进一步下降。虽然从经验上看有些患者激光术后可能视力有所提高，但一般情况下视力很难恢复到正常状态。一部分患者术后可能看到激光斑造成的暗点，这些暗点通常随时间变淡，但可能不会完全消失。

634 玻璃体积血是怎么回事？

玻璃体是充满眼球腔内的胶冻样透明液体，它是视网膜接受外界光线的必经之路。当脆弱的新生血管破裂出血时，血细胞就会进入玻璃体，使视网膜对外界图像的感知受到干扰。如果出血量小，患者会感到眼前有黑影飘动；如果出血量大，则会阻挡视线，引起严重视力下降。玻璃体积血可能持续数周、数月、甚至数年，可以吸收后又反复出血。对于反复出血或观察一定时间不能吸收的玻璃体积血，一般建议进行玻璃体切除手术。单纯的玻璃体出血一般不造成永久的视力丧失。出血吸收后或经手术切除玻璃体后，在不伴有其他视网膜病变的情况下，往往能恢复一定视力。

635 什么是牵拉性视网膜脱离？

在增殖性糖尿病视网膜病变中，瘢痕组织往往伴随着新生血管出现，它们在收缩过程中常牵拉视网膜，使其出现皱褶或脱离其正常的位置。黄斑区出现皱褶可使患者视物变形；黄斑区视网膜脱离或广泛的视网膜脱离则引起严重的视力下降。玻璃体切除手术可以使脱离的视网膜复位，以恢复部分视力。一般建议早做手术，防止长期的视网膜或黄斑脱离造成永久的视力损害。

636 什么是新生血管性青光眼？

在某些情况下，糖尿病引起的视网膜血管广泛闭锁造成组织严重缺氧，异常新生血管不但发生在视网膜，而且也出现在虹膜组织，阻断了眼内液体正常的排出通道，使眼压急剧升高，称为新生血管性青光眼。这是一种严重的眼病，患者不但感到眼部胀痛，而且由于高眼压导致的视神经损伤，患者将出现严重的视力损害。

637 光学相干断层扫描（OCT）和眼 B 超可用于眼部什么检查？

光学相干断层扫描（OCT）可以发现和评价糖尿病视网膜病变黄斑水肿的情况；眼 B 超检查，用于玻璃体积血无法窥视眼底的患者，以了解患者眼内出血和视网膜状况。

638 什么是播散性视网膜光凝？

对于增殖性糖尿病视网膜病变，激光光凝黄斑区以外的视网膜所有区域，称播散性视网膜光凝，目的在于使异常的新生血管消退，并阻止其进一步发展。激光光凝有利于减少玻璃体积血的机会，防止牵拉性视网膜脱离或皱褶的发生。

播散性视网膜光凝的副作用有：①暂时性视物模糊，可持续数天或数周；②偶有轻度的中心或周边视力下降；③暗视力降低多数情况下，反复多次的激光治疗是必要的。激光治疗虽然可起到上述作用，但不能治愈糖尿病视网膜病变，有时也不能阻止视力的进一步损害，但若不接受激光治疗则视力损害会不断加重。

639 什么是玻璃体切除手术？

玻璃体切除手术是当增殖性糖尿病视网膜病变发展到一定阶段时，医生可能建议患者做玻璃体切除手术。这是在手术室内进行的显微手术，医生在显微镜下用显微手术器械将患者眼内出血或混浊的玻璃体切除，置换以透明的生理盐水，使外界光线能够重新进入眼内，到达视网膜，恢复视力。

640 行玻璃体切除手术应注意什么？

行玻璃体切除手术应注意：①往往联合眼内激光同时进行，目的在于使异常的视网膜新生血管消退，防止出血复发。如果出现了牵拉性视网膜脱离，玻璃体切除手术过程中，可同时剥除牵拉视网膜的增殖组织，使视网膜复位。对于黄斑区视网膜受到牵拉的病变，手术应尽早实施，因为黄斑的易位或脱离将造成永久性视力损害。②在玻璃体切除手术中，为帮助视网膜复位，医生可能使用特殊气体/硅油临时填充在眼内，这可能要求患者术后俯卧和低头。眼内的气体可以逐渐自行吸收，填充的硅油则需再次手术取

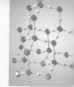

出，具体何时取出要依据医生的检查来决定。需要注意的是，眼内填充气体后，在气体完全吸收之前，患者不能乘坐飞机或去高原，因为在高海拔处眼内的气体会急剧膨胀引起眼压升高，损害视神经。

641 什么情况下建议实施玻璃体切除手术？

以下情况建议实施玻璃体切除手术：①年轻的胰岛素依赖型糖尿病患者出现浓厚的玻璃体积血，因为这些患者处于发生牵拉性视网膜脱离的高危状态，牵拉性视网膜脱离可能隐藏在积血之后；②浓厚或反复的玻璃体积血，这些出血不易自行清除，影响患者生活质量；③近期发生的牵拉性黄斑脱离或易位。

642 糖尿病患者为什么容易患白内障？

白内障是眼睛里晶状体的浑浊，即为白内障。可致视物不清、模糊、变暗。糖尿病更容易出现白内障。糖尿病患者白内障的发病率约是非糖尿病患者的 2~5 倍，发生糖尿病时血糖升高。从而进入晶状体内的葡萄糖增多，导致晶状体的高渗状态，从而吸收更多的水分进入晶状体内，造成晶状体纤维的水化和肿胀，使得晶体透明度降低、浑浊、皮质层厚度增加以及角化等，最终形成白内障。所以，糖尿病患者容易患白内障。轻度的白内障可通过佩戴眼镜进行治疗，但白内障一旦进展就需要手术治疗，摘除浑浊的晶状体，放入人工晶体。

643 糖尿病患者如何预防白内障？

糖尿病并发白内障主要是由于体内胰岛素缺乏或体内某些酶（半乳糖酶）的活性降低，血糖浓度增高，导致眼内房水的渗透压增高，晶体纤维肿胀、断裂，最终晶状体完全浑浊，因此，在早期半乳糖性白内障中使用醛糖还原酶的抑制剂，以中断半乳糖性白内障的病情发展，在一定程度上可使病情逆转，即浑浊的晶体可变得明亮。

644 什么是青光眼？

青光眼是指眼内压间断或持续升高的一种眼病，持续的高眼压可以给眼球各部分组织和视功能带来损害，如不及时治疗，视野可以全部丧失而失明，是导致人类失明的三大眼病之一。糖尿病患者更易发生青光眼，早期几乎没有明显症状。本病初期无明显不适，当发展到一定程度后，会有轻微头痛、眼痛、视物模糊及虹视等，经休息后自行消失，故易误认为是视力疲劳所致。中心视力可维持相当长时间不变，但视野可以很早出现缺损，最后由于长期高眼压的压迫，视神经逐渐萎缩。视野随之缩小、消失，最终失明。整个病程中，外眼无明显体征，仅在晚期时，瞳孔有轻度扩大，虹膜萎缩。

645 如何预防糖尿病导致的视力丧失？

依靠目前的诊断治疗技术，大部分糖尿病患者眼部的病情可得到控制，只有少部分患者的视网膜病变可能导致严重的视力障碍。要想降低糖尿病导致视力损害的风险，其关键在于严格控制血糖、血压和血脂，定期找眼科医生检查眼底监测病情，早期发现糖尿病视网膜病变，及时治疗。糖尿病患者每年至少检查一次眼底。对于已经诊断有糖尿病视网膜病变的患者，则每年的检查次数需要增加，具体次数要听从医生指导。当患者首次被诊断糖尿病后，于 30 岁的患者，确诊糖尿病 5 年之内必须进行眼部检查；30 岁或者是年龄更大的患者，在确诊糖尿病数月之内，就应进行眼部检查，因为可能患者在被确诊之前，糖尿病已经隐蔽存在了一段时间，糖尿病视网膜病变已经发生了。对于妊娠的糖尿病妇女，妊娠头三个月，要密切观察，并于妊娠期间 3 个月检查 1 次眼底。因为妊娠期间糖尿病视网膜病变可能发展很快。如果有与糖尿病相关的肾衰竭或截肢手术史，或糖尿病史超过 15 年，则应立即找眼科医师进行眼部检查，因为这是糖尿病视力损害的高危人群。

646 为什么要开展糖尿病防盲？

糖尿病视网膜病变是糖尿病的重要并发症之一，是视网膜微血管的损害，它的进展往往代表着患者心、脑、肾也发生了类似病变。值得注意的是糖尿病对视网膜微血管的损害是隐匿和缓慢形成的。患者常因无自觉症状而忽视检查和治疗，从而错过治疗时机导致失明。大量的研究证明，糖尿病视网膜病变若能早期诊断和治疗，90% 的患者可以防止失明。大量糖尿病患者最终失明的根本原因在于忽视了眼部的检查和治疗。糖尿病视网膜病变是糖尿病的重要并发症之一，每年都有数以万计的患者因糖尿病视网膜病变而致盲。而通过有效宣传，唤醒糖尿病患者的防盲意识，使他们得到及时的检查和治疗，不但利于降低糖尿病患者失明的危险，也能节约国家的卫生支出和经济负担。

647 糖尿病防盲宣传的受众人群有哪些？

糖尿病防盲宣传的受众人群有：①糖尿病患者：糖尿病防盲宣传的主要对象是糖尿病患者。然而，在我国患者的依从性不高，很多患者当病变不足以使其感到严重不适时他们不愿意去医院就诊，而糖尿病视网膜病变又恰恰是当患者感到视力明显下降时往往已经丧失了治疗时机。在临床上，我们常常可以看到有些糖尿病患者即使被告知并发症的危险，也不节制吃喝，不顾血糖高低，更不愿意到医院定期检查眼底，直至玻璃体积血，甚至出现牵拉性视网膜脱离才来医院就诊。②医务工作者：不管是眼科医师、内科医师还是社区医师，在工作中常有机会面对糖尿病患者，如果能以适当的方式，给予患者及时的建议和正确的指导，让他们认识到糖尿病导致视力丧失的危险性和早期诊断、及时治疗对保护视力的重要性，那么对他们眼睛的防盲和改善生活质量都是至关重要的。③普通大众：正如艾滋病的预防宣传一样，大众的认知度越高，预防的效果越好。不仅因为糖尿病有家族性倾向，更重要的是要依靠家人的影响力和督促来促使糖尿病患者注意眼部的定期检查。公众的卫生知识越普及，越利于糖尿病防盲工作的开展。

648 糖尿病防盲宣传的内容有哪些？

糖尿病防盲知识的宣传主要突出两个方面，一是糖尿病视网膜病变的危害，糖尿病患者患眼部疾病的可能性约是非糖尿病患者的 2 倍。糖尿病最常见的眼部并发症是糖尿病视网膜病变，它累及视网膜血管，可导致眼底出血，损害视力。糖尿病患者失明的危险性是正常人的 25 倍。以提高糖尿病患者的重视度；二是警示糖尿病视网膜病变的隐蔽性和预防治疗的意义，以促使他们能够做到定期随访。

649 糖尿病患者可以戴隐形眼镜吗？

糖尿病患者长时间戴隐形眼镜很容易引发角膜溃疡、结膜炎等症状，易引起眼底病变，因此，糖尿病患者尽可能不戴或少戴隐形眼镜。

650 眼皮下垂与糖尿病有关吗？

老年人的眼皮下垂这一症状常常与许多疾病有关，特别是突然一只眼耷拉眼皮，则很可能是糖尿病引起的眼睑下垂，特点是起病急，仅为一侧性，除上眼睑下垂外，多伴有眼球向内、向下或向上运动受阻而出现复视，糖尿病致动脉硬化、使供应眼神经的小血管缺血，颅神经受损，引起该症，可诊断为糖尿病合并颅神经病变。

（北京同仁医院　李建荣）

第十九章
糖尿病与结核病

糖尿病容易继发结核病。本章介绍了什么是结核病，结核病与糖尿病有什么关系，哪些人群容易得结核病，如何早期发现结核病，结核病的临床类型及表现，结核病应做哪些检查，如何诊断结核病，在治疗用药上应注意哪些问题，同时介绍了糖尿病合并结核病在结婚、生育方面应注意的问题。

651 什么是结核病？

结核病是由于感染结核分枝杆菌而引起的一种慢性传染病。人体感染结核杆菌后，又因某些原因机体抵抗力降低时才发病。结核杆菌有时侵犯到单一器官，有时又同时累及全身多个器官。结核病的传播方式以飞沫传播为主，所以肺结核最为多见。1978年全国结核病防治工作会议制订我国的肺结核病分类法，把肺结核分为五类。Ⅰ型：原发性肺结核；Ⅱ型：血行播散型肺结核；Ⅲ型：浸润型肺结核；Ⅳ型：慢性纤维空洞型肺结核；Ⅴ型：结核性胸膜炎。

652 结核杆菌是怎样被发现的？

1882年，一位德国的乡村医生罗伯特·郭霍用自己的厨房作为实验室发现了结核病的致病菌——结核杆菌。郭霍的夫人喜欢整齐和清洁，厌恶他做细菌实验室工作，限制他在一间厨房内工作，郭霍在艰苦困难的环境中发明了各种新的细菌培养基，发现了结核病病原菌，并成功地在痰涂片上看到了结核杆菌。这是现代医学史上的一个辉煌成就。他的这一发现连同其他一些科学家在细菌学领域奠定了现代细菌学学科的基础。为此，郭霍于1905年荣获诺贝尔医学奖。1882年3月24日在柏林召开的物理学学会的讲台上，郭霍做了著名的报告《结核病病原学》，他向全世界宣布，结核杆菌已被发现。结核杆菌的发现为人类消除结核病带来了希望。

653 结核病常见的临床症状是什么？

由于结核杆菌的毒力与普通细菌不同，且结核杆菌早期都寄生在体内的巨噬细胞中，不引起机体的任何反应，故结核病患者在早期可没有任何症状和体征。只是到了结核病的中晚期，患者才会表现出一些特异的症状和体征。主要分为全身性结核中毒症状和病变局部症状。结核病的典型全身中毒症状有疲乏无力、倦怠、食欲缺乏、消瘦、低热、盗汗和心悸；女性可有月经不调，甚至闭经；小儿可有性格改变、易怒、烦躁、身体逐渐消瘦等；少数急性发展的肺结核可出现高热等急性感染症状。

654 如何早期发现结核病?

结核病的症状不是结核病所独有的,症状程度与病变范围、进展情况和机体的反应性也密切相关,各不相同。这些症状在结核病早期易被误认为是感冒或其他感染而被忽略。所以我们要了解结核病的常见症状,以帮助结核病的早期诊治。如果咳嗽持续两周以上,或者有结核病的其他症状出现,应该立刻找医生检查。如果周围认识的人有相同的症状也应该鼓励他去看医生。

655 结核病患者发热常见哪几种情况?

结核病患者发热有以下 3 种情况:低热:体温在 37.4~38℃,多见于轻型结核患者;高热:体温达 39℃ 以上,多见于急性、重型结合患者;长期发热:发热时间较长,呈不规则热,体温常在 38~39℃。在 3 种发热种类中,午后低热并且体温不稳定是结核病最显著的发热特点。正常人活动后体温稍增高,休息半小时后又可恢复至正常水平。而结核病患者发生低热往往是在静息状态下,体温下降的速度也比正常人慢得多,休息半小时后亦不能恢复,仍然有发热。

肺结核患者发热的特点是多见长期午后低热,次日清晨以前退热,所以称"潮热",有人伴有面颊潮红;不少患者即使有 37.5℃ 以上的发热,却能耐受而无发热主诉,只觉倦怠和不适;女患者可有月经前发热,经后不易恢复。结核病的退热与病变范围、痰菌情况、初复治、营养状况无明显关系,而与热程、热型、合并症、并发症、耐药及多器官结核病变等关系密切。治疗前发热时间越短退热越快,发热时体温较低退热较快。持续发热多因有合并症,多脏器结核,耐药或药物热。

656 什么是结核病患者的盗汗?

结核病患者的盗汗是入睡后出汗,醒后汗止称为盗汗。是结核病中毒症状之一,常发生于体虚患者,系自主神经系统功能紊乱所致。轻度盗汗于入睡后仅在头、颈或腋部出汗;较重者则胸背、手足心等处也有盗汗;严重者则全身盗汗,甚至衣被均被汗湿。盗汗患者常兼有其他结核中毒症状,如低热、全身疲乏无力、食欲缺乏、体重减轻、心悸、失眠等。慢性肺结核患者则兼有咳嗽、咯痰等呼吸道症状。

657 什么是肺结核？

肺结核是由结核分枝杆菌引发的肺部感染性疾病，占各器官结核病总数的 80%～90%，其中痰中排菌者称为传染性肺结核病。肺结核是目前世界上致病率与致死率最高的传染病之一，根据世界卫生组织的报告仅 2012 年全球患病人数达到了 800 万人，其中 100 万人以上死亡。随着肺结核的致病菌——结核杆菌抗药性越来越强，许多结核病患者没有得到有效的药物治疗。

658 肺结核的呼吸系统症状有哪些？

肺结核呼吸系统症状有咳嗽、咳黄白色黏痰、不等量的咯血等，其中咯血是青年型肺结核的最常见症状和首发症状，即患者在无任何其他症状的情况下首先以咯血起病，这是肺结核的特征之一。如病变累及胸膜，患者可有胸痛、高热及胸闷憋气等症状，以及胸膜摩擦音，叩诊实音等体征。呼吸困难在病变广泛或伴有胸腔积液、自发性气胸等情况时出现。发生脑膜炎时，患者可有头痛、高热、喷射性呕吐、精神异常甚至昏迷等症状，可见颈项强直等体征，如合并脑疝还可发现瞳孔不等大体征。

659 原发性肺结核是如何发生的？

原发性肺结核是指人体初步受到结核杆菌感染后即发病的肺结核，又称初染结核，它包括了原发综合征和胸内淋巴结结核。原发性肺结核是结核杆菌进入肺部，在肺泡内可为肺泡巨噬细胞吞噬并在其中繁殖，达到一定数量后结核杆菌便从中释放而在肺泡内生长繁殖，引起肺部原发病灶。原发病灶多好发于胸膜下通气良好的肺区如上叶下部和下叶上部。此时机体尚未形成特异性免疫力，结核杆菌可沿所属淋巴管引流到相关肺门淋巴结，引起淋巴管炎和淋巴结炎。原发病灶、淋巴管炎和肺门淋巴结肿大三者合称为原发综合征。

660 什么是胸内淋巴结结核？

如果肺内病灶吸收消散，仅留有肺门、纵隔淋巴结肿大者则称为胸内淋巴结结核。

胸内淋巴结核胸部 X 线的检查典型表现是肺原发病灶为片状边缘模糊的阴影，加上引流的淋巴管炎和肺门淋巴结肿大，三者形成双极哑铃征象。胸内淋巴结结核可见肺门或纵隔淋巴结肿大阴影，形成包块状病灶，边缘光滑或模糊。原发型肺结核多见于儿童，偶见于初次感染的成年人。

661 小儿原发性肺结核有什么临床特点？

小儿原发性肺结核是原发型肺结核的重要组成部分。小儿由于解剖生理学及生物免疫学特点，使结核病的临床表现、病程及转归均与成人不同。小儿感染结核杆菌后，经4~8 周潜伏期，结核菌素试验由阴性变为阳性，一部分小儿同时可有发热、结节性红斑及疱疹性结膜炎，肺部发展为原发性肺结核，于 1 年内局部进展蔓延或全身播散的危险性最大。

662 小儿原发性肺结核有什么临床表现？

小儿患本病后的临床表现轻重不一，轻者可无症状，仅于查体或进行 X 线检查时才被发现。一般患儿多有低热等轻度结核中毒症状。重者急性发病，有似感冒、伤寒或肺炎的症状，高热持续可达 2~3 周，后降为低热，同时有盗汗、食欲缺乏、体重下降、睡眠不安及咳嗽等症状。当胸腔内淋巴结高度肿大时，可发生一系列的压迫症状，如出现声音嘶哑，阵发性剧咳及金属样或双音性咳嗽、喘鸣、呼气性或吸气性呼吸困难（在压迫气管、支气管时）。部分患儿可有疱疹性结膜炎及结节性红斑等变态反应表现。

663 小儿原发性肺结核预后如何？

本病年龄较大的儿童预后良好，多数在发病 3~4 个月后病变吸收或硬结钙化。但在免疫力低下的小儿，尤其是严重感染的婴幼儿预后不佳，常伴有种种恶化进展，或并发其他疾病，如并发结核性胸膜炎、支气管结核、干酪性肺炎、急性粟粒性结核病、结核性脑膜炎，以及骨结核、结核性腹膜炎等。

664 什么是急性血型播散性肺结核？

急性血行播散性肺结核也叫急性粟粒性肺结核，是各种血行播散性结核病中最常见的一种，它是由大量结核杆菌同时或在极短时间内进入肺动脉血流而造成的肺内急性广泛播散。

665 急性血型播散性肺结核是如何形成的？

当胸内淋巴结结核或肺内结核病原发灶干酪病变液化时，病灶中所含的大量破溃侵入血管就可造成血行播散结核。血行播散因侵入的血管不同及受影响的器官不同而有差别，当大量结核杆菌侵入肺动脉时则造成肺内血行播散的粟粒样结节病变，如大量结核杆菌侵入肺静脉腔时，则可造成全身广泛播散，结核杆菌借血循环到达脑、肝、肾、肠等甚至再返回肺并形成该器官的粟粒样结节病变。在人体免疫力低下的情况下大量结核杆菌侵入血流，即可引起急性血行播散性肺结核或结核性脑膜炎等。如不给予及时、有效的抗结核药物治疗，则会导致患者的死亡。

666 什么是继发性肺结核？

继发性肺结核是临床上最常见的成人结核病，也是肺结核中的一个主要类型。继发性肺结核临床特征有别于原发结核和原发后结核，以肺内实质性病变为主，其病理过程可以有浸润、渗出、干酪、增殖、纤维化、钙化等，肺结构损害轻重程度差异很大，轻者病灶局限，而重者有空洞、干酪坏死、实变、毁损肺等病变使肺结构严重受损，成为肺部感染、呼吸功能障碍的基础。

667 继发性肺结核的诊断标准是什么？

痰结核菌检查阳性（包括涂片检查或菌培养）。痰结核菌阴性，胸部 X 线检查有典型的活动性结核病变表现；肺部病变标本病理学诊断为结核病变，疑似肺结核病者，经临床 X 线随访观察后，可排除共他肺部病变。

668 继发性肺结核有哪些临床表现？

继发性肺结核临床表现多种多样，通常与病变范围、性质、机体反应性等因素有关。常见症状为两类，一是全身中毒症状，包括发热（多见为午后低热）、盗汗、乏力、食欲缺乏、消瘦和心悸等，妇女月经不调也常是肺结核的一种中毒症状，在临床上应予重视。二是呼吸道症状，如咳嗽、咯痰、咳血、胸痛等。

669 什么是内源性病灶？

内源性病灶是指原发感染遗留的病灶，初次感染后遗留下来已静止的原发病灶内，或原发感染经淋巴、血行播散潜伏在肺内的结核杆菌。这些结核杆菌虽绝大多数逐渐死亡，但也有部分并未死亡，只是繁殖减弱或完全静止呈休眠状态，这些结核杆菌可以在病灶内或巨噬细胞内长期存活。当机体由于过度疲劳、营养不良、精神和情绪受抑、外伤、长期应用皮质激素等原因导致免疫力下降时，促使原来潜伏在病灶内静止的结核杆菌再度复苏，开始繁殖生长，导致病灶复燃。

670 什么是外源性重新感染？

外源性重新感染是由于再次接触排菌肺结核病患者从而引起了传染，目前较为少见。继发性肺结核病变可有增殖、浸润、干酪样坏死以及空洞等不同的病理改变。由于每个患者的机体免疫力和变态反应及侵入的结核杆菌数量和毒力等不同，因此病变范围、发展结局也有明显差异。情况好者病变可自行局限、吸收、纤维化、钙化而愈合；情况差者则病灶播散，空洞形成。

671 什么是结核性胸膜炎？

结核性胸膜炎是由结核杆菌及其代谢产物进入正处于高度过敏状态的胸膜腔所引起的胸膜炎症。结核杆菌进入胸膜腔有三条途径：结核杆菌进入胸膜腔的三条途径是：一条是病变直接蔓延，即临近胸膜的结核病变或胸壁结核破溃后可使结核杆菌及其代谢产物直接进入胸膜腔；另一条是通过淋巴管道播散，即肺门及纵隔淋巴结结核使淋巴结肿胀，淋巴回流受阻，结核杆菌通过淋巴管逆流至胸膜；再一条是通过血行播散，即由急性或亚急性血行播散的结核病灶播散至胸膜腔。

672 结核性胸膜炎的发病原因是什么？

结核性胸膜炎的发病原因除了上述结核杆菌进入胸膜腔外，机体变态反应性增强是另一个重要因素。当机体处于高度变态反应状态时，结核杆菌及其代谢产物侵入胸膜腔，引起胸膜毛细血管大量渗出，导致渗出性胸膜炎，即胸腔有积液；当机体对结核杆菌过敏反应较低时，则引起的只是局限性纤维索性胸膜炎，无胸腔积液即为干性胸膜炎。

673 干性结核性胸膜炎有哪些症状？

干性胸膜炎可发生在胸膜腔的任何部位，主要症状有胸痛、干咳、低热，胸痛为局限性针刺样疼痛，呼吸运动时疼痛明显加重，可以听到胸膜摩擦音。渗出性胸膜炎起病多较急，有发热、盗汗、疲乏、食欲缺乏等结核中毒症状，发病初期多有胸痛，为一种刺激性剧痛，偶尔也可表现为上腹部疼痛。但随着胸腔积液出现增多，胸痛反而减轻或消失。

674 为什么肺结核病患者会出现胸痛？

胸痛是肺结核常见症状之一。肺组织没有痛觉神经，因此肺本身病变并不引起胸痛。肺结核病患者胸痛的原因有：①胸膜病变：肺结核病变波及胸膜或发生结核性胸膜炎时，均可有胸痛；肺胸膜、叶间胸膜、纵隔胸膜及膈胸膜等受累时，均可有胸痛。②胸壁结核或肋骨结核：肺结核病患者并发胸壁结核或肋骨结核时，均可有胸痛。③肺结核并发症：肺结核病患者并发自发性气胸、肺栓塞等也可引起胸痛。

肺结核病患者的胸痛特点是：胸痛的性质根据疾病或病期的不同也不同。剧痛或刺痛，多见于干性胸膜炎、渗出性胸膜炎早期、自发性气胸等。钝痛或隐痛，胸痛较轻或时隐时现，多见于胸壁或肋骨结核、邻近胸膜的肺结核病变、胸膜粘连或增厚、肺门或纵隔淋巴结结核。胸膜病变引起的胸痛常于深呼吸时加重，屏气时减弱或消失。

675 肺结核病患者为什么会出现咯血？

肺结核病患者咯血并非都发生在结核病恶化时。咯血多见于秋季，其次为春季，再次为夏季，冬季最少。慢性肺结核患者在一定程度上受气候变化的影响，因而发生咯血有季节上的差异。肺结核病患者于好转期，甚至病灶已钙化时亦可发生咯血。

咯血的原因有以下几种：①由于结核病灶的炎性反应对毛细血管壁的刺激，使毛细血管壁通透性增强，红细胞外渗至肺泡，出现痰中带血或血染痰。②核病灶以坏死为主，侵蚀血管壁，使血管壁破裂，根据被侵蚀血管的不同而出现不同量的咯血。③部分患者在空洞形成时，空洞壁上的血管在血压和炎症的作用下管壁变薄，可形成血管瘤。一旦用力过猛，血管壁可被撕破而发生大咯血。④慢性肺结核、肺不张以及结核性胸膜炎等患者常并发支气管扩张而咯血。⑤有些陈旧结核病的钙化灶坚硬、锐利，一旦脱落可以刺破肺部血管，引起咯血；纤维瘢痕收缩也可引起咯血。这种咯血多与体力活动量过大有关，而与肺部病灶活动性无关。⑥治疗期间，结核杆菌被大量杀死，死菌及大量代谢产物堆积，局部变态反应增强，病灶周围的毛细血管充血、水肿，中性粒细胞渗出增强，可促使病灶中心干酪坏死，侵蚀血管壁，造成咯血。⑦诱发咯血的因素存在，如剧烈咳嗽、过度劳动、情绪紧张以及胸部外伤等。

676 当肺结核病患者咯血时应注意什么？

凡咯血患者均应卧床休息，大咯血患者应绝对卧床，一般量咯血时取健侧在下的侧卧位，以利血液的排出。大咯血时应取患侧在下的侧卧位，以防血液流入健侧肺内。不明来源咯血者，取仰卧位，头偏向一侧。必要时取头低足高位。患者应保持良好的心理状态，消除顾虑，积极配合各项治疗和检查。鼓励患者将血液咯出，不要留在呼吸道内或咽下。咯血患者要进食易消化的饮食，不要进食太热的食品，以温凉为宜，也不宜食用刺激性食物。咯血患者要保持大便通畅，必要时可给予少量缓泻剂，便秘时可灌肠，避免因用力排便而做摒气动作，精神紧张者可服少量镇静剂，咳嗽剧烈者，可服少量镇咳剂，但禁用麻醉性镇咳剂。

677 什么是先天性结核病？

先天性结核病是指患儿在母体内受到结核杆菌感染所形成的结核病，但并不多见。传染途径一般认为可来自两个方面：第一条途径是通过脐静脉血行感染，这种情况多见于胎儿生母患有全身性结核病，这时母体血液中的结核杆菌可通过脐静脉血液进入胎儿，造成胎儿全身血行播散。第二条途径是通过羊水感染，母体胎盘的结核灶破溃后可污染羊水，此时胎儿可通过吸入带有结核杆菌的羊水，在肺部造成原发结核灶。先天性结核病的患儿一般在出生后第2周起病，亦有在出生1个月后起病。患儿食欲缺乏，体重不增加，如患肝原发性综合征则主要表现为黄疸，同时有恶心、呕吐、腹泻、食欲缺乏及体重下降，肝脾肿大。如患肺原发性综合征则有发热、咳嗽、呼吸困难等类似急性细菌性肺炎的症状，抗菌药物治疗无效。先天性结核病中还有一种非常严重的类型——无反应性结核病，病死率几乎为100%。

678 什么是结核病的传染源？

一种传染性疾病的传播流行必须具备 3 个环节，即传染源、传染途径和易感人群，3 个环节缺一不可。结核病也不例外，其中传染源是结核病流行的主要环节。现代国际公认的传染源新概念是：有咳嗽、咳痰症状，痰涂片阳性的继发性肺结核患者，而其他原发性结核、痰涂片阴性的肺结核患者都不是真正意义上的传染源。也就是说不是每个肺结核患者都是传染源。

679 结核病的传播途径是什么？ 空气-呼吸道传染途径是如何传播的？

结核病的传播途径是：有了传染源，结核杆菌必须通过一定的途径才能传染给别人。最常见的肺结核传染途径有以下 3 条：空气-呼吸道途径、食物传染、垂直传播。

空气-呼吸道途径是指结核杆菌存在于肺和支气管的结核病灶内，或者在肺空洞、支气管的分泌物痰液里，当患者大声讲话、咳嗽、打喷嚏时就会释放出很多含有结核杆菌的细小飞沫（微滴核），患者一次咳嗽可以释放 3500 个飞沫，一次用力打喷嚏时飞沫更多。其中体积较大的微滴核迅速下沉，落到地面，另一些过小的微滴核很快在空气中蒸发掉，只有那些 5~10 微米直径的微滴核可在空气中长期飘浮，若易感者吸入了这种带结核杆菌的飞沫，即可被感染。

另外，吐痰传染也是一个重要的传染途径，肺结核患者如果把含结核杆菌的痰吐在地上，痰液干燥后，痰中的结核杆菌与尘埃混在一起，飞扬在空气中，可以被健康人吸入肺内引起传染。空气-呼吸道传染是结核病最主要的传染方式。

680 结核病患者的食物传染途径是如何传播的？

食物传染途径是结核病患者用的餐具、吃剩的食物上都可能污染结核杆菌，如和结核病患者合用餐具或吃患者剩下的食物，或在一个碗里吃菜喝汤等也可能通过饮食传染结核杆菌。饮用未经消毒的牛奶或乳制品等也可以感染牛型结核杆菌。替排菌患者倒痰罐，不小心手上沾污了痰液，如果不认真洗手，用手拿食物吃也可能受到传染。有的妇女喜欢用嘴嚼食物之后喂婴儿，如果她是个肺结核排菌者，那么婴儿就很可能受到传染。一般情况下，消化道对结核杆菌有较大的抵抗力，结核杆菌一进入胃内，很容易被大量胃酸杀死，除非咽下大量结核杆菌，否则不容易感染。消化道结核多数由于饮用未经煮沸的牛奶引起，我国内蒙古有项调查，发现农牧民肺结核患者中 10.6% 为牛型结核，他们有饮用生牛奶的习惯。

681 结核病患者的垂直传播及结核菌其他传播途径是如何传播的？

患有结核病的母亲在怀孕期间，其体内的结核杆菌可通过脐带血液而进入胎儿，胎儿也可因咽下或吸入含有结核杆菌的羊水而感染，使胎儿患上先天性结核病。除上述传染方式外，结核杆菌也可由皮肤或黏膜的伤口直接感染，由于结核杆菌不能穿透皮肤，这种传染方式是比较少见的。另外，结核病是一个人兽共患的疾病，许多动物如猪、猫、狗、牛、羊、猴等均可患结核病，人类和这些动物经常接触，即可被患有结核病的动物所传染，也可将自身结核病传染给所饲养的动物。

682 如何切断传播途径？

以上的传染途径是完全可以切断的，肺结核病患者应做到在咳嗽时不面对他人，并用手巾捂着嘴，睡觉时不同别人同头，以免夜间咳嗽时传染，养成良好的卫生习惯，不随地吐痰，自己单用一份碗筷、匙，经常洗晒被褥。健康人应做到不食用结核病患者吃剩的食物，倒完痰罐后要认真用肥皂洗手等。

683 什么样的人易患结核病？

未感染过结核杆菌且对结核杆菌无特异性免疫力的人群。当某个体进入城市或其他人口密集的场所如军队兵营、监狱等时，很容易感染结核杆菌，且由于他们无良好的卫生习惯和医疗卫生保健知识，所患结核病往往发现晚，易形成新的传染源传染给更多的易感者，甚至造成暴发流行。一些免疫力低下的非结核性疾病患者也属于易感人群，如某些急、慢性传染病（艾滋病）和职业病（矽肺）患者都可削弱人体的免疫力，容易诱发结核病。长期使用类固醇激素和免疫抑制剂的结缔组织性疾病患者和部分肿瘤患者，结核病发病率也明显升高。

人体的免疫力取决于人的营养、年龄、内分泌状态以及遗传因素等。一般来说，婴幼儿对结核杆菌的免疫力较低，随着年龄的增长，免疫力逐渐增强；进入青春期后，由于体内内分泌系统的重大改变导致青少年易发生青春期结核病；近年来，随着人口日渐老龄化，老年性结核病患者也逐渐增多，这是因为老年人机体免疫力降低，易发生结核

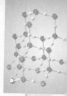

病；遗传因素在结核病整个流行过程中也有不可低估的作用，临床上经常可以发现，夫妻间互相传染结核病的情况远低于父子间、母女间先后发生结核病，长期酗酒、精神病患者以及糖尿病患者等也属于结核病易感人群。除上述个体的内在因素外，与排菌的结核患者密切接触的家属、亲友、同事以及医务人员被感染的机会也较一般人为多。他们均属于结核病的易感人群。

684 感染结核杆菌就一定会发病吗？

人体受结核杆菌感染后，结核杆菌若未能被控制或消失，在体内形成病灶，出现结核病的症状，并经过细菌学检验找到了结核杆菌，即称为发病。感染结核杆菌并不一定患结核病。

一般情况下，感染少量结核杆菌后只在感染部位形成一个原发病灶，受机体免疫力的影响，多数人并不发生结核病。感染后能否得病，主要依感染的菌量和机体的免疫状况而定。如果感染的结核杆菌量多，毒性大，或反复频繁地感染，则机体往往不能有效地抑制结核杆菌的入侵而患病，或当人体免疫力下降时，机体不能迅速产生针对的特异性免疫反应，结核杆菌就可以在体内迅速繁殖扩散而发病。

机体在免疫力正常，菌量不足情况下不引起发病。感染人群中有 3 个好发年龄：1 岁以内，青春期和老年，因此对这 3 种人群应特别引起重视。如果要判断是否得了结核病，可以通过做"结核菌素试验"初步判定人体有无结核杆菌的感染。此试验阳性一般就是感染了结核杆菌，反之则不能肯定。

685 什么是结核菌素试验？

结核菌素是结核杆菌在液体培养基中培养时的代谢产物，经细菌筛过滤后将细菌去掉，再经过一定方法的提取而得到。最早采用的结核菌素是一种粗提物，成分比较复杂，除结核杆菌外的其他培养物质都包括在内，也称旧结核菌素（或 OT）。结核菌素试验就是用结核菌素所做的皮肤试验，也叫做 OT 试验。后来人们又将其中的有效成分蛋白质提取出来，形成所谓"纯化蛋白衍生物"（PPD），用此类结核菌素进行的皮肤试验就叫做 PPD 试验。人们最初提取结核菌素的目的是想将它们用于治疗结核病，以促进机体的免疫反应。后来经过试验发现此路不通，但同时发现它可以用来判定体内是否有结核杆菌的感染，于是便改变了初衷，将它们用于判定结核杆菌感染。现广泛用于临床的是后一种，在判定结核杆菌感染方面它已取代了 OT 试验。

686 如何做结核菌素试验？

结核菌素试验的方法分皮内注射法、皮上划疫法、多针刺皮法等。目前我国广泛使用的为皮内注射法。此法反应比较敏感，阳性率高，注射剂量易于掌握。试验前，先以75%酒精消毒受试者左前臂屈侧中部皮肤，待酒精蒸发干燥后，用1毫升注射器（针头4~5号）吸取PPD，将针管刻度和针孔斜面向上，取与皮肤近乎平行的方向刺入皮内，针头刺入不宜过深，以针孔刚刚被埋入皮内为度，于该处注射PPD液0.1毫升（5单位），以注射后局部出现一轮廓明显的圆凸的小皮丘为宜，并嘱受试者不可抚摸或抓搔注射处。OT试验方法与此相同，只是要根据情况将原液配成不同浓度，注入量均为0.1毫升，但所含单位可以是0.1、1、5、10不等。

结核菌素试验原理是根据人体细胞免疫的原理设计的。将它作为一种反应原，当将其定量注入已致敏（已感染结核杆菌）的机体后，机体便会出现Ⅳ型变态反应，皮肤局部淋巴细胞聚集，释放细胞介素，皮肤发生充血水肿，结核菌素试验即呈阳性反应。如果机体未感染，则上述反应不出现，结核菌素试验便呈阴性反应。

687 如何判断结核菌素试验结果？

结核菌素试验后72小时内观察结果，以局部皮肤浸润（硬结）之大小为准，试验结果之判断标准如下：①阴性（-）：无硬结或局部皮肤轻度发红，属于无反应；②可疑（±）：硬结平均直径5毫米以内，属于可疑阳性反应；③阳性（+）：硬结平均直径5~9毫米，属于弱反应；④阳性（++）：硬结平均直径10~19毫米，属于一般反应；⑤阳性（+++）：硬结平均直径20毫米以上，属强阳性反应；⑥阳性（++++）：局部出现水疱、溃疡、坏死，属超强阳性反应。正确的观察方法是每日观察一次反应，直至72小时，而非只在试验后第72小时一次性观察结果。因每人每天的反应是不同的，大多数人的反应以48小时最为强烈，也有部分患者72小时之后才出现皮肤出血和坏死等反应。

688 为什么结核菌素试验阴性不一定就能排除结核病？

结核菌素试验阴性不一定就能排除结核病，因为结核杆菌感染后的最初4~8周内，机体免疫反应未形成时结核菌素试验可阴性；机体有严重的继发感染或应用类固醇激素和其他免疫抑制剂后可以出现假阴性；即使活动性肺结核患者，亦有 50% 左右结核菌素反应阴性，如以硬结 10 毫米为阳性标准，则有 8.60%～21.4% 结核病患者为阴性；结核菌素液过期或其他质量问题以及注射技术不当等也可导致假阴性。因此，若怀疑试验结果为假阴性应在 3 周后用 5 单位的 PPD 重做试验，且最好在另一侧上肢进行，因在短期内重复试验可能出现增强现象，造成假阳性反应。

689 结核菌素试验阴性反应的意义是什么？

一般情况下，试验阴性说明机体既没有受到结核杆菌感染又没有接种过卡介苗，或已超过卡介苗的保护期，或曾感染但已生物学治愈。阴性也可表示机体敏感性较低，如改用高浓度结核菌素皮试可能出现阳性反应。另外，结核菌素注射液过期等情况下也可出现假阴性。所以，进行结核菌素试验时必须有已确诊结核的患者同时皮试进行对照观察。

690 结核菌素试验阳性反应的意义是什么？

结核菌素试验阳性说明人体已感染结核杆菌或接种过卡介苗。其中一般阳性与弱阳性的临床意义基本相同。在我国这样一个疫情较重的国家，结核杆菌感染率较高，又加上大部分城市人口都接种过卡介苗，故一般阳性者不能诊断为结核活动。只有 3 岁以内儿童未接种卡介苗（即使胸部 X 线正常）才表示体内有活动性结核的可能。对结核病诊断最有帮助的是强阳性结果。强阳性反应表示体内肯定受到感染，提示体内有活动性病变，应予预防干预治疗，并定期随访。需要指出的是，临床上有许多人在肺结核治愈多年后结核菌素试验仍为强阳性，甚至在发生肺癌的情况下也依然如此。因此，判断和解释结核菌素试验结果需与患者的临床其他情况相结合，以免延误了其他更重要的疾病的诊断。

691 结核菌素试验反应越强是否意味着体内结核杆菌越多？

许多病人经常向医生询问：我的结核菌素试验强阳性是否说明我体内的结核杆菌有很多，别人反应弱，是否意味着他们体内的结核杆菌比我少？其实，结核菌素试验结果并不代表患者体内结核杆菌量的多少或病情的严重程度。结核菌素试验的强弱是由机体对结核杆菌感染的反应性强弱决定的，它只反映体内有结核杆菌的感染，而与感染菌量多少无关，一般与感染时间的早晚也无关。结核杆菌感染后的最初 4~8 周内，机体免疫反应尚未形成时结核菌素试验也可阴性；重症结核病结核菌素试验也可为阴性反应；有一种"无反应性结核病"体内有大量结核杆菌，但结核菌素试验可以始终是阴性的。

我们发现，在应用类固醇激素等免疫抑制剂治疗过程中感染结核杆菌的患者，随着药量的增加和时间的延长，结核菌素试验可逐渐减弱直至由阳性转为阴性。还有一种情况，皮肤局部反应在皮试后数小时内便出现，且往往伴有全身反应如发热、淋巴管炎等，这种情况并非结核菌素试验的真实反映，而是对结核菌素的过敏反应。应将此种情况与结核菌素试验后正常的皮肤反应区分开。

692 肺结核病患者检查痰液的意义是什么？

正常人的气管、支气管黏膜有大量腺体，能分泌黏液，黏附吸入的尘埃和致病菌，通过咳嗽和排痰的形式将这些异物排出。当结核病变引起肺部炎症时，较多的渗出液和坏死组织与支气管分泌液混杂在一起，形成含菌痰液，咳嗽时随痰咳出，这些细菌只有通过查痰才能发现。所以，肺结核病患者要检查痰液。

检查痰液的意义表现在以下 3 个方面：①确定诊断：医生结合结核病患者的症状、胸片、查痰等几个方面的检查才能做出正确的诊断。在这些检查中，痰液检查特别重要。查痰的目的就是看痰里有没有结核杆菌，肺结核患者的痰里不一定都能查出结核杆菌，但如查到结核杆菌就可以确诊为肺结核。痰里查不到结核杆菌并不能排除肺结核，也不能说体内没有结核杆菌，因为并不是所有活动性肺结核患者的痰菌都为阳性，当痰中结核杆菌太少或支气管阻塞时有菌也排不出来。查痰不仅是确诊肺结核最可靠的手段，而且可以判断是否有传染性，了解用药后药物对结核杆菌所起的作用。如果一开始查痰就找到了结核杆菌，证明肺结核的诊断确切无疑并有传染性，用药后查不到了，或者数量减少，说明治疗有效，传染性大大减低或消失。②判断肺结核的病情变化：在临床上如果患者痰菌阳性，治疗一段痰菌转阴，这时虽然肺部 X 线片上无明显吸收，但仍可确定病情好转而继续原方案治疗。如果患者痰菌阴性，治疗一段时间后痰菌转阳，说明治疗不够合理，应更改治疗方案以控制病情。③确定病变是否活动：有些空洞型肺结核患者，经合理化疗后，仍可见空洞残迹，确定病变是否仍在活动就应多次查痰。如果经半年治疗空洞无变化，多次查痰痰菌阴性，可考虑为开放愈合。在支气管内膜结核时，痰菌检查是判断病情好坏的主要指标。肺结核患者在复查时，必须做痰液检查。如连续查痰出现阳性，应及时调整原来的治疗方案，必要时做结核杆菌耐药试验。

*6*93 结核病患者如何留取痰标本？

肺结核病患者由于体位的关系，夜间肺、支气管沉积的分泌物和结核杆菌比白天要多，所以收集痰液的时间最好在清晨。患者先清洁口腔以免把口、咽分泌物与痰液混在一起。留取痰标本，应按医生规定的日期，在清晨漱口后，做几次深吸气，再收腹用力将喉头深部的痰咳出，量要2~3口，吐在事先备好的纸盒或清洁的玻璃瓶内盖好，写上姓名，及时送到医院检查。痰标本应避免日光照射或落上灰尘，因阳光可杀死结核杆菌造成假阴性培养结果，灰尘里含有其他细菌，如枯草菌而造成假阳性。如果平时痰量极少，可将痰盒带在身边，也可随时收取，随时化验。如无痰可用筷子刺激喉头而引起咳嗽取痰，也可在水杯中倒入开水，吸入水中的蒸汽，使呼吸道湿润，然后用力咳嗽取痰或用雾化吸入取痰。患者在治疗前要连续送痰2~3次，治疗开始后每月连续查痰2次。治疗期满后的两年内应每年查痰2次，便于及时了解病情变化。

*6*94 肺结核病患者肺功能检查方法有哪些？

肺结核病患者肺功能检查主要是了解呼吸生理及功能损害情况，其检查方法很多，大致可分为通气功能及换气功能两类，已成为结核科临床上常用的检查项目之一。由肺结核病引起的呼吸生理改变，先为通气功能损害，病变进展至一定程度，或有并发症时，才发生换气功能损害。因此一般先做通气功能检查，并且应与病史、体格检查及化验参照并用，以期得出较为全面和可靠的诊断。

*6*95 肺结核病有什么病理改变？

肺结核病的病理改变很复杂，因此引起肺功能障碍病理基础也不尽相同。浸润型肺结核患者的病变范围不大时，由于有健康肺组织代偿，肺功能检查常无明显改变；慢性重症肺结核患者，可同时有几种影响肺功能的因素存在；结核性胸膜炎，脓胸引起的胸腔积液以及横膈黏连固定等都会导致限制性通气障碍；支气管内膜结核或瘢痕狭窄，支气管扭曲或扩张、移位等，可导致阻塞性通气障碍，小气道功能也可发生异常。经抗结核治疗，可逆病变被吸收，肺功能也可随之改善，甚至完全恢复。肺功能检查对肺结核患者应用氧疗，辅助人工呼吸及胸外科手术等有一定参考价值。

696 结核病会遗传吗？

结核病与其他许多传染性疾病一样，是通过空气和接触途径传染的，一般认为无遗传性，也就是说它不是一种遗传性疾病。但这并不能排除遗传因素对发生结核病有影响。人们发现，生活在同一环境里的人，有些人有结核感染得了病，而另一些人却终生不发生结核病。为什么会有这两种不同的现象呢？通过众多的动物实验和人群研究，认为在结核病的发生过程中，除了接触传染这一重要因素外，遗传因素在结核病的发病中也起了一定的作用。通过人群研究，发现人体易感性、家族易感性，以及种族易感性都与结核病发病有关。

人们早就注意到有些人容易得结核病，如有人对体型进行调查，结果发现瘦人，特别是又瘦又高的人要比矮胖体型的人容易得结核病。而且也发现高个子的人患结核病后肺组织的破坏要比中等身材和肥胖的人多见。进一步研究发现，体型和结核病之间的关系，主要是在受结核杆菌感染后是否容易发生结核病的这个环节上，在感染率相同的情况下，标准体重以下（瘦人）的发病率要比标准体重以上（胖人）高三倍多。遗传因素在结核病发生的过程中起一定作用。有证据说明，在同一时期、地点的不同种族人群中，结核病的发病率和死亡率也有明显差别，可说明结核病对不同种族的易感性不一样，也与遗传背景有关。

697 青年肺结核的特点是什么？

青年结核病一般指的是 15～35 岁年龄组的结核病患者。该组特点为发病晚，病情重，进展快，排菌多，而经合理化疗后病情可迅速好转。具体特点如下：①青年结核以 20～24 岁青春期后发病最多，15～19 女性发病又高于同龄男性；②早期症状常不显著，容易被患者忽视，贻误就诊，因而确诊时多为中、重症肺结核。但首发咯血是青年肺结核的最常见表现，应引起高度重视；③原发感染后发病率高；④从原发感染到发病时间短，大多数在原发感染后 1 年内发病；⑤原发感染后发病多呈继发型肺结核特征，该特征占绝大多数；⑥青年结核病发病时病型多呈继发型肺结核特征：青年原发型结核病理改变不如儿童典型；青年原发肺结核临床经过不典型；青年结核病情进展快，恶化多，因此浸润型肺结核最多见；⑦发病与传染源、家庭传染有密切关系。

青年肺结核病患者是结核患者人群中最大的组成部分。他们正处在人生的黄金期，对生活的期望较高。患肺结核病后，心理负担很重，害怕影响将来的前程。其实这些想法没有必要，只要坚持正规的化疗，结核病是完全可以治愈的。另外青年结核病患者正处在恋爱、婚姻、妊娠的重要时期，正确处理好这些问题非常重要。一般情况下，传染性、活动性肺结核患者应暂时不要恋爱、结婚、妊娠，因为此时患者常有低热、盗汗、咳嗽、乏力等症状，甚至有些人痰菌阳性，身体消耗较大。如果此时恋爱、结婚、妊娠会使各方面负担加重，从而影响治疗效果，甚至会使病情恶化。排菌的患者还可能把结核病传染给爱人。只有经过正规化疗后，患者痰菌阴转，病灶稳定方可考虑这些问题。

698 老年肺结核病的特点是什么？

老年肺结核病是指年龄超过 65 岁（有的国家定为 60 岁）的高龄人患肺结核病而言。因此，老年肺结核病患者中包括 65 岁以后才发现的人（即老年初治肺结核病患者），以及 65 岁以前结核病迁延未愈而进入 65 岁以后的复治肺结核病患者。老年肺结核病的特点是老年肺结核病男性多于女性，男性发病率约为女性的 4~8 倍。

临床特点是：①由于老年人抵抗力低，反应迟钝，所以部分老年人肺结核病发病隐匿，症状不明显，部分患者无自觉症状，即使有症状也不典型，且常被并存疾病所掩盖，导致误诊、误治；②病情较重，慢性纤维空洞型肺结核和排菌患者较多，是重要的传染源，病死率很高；③复治患者占多数，同时存在非结核性疾病，如慢性支气管炎、肺气肿、肺心病、糖尿病、动脉硬化等；④免疫力低下，结核菌素试验可呈阴性或弱阳性；⑤胸部 X 线表现有时亦不典型，可以与肺炎、肿瘤等相混淆，特别是急性血行播散型肺结核，如不细致阅片或短期内复查胸片，易造成误诊漏诊等。老年人结核性脑膜炎则易误诊为脑血管病。

699 老年肺结核病患者为什么会有心理障碍？

肺结核病好发于青壮年，但近年来随着社会的老龄化，老年人患肺结核病的比例逐渐增多，病情也多较重，这给本来年迈体弱的老年人带来更大痛苦。现代心理、神经和免疫学的研究表明，人的大脑与免疫系统有着十分密切的联系，人的健康状况与心理状态密切相关，乐观健康的情绪可以激发免疫系统的活力，抵抗有害物质对人体的侵害，老年肺结核患者若在生活上保持正常的饮食和起居积极配合医生治疗，就会加速康复，反之就会使治疗事倍功半，加速病情的发展。

700 老年肺结核病患者有哪些心理障碍？

老年结核病患者的心理障碍特点如下：①意志消沉，缺乏治愈疾病的信心：老年结核病患者往往病史较长，病情较重，长期卧床，自理能力差，加之有其他合并症，治疗不规范，显效慢，使患者意志消沉产生绝望、抑郁情绪，失去康复的信心。因此医生、护士及其家属要耐心细致地听老人述说病情，查明原因，帮助患者解除病痛，取得患者信任。②多疑多虑，有自卑感：肺结核病是经呼吸道传染的传染性疾病，受社会传统观念的影响，患者对医护人员及家属具有戒备或自卑心态，往往怀疑别人，不信任别人，怕别人议论和嫌弃，心理负担较重，他们对周围人员的语言、表情和一举一动极为敏感。对这些患者应进行精心护理，耐心解释，亲人、朋友要经常看望患者，以诚恳和坦率的态度与他们交谈，以减轻老人的心理压力。③恐惧焦虑：有些老年肺结核患者未确诊前常害怕得的是肺癌，充满对死亡的恐惧感。对这些患者要进行唯物主义教育，树立正确的生死观。通过一些康复患者谈个人治病体会，来教育影响患者，提高患者生活的勇气。④固执：老年人一般比较固执，不愿改变多年来形成的生活习惯。无碍于健康的生活习惯可予以满足，但不利于健康的生活习惯要帮助患者改变，如饮酒、吸烟等，应耐心说服患者，讲解吸烟的危害，使其渐渐改掉不良习惯。

701 糖尿病患者为什么容易得肺结核？

糖尿病患者易合并肺结核早已被临床医学者关注。首先，糖尿病患者糖代谢异常，组织中长期葡萄糖含量高，造成组织缺氧，抵抗力降低，有利于结核杆菌的生长繁殖；其次，糖尿病患者脂代谢异常，脂质中甘油不仅是结核分枝杆菌生长的能量来源，而且影响结核分枝杆菌的菌体分成中类脂质的构成和比例，还影响其毒力株的特征；再者，糖尿病患者蛋白质代谢异常，有利于结核杆菌的寄生，还有，糖尿病患者大多有不同程度的低氧血症，影响肺的弥散功能，通气血流比例失调，容易导致肺部感染。

702 糖尿病和肺结核之间有什么关系？

肺结核和糖尿病均是严重危害人类健康的疾病，两病并发人数逐年增多，两者相互影响，相互作用，形成恶性循环。临床研究证实，血糖的控制与肺结核合并糖尿病的发生、发展和转归密切相关。2 型糖尿病患者存在淋巴细胞亚群变化和细胞免疫功能缺陷，是肺结核的高危易感人群。糖尿病患者因存在微循环障碍，免疫力下降而易感染结核菌，同时由于患者体内含糖量增多，促进结核菌生长繁殖而不利于病情控制；肺结核的发热、中毒症状也会导致人体胰腺功能失调，影响胰岛素的分解，从而加重糖尿病病情。

703 糖尿病合并肺结核有哪些临床特点？

两病并发时，糖尿病多控制不佳，主要表现体重减轻、食欲缺乏、乏力等。合并轻度肺结核时，缺少呼吸道症状；发热，多表现为中高热型；两病并发时痰结核分枝杆菌易检出；X 线表现：糖尿病合并肺结核时，X 线特点为胸片上以斑片状阴影为多见。

先患糖尿病后并发肺结核，多发病急骤，临床表现类似肺炎，或肺化脓症。先患肺结核后并发糖尿病，起病多缓和，临床表现类似肺结核的恶化或复发。糖尿病与肺结核并发的患者中约有 10%～20% 无呼吸道症状，另有半数两病并发的患者，表现为糖与维生素代谢障碍的症状，如神经痛、神经炎、皮肤干燥，体表疖肿，会阴瘙痒，也有半数两病并发的患者出现多食、多饮、多尿及消瘦、体重减轻——"三多一少"的典型糖尿病的症状。糖尿病与肺结核并发时体重下降多见，故糖尿病患者若体重下降明显，应警惕并发肺结核。糖尿病患者出现呼吸道症状，结核中毒症状，或糖尿病在治疗过程中血糖较长时间波动，应警惕并发肺结核。肺结核患者在化疗中病情好转不理想，或食欲明显增加，皮肤发生疖肿，阴部瘙痒者，应警惕并发糖尿病。

704 糖尿病合并肺结核时，病情如何判断？

两病合并时，糖尿病病情判断：轻度：空腹血糖 >11.1mmol/L，多为 40 岁以上成年人，糖尿病症状轻微或不明显，一般不发生酮症酸中毒，饮食控制或口服降糖药可控制血糖；中度：空腹血糖在 11.1～16.6 mmol/L，为成年或青年，有糖尿病症状，偶有酮症酸中毒；重度：空腹血糖 >16.6mmol/L，多为青年或消瘦中年人，糖尿病症状明显，容易发生糖尿病酮症酸中毒。

结核病病情判断：轻度：胸片无空洞病变，病灶范围不大于两个肺野；中度：胸片有空洞病变，病灶范围不大于两个肺野；重度：胸片有空洞病变，病灶范围大于两个肺野。

705 糖尿病合并肺结核如何保守治疗？

首先要积极有效治疗糖尿病，患者在治疗期间每周测定血糖，并根据患者的血糖控制情况进行适当调整。同时给予抗结核治疗。如不能控制糖尿病，结核治疗很难奏效。理想的控制目标是：糖尿病症状消失，空腹血糖 <7.2mmol/L，餐后 2 小时血糖 <10

mmol/L；抗结核治疗时，应选择联合抗结核治疗。

所有患者均坚持全程督导短程化学治疗，对于肺结核的治疗严格按照"早期，规律，全程，适量，联合"的化学治疗原则进行，并根据患者是初治或复治选择用药，整个化疗方案分为强化和巩固两个阶段。初治方案采用强化期2个月，巩固期4个月，并根据痰涂片检查结果，适当延长强化期至3个月，延长巩固期至6~9个月；复治方案采用强化期3个月，巩固期5个月，在进行复治方案进行治疗时做相关的药敏试验，对上述方案化疗无效的复治排菌病例采用耐多药肺结核化疗方案并根据药敏试验加以调整。

706 为什么强调早期联合治疗？

早期治疗指的是过去从未接受过治疗的初治患者，在确诊后立即进行治疗。在结核病的早期，病变部位的肺泡壁充血，血液供应良好，有利于药物渗透和进入病灶；在早期阶段，病变部位的结核杆菌正处于生长繁殖的旺盛期，极易受到各种抗结核药物的攻击，故早期治疗能最大限度地发挥药物的作用；患病早期，病变肺组织破坏较少，如治疗及时，肺组织可恢复到原来状态，不影响或很少影响肺功能。研究证明，患者服药2周后，体内大部分都可被杀死，从而失去了传染性。因此，早期治疗可减少传染性。有些人在被发现患有肺结核病后，因病情较轻，无自觉症状，就麻痹大意不及时就医，结果使得病变范围扩大，肺组织破坏形成空洞，导致治疗效果差，将来复发机会也增多。所以，要早期发现，不失时机尽早治疗。

707 如何做到早期联合治疗？

联合用药指两种或两种以上的药物同时联合应用，可以增加抗菌作用，延缓或减少结核杆菌耐药性的产生，提高疗效。由于抗结核药物的作用机制不同，有的抑制结核杆菌蛋白质的合成，如链霉素、卡那霉素、卷曲霉素和紫霉素；有的作用于菌体细胞核，阻碍脱氧核糖核酸（DNA）的合成，如利福平、利福定；有的抑制细胞壁的合成，如异烟肼和环丝氨酸；有的干扰结核杆菌的代谢，如对氨基水杨酸钠等。因此，联合几种药物作用于结核杆菌的不同部位来抑制和消灭结核杆菌，可使每一种抗结核药的总剂量减少，从而减少它们各自的毒副反应，加大它们的总体效果，缩短疗程。

各种抗结核药物单用时，结核杆菌很容易发生保护性的基因突变，对这种药物产生耐药性，因此若长时间单用一种药，最初可能杀死大量结核杆菌，但一段时间后它的作用就会减弱或消失，耐药菌就会大量生长。而数种药物联合应用可很好地防止这种现象的出现。因为不同药物的作用靶位不同，对一种药物耐药者可被其他敏感药物杀死。

708 常用的抗结核物有哪些？作用机制是什么？

抗结核药物是指那些能杀死或抑制结核杆菌生长的药物，种类较多。但到目前为止，国际公认的常用抗结核药物只有 12 种（有的国家不将氨硫脲列入，故为 11 种）。其中链霉素（SM）、卷曲霉素（CPM）、卡那霉素（KM）和紫霉素（VM）均属氨基糖苷类抗生素，胃肠吸收差，故用其注射剂。其余 8 种口服药是：异烟肼（INH）、利福平（RFP）、吡嗪酰胺（PZA）、对氨基水杨酸钠（PAS）、乙胺丁醇（EB）、乙硫异烟胺（1314TH）和丙硫异烟胺（1321TH）、氨硫脲（TBI）、环丝氨酸（CS）等。

理想的抗结核药物应具有杀菌或较强的抑菌作用，毒性低，副作用少，价格低廉，使用方便，经口服或注射后药物能在血中达到有效浓度，并能渗入吞噬细胞、浆膜腔、淋巴结、脑脊液等各种病灶内，疗效迅速而持久。

根据作用不同，抗结核药物的作用机制可分为：①抑制蛋白合成，如链霉素（SM）、卡那霉素（KM）、卷曲霉素（CPM）、紫霉素（VM）；②扰乱结核杆菌代谢，如异烟肼（INH）、对氨基水杨酸钠（PAS）；③阻碍结核杆菌细胞壁合成，如乙（丙）硫异烟胺（1314TH、1321TH）、环丝氨酸（cs）；④阻碍 RNA 合成，如利福平（RFP）；⑤作用机制尚未完全清楚，如氨硫脲（TBl）、吡嗪酰胺（PZA）、乙胺丁醇（EB）。

709 服用利福平（RFP）的注意事项有哪些？

利福平（RFP）是一种半合成生物制剂，一般情况下性质比较稳定，但容易受氧化酶作用而氧化，使其效价降低。为了避免这种情况，在进食前后均不宜服用，因进食前后唾液和胃液均分泌旺盛，易将药物氧化。再者，胃内食物也影响药物的吸收，食物中的某些蛋白质，还可与利福平结合使其作用减弱。在一日中什么时间服用最好呢？在早饭前 1 小时服用，或者饭后 4 小时服用，这时唾液和胃液分泌量减少，服药后药物很少被氧化，且药物吸收迅速，短时间内血内药物浓度可达到最高峰，提高药物的疗效。

有些患者服用利福平后有轻微胃肠道症状，这不要紧，多数患者不必停用，要复查肝功能，根据结果由医生决定停药与否。利福平不要与对氨基水杨酸钠和镇静剂一起合用。服用利福平要禁酒，因酒精可加重利福平对肝脏损害。利福平有致畸作用，妊娠 3 个月内禁止使用。利福平可致内服避孕药失效，所以在服用利福平期间要采用其他方法避孕。近年随着器官移植术的广泛开展，有许多患者患移植术后结核病，这些人在治疗结核病的同时还要服用环胞霉素，此时利福平可减低该药的血液浓度。服用利福平后患者尿的颜色发红，鼻涕、眼泪也可发红，这是利福平的代谢产物，属正常现象，患者不必惊慌，可多饮水加速排泄。

710 结核病患者为什么不可随意使用激素？

结核病患者由于不合理应用激素而造成结核病变播散和严重的合并症，甚至危及生命。激素有抗炎、抗过敏、抗毒等作用，但对病原微生物无抑制和杀灭作用。

由于其抑制巨噬细胞的游走和吞噬功能，降低机体防御力，故有可能使潜在的或原有的结核病灶活动和扩散，还可并发真菌和病毒等感染。所以对结核病患者在用激素的同时，必须使用足量有效的抗结核药物，并掌握病情及时减量和停用。激素可促进糖原异生抑制组织对糖的利用。所以，结核病合并糖尿病患者，应尽量避免应用激素。大剂量或长期应用激素，可促使水、钠潴留和排钾，临床上可出现水肿、高血压、低血钾。因此，合并电解质失调的结核病患者，也须慎用激素。肺结核病患者应用激素的原则是必须在足量有效的抗结核药物的控制下同时应用，必须严格掌握激素的应用指征及用量、用法，合并有真菌感染时不宜应用；在应用激素的过程中，根据病情的需要注意电解质的检查，及时纠正水电解质的失调，适当补钾，采用低钠饮食。

711 肺结核治疗疗效如何判定？

肺结核疗效判定标准是：依据感染症状、空洞闭合以及痰菌转阴率等确定。治愈：结核病灶逐渐吸收、纤维化或钙化，痰菌持续阴性，空洞闭合完全，症状消失；好转：结核病灶部分吸收（病灶吸收 1/2 及以上）、纤维化或钙化，痰菌阴性或弱阳性，空洞部分闭合（空洞闭合 1/2 及以上），症状减轻；无效：结核病灶未吸收、纤维化或钙化，痰菌持续阳性，空洞未见闭合（空洞无改变或直径缩小不足 1/2），症状无好转甚至加重。其中，病灶吸收大于或等于 1/2 原病灶为显吸；病灶吸收小于 1/2 原病灶为吸收；病灶无明显变化为不变；病灶扩大或播散为恶化；空洞缩小大于或等于 1/2 原空洞直径为缩小，空洞缩小或增大小于 1/2 原空洞直径，为不变，空洞增大大于 1/2 原空洞直径为增大。

抗结核治疗中应注意：首先，根据患者的肝肾功能及血象、既往结核治疗史，选用适当的抗结核药物、剂量、疗程；其次，注意抗结核药物对降糖药物的影响，异烟肼可干扰正常糖代谢，引起血糖波动，吡嗪酰胺与口服降糖药并用可降低降糖药疗效；最后，应注意规律服用降糖药和抗结核药，尤其，抗结核药一定要足量、够疗程。结核患者，只要及时发现且得到合理化疗，除免疫功能缺陷外，一般均可治愈。

712 糖尿病与肺结核是如何互相影响的？

我国糖尿病患者逐年增多，患病率高达 3.21%，糖尿病患者中肺结核患病率高，据文献报道，糖尿病患者新发肺结核几率是非糖尿病患者的 3.5 倍，糖尿病患者的结核患病率比普通人群的结核病患病率高 4~8 倍，且呈逐年增多趋势。糖尿病引起的糖、蛋白、脂肪、维生素代谢紊乱，细胞免疫功能降低，呼吸道黏膜抵抗力减弱，容易发生结核感染，且有利于结核菌的生长和繁殖。病理资料显示：两病并发时肺组织反应表现为保护机制不全，肺泡巨噬细胞、Ⅱ型肺泡细胞以及纤维细胞变性，肺血管呈播散性损伤。肺结核对糖尿病的控制也有不利影响，资料表明，肺结核患者合并糖尿病，血清 C-肽水平随结核病的病程呈逐年降低趋势，抗结核药物对糖代谢或降糖药也有一定影响。

713 抗结核药物对降糖药物会产生什么影响？

抗结核药物可对降糖药物产生以下影响，应予以高度重视：①异烟肼可干扰正常糖代谢，使血糖发生波动，此时要密切监测血糖的变化，及时调整降糖药物；异烟肼与维生素 B_6 结构相似，竞争同一酶系统，造成维生素 B_6 缺乏，更易引发或加剧糖尿病患者的末梢神经炎，宜根据情况补充维生素 B_6；②利福平促进肝微粒体酶对甲磺丁脲（D-860）的灭活，缩短半衰期而削弱其降糖作用，此时应注意调整降糖药物的剂量；③吡嗪酰胺与口服降糖药并用可降低后者的疗效；④对氨基水杨酸可造成尿糖假阳性；⑤乙胺丁醇用于两病并发者可增加球后视神经炎、下肢麻木等，如需使用该药，宜加用维生素 B_1 或复合维生素；乙胺丁醇可与血中钙结合使血钙浓度相对下降，在出现酮症酸中毒时应予以考虑；⑥丙硫异烟胺有一定的降糖作用，与降糖药一起使用时具有相加效果。

714 结核性胸膜炎的患者为什么要及时抽胸水？

有的结核性胸膜炎患者不经治疗也可自限或在短期治疗后症状消失，胸腔积液完全吸收，这时往往被认为已痊愈，从而停止治疗。但只有按照正规化疗方案，完成全程治疗，才能达到真正治愈的目的，否则可能出现复发或导致其他部位尤其是肺内的结核病。抽胸腔积液治疗是化学治疗的同时采用的一种辅助性治疗方法，它可以减轻大量胸腔积液对肺和纵隔的压迫症状结核性胸液中含有大量的清蛋白，并受炎症刺激而不断产生少量的纤维蛋白，它可以沉积于胸膜，形成纤维素，造成胸膜增厚。胸腔积液还可以加重局部血液循环障碍，增加胸液的肢体渗透压而刺激胸膜，促进胸膜增厚。因此及早排除胸液，即可减少纤维素沉着也可尽快解除症状。

715 接种卡介苗为什么能预防结核病？

由于卡介苗与结核杆菌在结构等各方面有着非常相像的特点，因此接种卡介苗就相当于机体感染了一次结核杆菌。因为这种感染是人为的，接种剂量也很合适，加上卡介苗的毒性很小，故可以造成机体对卡介苗和它的同胞——结核杆菌的特异性免疫记忆，但又不致病。下次遇到真正的结核杆菌入侵时，记忆细胞可立即动员大量的特异和非特异免疫细胞共同作战，迅速杀死这些新入侵的结核杆菌，保护人体不被侵犯，不出现结核病。它可减少儿童结核病的患病率和死亡率，尤其可减少儿童结核性脑膜炎的发病率。

卡介苗的接种方法有两种：皮内注射法和皮上划痕法。其中皮内注射法是最常用的接种方法。皮内注射法所用卡介苗原液每毫升含卡介苗 0.5 毫克或 1.0 毫克，每人次注射 0.1 毫升。此菌苗只可做皮内注射，严禁注入皮下。注射部位在左上臂角肌下端外缘，注射的针头稍向下与皮肤平行刺入，每人注射 0.1 毫升，注射后可见一个带汗毛的圆凸皮丘。皮内注射法接种剂量准确，手续简便，节省菌苗，结核菌素试验阳转率高且结果稳定，可靠率能达到 90% 左右。

716 为什么接种卡介苗了还会得结核病？

由于目前卡介苗的保护作用持续时间较短，预防作用非常有限，故进入成年期，卡介苗的作用已经消失，这时发生的主要是继发性结核病。发病主要由于免疫力下降而使原有静止的原发病灶活动。这一时期主要是通过提高机体的自身免疫力而预防结核病灶的活动。另外，要加强对易感人群的监控，特别是对免疫低下人群的监控，要早发现，早治疗。只要有效控制好糖尿病，合理抗痨治疗，加强支持治疗，糖尿病与结核病并发与结核病单发疗效相似，血糖可控制平稳，肺结核可治愈。

717 如何预防糖尿病合并肺结核？

要预防糖尿病合并肺结核，糖尿病患者应避免直接接触有活动性肺结核患者，对结核菌素阴性的糖尿病患者可接种卡介苗，每半年做胸部 X 线检查，早期发现肺结核。糖尿病患者出现原因不明的血糖波动或呼系统症状时，应及时做胸部 X 线和痰结核分支杆菌的检查；对结核病患者应常规做血糖检查，可疑时进行餐后血糖检查。

718 结核痰菌转阴后可以立即停用抗结核药物吗？

肺结核化疗的目的是杀死体内结核杆菌，使痰菌转阴，失去传染性，防止复发。因此肺结核的痊愈以痰菌持续转阴为指标，而非以病灶的吸收和消失为指标。但痰菌阴转后的一段时间内，仍应继续应用抗结核药直至规定疗程结束。这是因为结核杆菌在体内和巨噬细胞内可以长期存活，痰菌阴转只说明体内结核杆菌量减少很多，对外界已无明显传染性，诊断结核病正确，治疗方案有效，而并不代表体内结核杆菌已彻底消灭。若此时停药，剩余的结核杆菌可迅速繁殖，结核病灶可再次增多，痰菌也可复阳，并容易产生耐药菌使化疗失败，变成难治性肺结核。

临床实践中，如肺结核治疗不严格按规定用药，往往使病情变得复杂而顽固。因此，不可在痰菌转阴后盲目停药。什么时停抗结核药物最佳呢？一般情况下，肺内结核病灶完全吸收和钙化是可以停药的，但这也不是结核病停药的指征。因为肺部病灶的吸收有先有后，有快有慢，不能一概而论。而在大多数情况下，病灶的吸收都较痰菌阴转慢得多，有些病灶可能终生不完全吸收，只是部分纤维化，甚至终生带有空洞。停药的指征：一是痰菌完全阴转后 4~6 个月的巩固期的结束；二是按照规定的 6~9 个月疗程结束时痰菌已完全阴转。因一般情况下痰菌都在强化治疗期内转阴，故两者实际上并不矛盾。

719 肺结核患者治疗失败的原因是什么？

肺结核疗程结束时痰菌不能转阴或在治疗中转阴，但在停药后很快复阳者均说明治疗失败。其主要原因如下：①化疗方案不合理：没有根据病情和患者的具体情况，选择有效的药物并确定其剂量、用法、疗程，设计拟定出合理的化疗方案，造成耐药菌的发生或因毒性反应而被迫停药。为此，必须详细询问病史，按照患者的具体实际和药物生物学机制，制订符合病情需要的合理化疗方案，这是保证化疗成功的先决条件。②不坚持规律用药或中断治疗：由于患者缺乏预防结核病知识，不理解用药和完成全疗程治疗结核病的重要性；或经济困难、就诊不便而造成用药中断；或患者缺乏连续的用药指导和监督。③药物毒副反应处理不当：应熟悉各种药物的毒副反应及发生机制，设法防止发生。发生后要及时处理，采取补救办法，否则患者将不能坚持用药或被迫停药。④患者病情发现过迟：病变严重，菌量多，体质差，尤其细胞免疫功能低下者，影响化疗效果，对此类患者除给予合理化疗外，应相应增加其他辅助用药，一些提高机体抵抗力的措施也非常必要。

720 肺结核病患者为什么要定期复查？

肺结核是一种慢性疾病，治疗和康复需要较长时间，少则数月，多则数年。而在整个过程中，首先好转和消退的是肺结核病患者的自觉症状；其次是痰菌，病变的吸收好转最为缓慢，与临床表现的好转不同步。加上在治疗过程中用药不可随意间断，而药物均有一定的毒副作用。所以肺结核病患者在治疗中和疗程结束后都要定期复查随访，复查的内容包括询问患者的症状、查体、胸部 X 线检查、化验肝功能以及痰菌检查等。治疗中的肺结核病患者每月查痰菌、血常规、血沉、肝肾功能等，每 1~2 个月做 1 次胸部 X 线检查，通过检查结果来评估所采用的化疗方案是否合理，治疗是否有效。对已经完成疗程，达到临床治愈并已停药的患者，开始每 3 个月复查 1 次，以后每半年复查 1 次，直到 2 年为止。

721 得了肺结核能结婚吗？

得了肺结核的患者是可以结婚的，但对婚期的选择一定要慎重。肺结核病变活动期不宜结婚，因为这时患者常有低热、盗汗、咳嗽、乏力等症状，甚至有些人痰菌阳性，身体消耗大。如果此时结婚，会使肺结核病患者的身心负担加重，尤其女性患者还要准备怀孕，负担会更重。此外，此时结婚还会影响治疗效果，甚至会使病情恶化，排菌的患者还可能把结核病传染给配偶。只有经过正规、全程化疗后的患者，痰菌转阴，病灶稳定，并且随访一段时间，医生认为可以结婚时才可结婚。如果肺结核病情比较严重，病灶范围比较广泛，治疗结束后有复发的可能，这就要待病灶稳定之后再观察 2 年左右方能考虑结婚问题，少数肺结核患者，虽经强有力的抗结核治疗，但痰菌一直不转阴，肺部病变形成毁损，使心肺功能受到严重影响，这样的肺结核患者不宜结婚。

722 得了肺结核的妇女是否可以怀孕？

妇女如果患有活动性肺结核要加强避孕，暂时避免怀孕。因怀孕期体内内分泌、免疫及呼吸功能都有不同程度的变化，对肺结核的愈后会产生不良影响。早孕反应会影响

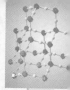

进食及营养吸收，加重患者负担；有高热或中毒症状者，胎儿可因缺氧、营养不良导致流产或早产；严重肺结核孕妇，可通过血液经胎盘进入胎儿体内造成宫内感染，生出先天性结核儿；如对孕妇进行抗结核化疗，则一些抗结核药物可能造成胎儿的器官畸形，不利于优生。分娩期体力的消耗及第二产程时的下逆动作可引起咯血、窒息等并发症；分娩后腹内压力骤然下降和横膈下降使肺组织扩张，将近痊愈的病灶有重新活动和播散的可能。因此，病情比较严重的肺结核患者万一怀孕，应尽早终止，同时进行正规的抗结核治疗。对于那些已接近临产期的孕妇，可在医生的指导下住院进行抗结核治疗，并在严密的监护下由有经验的产科医生接生分娩。另外，患有肺结核的产妇分娩后应避免哺乳。一是避免传染给婴儿，再者抗结核药物有可能经乳汁进入新生儿体内，对新生儿产生不良影响，还可能影响产妇的抗结核疗效，甚至引起病灶的恶化。

（解放军第 309 医院　陈立英）

第二十章
糖尿病与吸烟

吸烟危害健康，尤其对糖尿病患者危害更大。本章介绍了吸烟的危害，吸烟对糖尿病和骨质疏松的影响，如何引导吸烟者进行戒烟。

723 烟草有哪些危害？

世界卫生组织（WHO）比拟吸烟的危害甚于**非典和海啸**。烟草中含有一千四百多种成分。吸烟时产生的烟雾里有四十多种致癌物质，**还**有十多种会促进癌症发展的物质，其中对人体危害极大的是尼古丁和多种金属化合物。**尼古丁**是一种与海洛因、可卡因一样容易上瘾的化学物质，当你吸烟时，尼古丁只需 10 秒钟就可进入你的大脑，使你心跳加快，增加你患上心脏病的危险，同时可以导致人体对烟草成瘾。烟草中的一氧化碳会破坏血液输送氧气的功能，从而影响全身器官。烟草中的焦油可以黏附在气管等人体器官上，影响其功能，长期可以致癌。烟草中的醛类、氮化物、烯烃类对呼吸道有刺激作用；烟草中的胺类、氰化物和重金属，这些均属毒性物质。

724 吸烟习惯形成中，有哪些外界环境的影响？

吸烟习惯形成中，有以下外界环境的影响：①好奇，对于大多数吸烟的青少年来说，开始只是出于好奇，常听人说："饭后一支烟，快乐似神仙"，便想亲自去体验其中的滋味。②模仿，不会抽烟的人认为香烟具有多种象征作用，历史上许多伟人都是烟鬼，如斯大林的大烟斗，毛泽东的烟癖，这些伟人形象许多未吸烟者想去模仿。此外，同伴或朋友的影响，吸烟者那种悠然自得的神态对未吸烟者具有很大的诱惑力，吸引着未吸烟者去模仿。我国最小的一位小烟民，来自山东东营的一名 2 岁，名字叫一丹的小烟民。这个孩子染上烟瘾是因为他的姨夫抽烟，孩子一哭就给孩子玩烟，几次下来孩子就喜欢上抽烟了，现在每天不抽几支烟孩子就哭闹不止。③交际的需要。在中国，吸烟已成为一种交际手段。敬烟往往是社交的序曲，能缩短人与人之间的心理距离。互相敬烟能沟通感情，产生心理上的接近，有利于问题的解决。许多人开始纯粹是因为社交上的应酬，办事前，首先要给对方敬上一支烟，随后再为自己点上一支；别人给你敬烟，不接受又显得不礼貌。随着这种"礼尚往来"的增多，慢慢地由抽一支烟半天不舒服到半天不抽烟就不舒服，终于加入到吸烟者的行列。④消愁。有不少人在工作、学习、生活中受到挫折以后，便借抽烟来缓解自己的紧张情绪，认为抽烟可以消除一切烦恼。⑤提神。吸烟上瘾之后，人们发现烟具有一定有兴奋作用，而生理上的烟瘾使得抽烟成为一种习惯和享受，许多吸烟成瘾的人不吸烟就无精神，而一抽烟，就精神焕发，思路大开。⑥显示自己的成熟。在许多青少年眼里，抽烟是一种男子汉的标志，是成熟的标志。为了证明自己不再是小孩，而选择了吸烟这种方式。

725 吸烟者有哪些特点呢?

只有了解吸烟者的特点,才能帮助吸烟者成功戒烟。文献资料报道吸烟者大致可以分为以下4种特点:①吸烟的数量不断增加型,每个人由一天几支到一包、两包、两包以上,更有甚者坐在那里抽烟,可以不熄火,一支接一支不间断地抽;②一旦不吸烟就会产生消极反应型,如打瞌睡、打呵欠、流眼泪、心情郁闷、坐立不安等;③外向而冲动型,具有好交往、合群、喜欢冒险、办事轻率、冲动、容易发脾气、情绪控制力差等个性特征;④嗜好多型,具资料调查显示,有71%的人同时还伴有其他嗜好,如饮浓茶、喝酒、喝咖啡等,还有吸毒史。

726 吸烟对糖尿病患者血糖有哪些影响?

吸烟对健康的危害是肯定的,吸烟对支气管和血管的损害在普通人群是早有定论的,而糖尿病患者又容易发生大血管并发症,如冠心病、高血压、脑血栓、下肢动脉闭塞等,吸烟可加速这些并发症的发生并加重其严重的程度;吸烟还可使2型糖尿病整个病情进展加快;吸烟可减低胰岛素的敏感性,升高血糖,并与向心性肥胖有关,显著加重胰岛素抵抗。吸烟会增加血糖水平,从而使糖尿病更难受控制。起因很可能是尼古丁和其他吸烟副产品影响胰岛素的正常运作。它也会增加原有的血糖水平。主动吸烟和被动吸烟均可以导致糖调节受损或糖尿病。因而,1989年,世界生组织把5月31日定为世界无烟日。

727 吸烟对糖尿病患者心脏有哪些影响?

糖尿病患者吸烟,会有较多发生心脏病的可能性,同时因冠状动脉疾病死亡的机会也多出3倍。血糖水平不被控制,会引起血管收缩。吸烟会导致血球细胞聚集在一起和血管壁更有黏性,令脂肪更快附在血管壁上把管道阻塞,引起心脏病和中风。烟草中的尼古丁会增加心跳速度,烟内的一氧化碳会减少血液里的氧气。吸烟会减慢血液循环,吸烟会减慢血液在更小的血管里循环,那么有糖尿病的人,就更容易发生足部血液循环不周的毛病。吸烟也会加剧足溃疡,足部感染和足部血管疾病。

728 吸烟对糖尿病患者其他脏器有什么影响？

吸烟会使糖尿病患者的眼睛发生眼球微血管阻塞，名为网膜症。如果患者吸烟，其视觉可能会发生更多问题。吸烟对糖尿病患者肾脏的影响，吸烟会增加导致肾脏疾病的危险。起因可能是血压暂时增高和控制肾脏运作的化学成分被烟草影响。吸烟对糖尿病患者性生活的影响主要是男性糖尿病患者多数会发生阳痿的问题，吸烟会减慢血液流动和阻塞阴茎里的血管，神经损坏也可能减低快感。吸烟对糖尿病患者关节的反应是吸烟更会降低关节的活动能力和伸缩性能。吸烟对糖尿病患者神经的影响是吸烟会增加全身神经被破坏的危险，从而引起麻木和有时会疼痛。可能的原因是吸烟破坏了那些输送氧气和养分给神经的血管。吸烟对糖尿病患者牙齿的影响是吸烟更可能引起牙床疾病和使牙齿脱落。

729 吸烟对骨质疏松症有什么影响？

吸烟可促进中老年人骨质疏松症的发展。大样本研究表明，吸烟的绝经后妇女每年骨丢失量比非吸烟者多 0.2%，如经多年积累，到 80 岁时相差可达 6%。吸烟发生髋关节骨折的危险性比非吸烟者在 60、70、80、90 岁时分别要高 17%、41%、71% 和 108%。85 岁吸烟女性发生髋关节骨折的危险性是 19%，而非吸烟者是 12%。90 岁时分别是 37% 和 22%。吸烟对老年男性骨质疏松的影响是对老年男性的调查研究也表明，吸烟男性的股骨转子处的骨量丢失比非吸烟者大得多。吸烟是髋部骨折的一种独立危险因素，对男性而言，停止吸烟 5 年后能够减少这种危险性，但在女性似乎需要更长时间。

730 吸烟为什么会引起骨质疏松症？

吸烟对骨骼系统影响的原因是多方面的，研究表明，吸烟会降低肠内钙的吸收。吸烟的女性常常绝经早，体内雌激素水平下降，引起骨吸收增加而导致骨丢失。吸烟者较非吸烟者血 25（OH）D 浓度低，且伴甲状旁腺功能亢进的比率也高，这些因素可导致骨吸收增强、骨密度下降。

731 为什么戒烟对预防或延迟骨质疏松症的发生和发展有积极作用？

之所以戒烟对预防或延迟骨质疏松症的发生和发展有积极作用，是因为：①戒烟有利于增加骨矿物质的含量，有利于骨组织形成，可防止骨质疏松症的发生。②戒烟可以防止烟草中有毒物质对肝脏、肾脏等重要器官的损害。而肝、肾等脏器是使维生素 D 发挥生理作用的重要器官，其功能下降是骨质疏松症的原因之一。③戒烟可使肌肉的兴奋性升高，肌肉力量增强，从而使全身活动量增加；戒烟后人体心、肺、神经等器官的功能都有所改善，从而从整体上提高了人们的身体素质，使身体状况更趋于健康，减少老年人跌倒的发生，有利于预防骨质疏松性骨折的发生。④戒烟后，人体内酸碱平衡机制得以完善，使机体摆脱轻度酸中毒的状态，有利于钙（呈碱性）的吸收。

732 戒烟有哪些方法？

戒烟的方法有：2008 年 ADA 糖尿病治疗指南建议所有患者均应戒烟，同时将戒烟咨询与其他形式的治疗一并纳入糖尿病常规治疗。目前能够明显提高长期戒烟率的有效治疗方法包括：戒烟劝诫，戒烟咨询，戒烟热线及药物治疗。我国现有 3.5 亿烟民，约5.4 亿人受到被动吸烟的侵害。自行戒烟的成功率不足 5%，而相关医学咨询和治疗尚未有效开展。2004 年世界卫生组织烟草或健康合作中心在北京开通了我国内地首条戒烟热线：8610-65089393，2009 年此热线升级为全国戒烟热线：4008885531。

733 对吸烟者如何实施劝诫戒烟？

对于所有吸烟者均可使用"5A"方案进行戒烟干预。所谓"5A"包括询问（ask）吸烟情况，建议（advise）戒烟，评估（assess）戒烟意愿，提供（assist）戒烟帮助和安排（arrange）随访。对于有戒烟意愿的吸烟者，应提供戒烟帮助（如处方戒烟药物和进行行为矫正，对于需要强化治疗者可推荐至戒烟门诊），对于尚无戒烟意愿的吸烟者，应激发其戒烟动机，并鼓励他们尝试戒烟。建议所有吸烟者必须戒烟，向有戒烟意愿的吸烟者提供简单的戒烟帮助，如处方戒烟药物和（或）进行简短戒烟咨询，必要时推荐他们去戒烟门诊或拨打戒烟热线（400 888 5531）。

734 对吸烟者如何实施戒烟咨询？

戒烟咨询是一种有效的戒烟方法，在给吸烟者使用戒烟药物的同时进行咨询或在进行咨询时给予药物辅助治疗都会明显提高戒烟效果。戒烟咨询可采取面对面的方式，由专业戒烟医务人员在戒烟门诊进行。专业人员的戒烟咨询可增强吸烟者戒烟的决心，有效帮助吸烟者处理戒烟过程中出现的问题，并指导吸烟者按照正确的方法最终成功戒烟。如不能进行面对面戒烟咨询，还可以借助戒烟热线。

735 如何实施戒烟药物治疗？

2007 年中国临床戒烟指南以及 2008 年美国临床戒烟指南推荐了 3 类能够有效增加长期戒烟效果的一线临床戒烟用药，包括尼古丁替代疗法（NRT）用药（尼古丁咀嚼胶、尼古丁吸入剂、尼古丁口含片、尼古丁鼻喷剂和尼古丁贴剂）、盐酸安非他酮缓释片和伐尼克兰。所谓尼古丁替代疗法，就是通过向人体提供尼古丁以代替或部分代替从烟草中获得的尼古丁，从而减轻戒断症状。尼古丁替代疗法辅助戒烟安全有效，可使长期戒烟的可能性增加 1 倍，虽然不能完全消除戒断症状，但可以不同程度地减轻戒烟过程中的不适。

目前，尼古丁替代疗法药物包括贴片、咀嚼胶、喷剂、含片和吸入剂 5 种剂型。贴片释放尼古丁的速度最慢，可使体内的尼古丁含量保持在较稳定的水平，使用频率较低（每 24 小时或 16 小时使用 1 次）；咀嚼胶、喷剂、含片和吸入剂释放尼古丁的速度较快，每天用药次数较多（每 1~2 小时或更短时间使用 1 次）。在我国尼古丁替代疗法药物有贴片及咀嚼胶两种剂型，均属于非处方药，可以在医院和药店购买。吸烟者在使用前应咨询专业医生，并在医生指导下使用。

736 为什么盐酸安非他酮缓释片可有效戒烟？

盐酸安非他酮缓释片是一种有效的非尼古丁类戒烟药物，作用机制可能包括抑制多巴胺及去甲肾上腺素的重摄取以及阻断尼古丁乙酰胆碱受体等。盐酸安非他酮缓释片可使长期（>6 个月）戒烟率增加 1 倍。对于重度烟草依赖者，联合应用盐酸安非他酮缓释片和 NRT 类药物，戒烟效果更佳。盐酸安非他酮缓释片为处方药，需凭医生处方在医院或药店购买。吸烟者使用前应咨询专业医生，并在医生指导下用药。

737 伐尼克兰对戒烟有什么作用？

伐尼克兰是一种新型戒烟药物，为尼古丁乙酰胆碱受体的部分激动剂，同时具有激动及拮抗的双重调节作用。伐尼克兰与尼古丁乙酰胆碱受体结合后，一方面发挥激动剂的作用，刺激脑内释放多巴胺，可缓解戒烟后的戒断症状；另一方面，它的拮抗特性可以阻止尼古丁与尼古丁乙酰胆碱受体结合，减少吸烟的欣快感。有研究显示，与安慰剂组相比，伐尼克兰组的长期戒烟率可提高 2 倍以上。伐尼克兰为处方药，需凭医生处方在医院或药店购买。吸烟者在使用前应咨询专业医生，并在医生指导下用药。联合使用一线药物已被证实是一种有效的戒烟治疗方法。

有效的联合药物治疗包括：①长疗程尼古丁贴片治疗（>14 周）+其他 NRT 类药物（如咀嚼胶）；②尼古丁贴片+盐酸安非他酮。研究分析结果显示，与安慰剂组相比，伐尼克兰组的长期戒烟率可提高 2 倍以上。在亚洲人群中开展的多中心临床研究显示，伐尼克兰的戒烟疗效显著优于安慰剂。伐尼克兰为处方药，需凭医生处方在医院或药店购买。吸烟者在使用前应咨询专业医生，并在医生指导下用药。

738 如何实施联合用药进行戒烟？

联合使用一线药物已被证实是一种有效的戒烟治疗方法。有效的联合药物治疗包括：①长疗程尼古丁贴片治疗（>14 周）+其他 NRT 类药物（如咀嚼胶）；②尼古丁贴片+盐酸安非他酮。

739 实施戒烟药物配合戒烟咨询时应注意什么？

实施戒烟药物配合戒烟咨询等综合干预可进一步提高戒烟成功率。需要注意的是，目前开展的戒烟药物临床试验多针对的是每日吸烟>10 支的吸烟者，尚未在少量吸烟者（每日吸烟<10 支）中评价戒烟药物的治疗效果。2008 美国临床戒烟指南推荐，在临床实践中，对于有戒烟意愿的少量吸烟者也可使用戒烟药物。临床医生在为该类人群使用 NRT 药物时，可以考虑减少药物剂量，使用盐酸安非他酮缓释片和伐尼克兰时不需减量。

740 针对吸烟者戒烟的不同阶段应采取什么措施？

针对吸烟者的不同阶段及其行为特点以及烟草依赖具有高复发的特点，医护人员需要不断地对患者进行戒烟干预。在进行戒烟治疗之前，应首先了解戒烟者通常的戒烟模式。因为不同阶段的吸烟者对戒烟的看法不同，所以对处在不同阶段的吸烟者应采取不同的干预措施：处于思考前期的吸烟者不想戒烟，随着对吸烟危害认识的增加，吸烟者会进入思考期，开始考虑戒烟，并且能够接受医护人员关于吸烟危害和戒烟益处的建议。这一阶段的吸烟者往往处于进退两难的境地，一方面认识到应该戒烟；另一方面仍对烟难以割舍。经过一段时间的思考，吸烟者将进入准备期。处于准备阶段的吸烟者开始计划戒烟。接着他们把戒烟付诸实施，即进入行动期。紧随行动期的是维持期，在这一阶段戒烟成果得到巩固。如果戒烟成果不能维持下去，吸烟者将进入复吸期，再次回到思考期或思考前期。对吸烟者来说，很少有人能在最开始的戒烟尝试中成功通过所有阶段。在最终戒烟成功前，可能要反复几次。

741 如何应用动机访谈对吸烟者进行戒烟干预？

对于没有准备好戒烟的吸烟者，医护人员应给予简短的干预使他们产生戒烟的想法。动机访谈是一种以患者为核心的直接干预方式，有证据表明这种干预能有效使患者在未来尝试戒烟。医护人员在动机访谈中的重点是了解吸烟者的感受和想法，以求揭示吸烟者的矛盾心理。一旦发现矛盾心理，医护人员就可以对吸烟者进行引导，使他们强化戒烟的原因和意义，促使其产生戒烟愿望，做出戒烟承诺，并向他们提供进一步的戒烟帮助。应用动机访谈对吸烟者进行戒烟干预的具体策略是可以使用"5R"的方法：①相关（relevance）：使吸烟者认识到戒烟与他们密切相关；可以从吸烟者的疾病状态、家中有小孩、对健康的忧虑等方面进行引导；②危害（risk）：使吸烟者认识到吸烟的潜在健康危害。医护人员应强调使用低焦油、低尼古丁卷烟或其他形式的烟草制品（如雪茄等）不会降低吸烟对健康的危害；③益处（rewards）：使吸烟者认识到戒烟的益处；④障碍（roadblocks）：使吸烟者认识到在戒烟过程中可能会遇到的障碍，并让他们了解现有的戒烟治疗方法（如咨询和药物）；⑤反复（repetition）：反复对吸烟者进行动机干预。

742 如何通过行为重塑来帮助吸烟者戒烟？

世界卫生组织提出的十大戒烟建议很有助于戒烟干预，这十大建议包括：①自己确定一个停止吸烟的日期，并严格遵守；②刚戒烟时，有些人会出现头晕眼花、烦躁不安、嗓子疼等症状，不必担心，1~2周内会消失；③扔掉自己所有的香烟、烟灰缸、打火机等；④多饮水，随时备上一杯茶水；⑤加强体育活动；⑥利用节约的钱去买自己特别想要的物品；⑦改变习惯，避免经过平时买烟的商店，选择另一地方去用午餐；⑧别把不愉快的事或喜事作为戒烟的借口，因为吸了第一支就有第二支、第三支…；⑨如担心发胖，请特别注意控制饮食或增加活动；⑩坚信不吸烟对自己的未来更有益处。

743 如何预防戒烟者复吸？

近期戒烟的吸烟者将会面临较高的复吸风险。大多数复吸发生在戒烟的早期（20%的复吸发生在戒烟后6~12个月之间），也可能在戒烟后数月甚至数年后出现复吸。研究表明，10个戒烟者中会有9人复吸，只有少数吸烟者第一次戒烟就完全戒掉，大多数吸烟者均有戒烟后复吸的经历，需要多次尝试才能最终戒烟。提高长期戒烟成功率的手段是使用最有效的戒烟治疗方法，即在患者有意愿戒烟时给予他们使用经证实有效的戒烟药物及相对强化的戒烟咨询（如给予4次或更多的咨询，每次时间10分钟或更长）。

总之，烟草依赖是一种值得治疗的慢性疾病，需要反复干预。目前有使烟草依赖者摆脱成瘾甚至永久戒断的有效治疗方法。到目前为止，还没有其他临床干预方法像干预吸烟那样能够更有效的减少疾病、防止死亡和提高生活质量。

（解放军第309医院　陈立英）

第二十一章

糖尿病患者如何看
检查报告单

糖尿病是一种慢性疾病，需要糖尿病患者学会看检查报告单。本章介绍了如何查看尿糖、尿酮、尿糖、糖化血红蛋白、尿微量白蛋白的化验单，还介绍了如何查看糖尿病相关检查报告单，如下肢血流图检查，微循环检查，神经传导速度测量检查等。

744. 如何看尿糖检查报告单？

正常人每天从尿液中排出微量葡萄糖，一般不超过93毫克，尿糖定性检查为阴性；若24小时尿糖定量超过1000毫克，尿糖定性明显阳性，高度怀疑糖尿病，应进一步查血糖明确诊断。一般情况下，当血糖超过10mmol/L时，尿中出现尿糖，尿糖呈阳性，但老年糖尿病患者，即使血糖超过10mmol/L，尿糖也不会出现阳性，孕妇血糖正常时也可出现尿糖阳性，因此，不能单纯看尿糖阳性就诊断或排除糖尿病，还要通过血糖进一步检查来确诊。

745 如何看尿酮体检查报告单？

尿酮体检查是诊断糖尿病酮症或糖尿病酮症酸中毒的简便检查方法。酮体是脂肪氧化不完全的产物，包括β-羟丁酸、乙酰乙酸和丙酮，前两者是酮体的主要组成成分，分别占78%和20%，丙酮仅占2%，可见β-羟丁酸是导致糖尿病酮症的主要物质。一般情况下，尿酮体的出现表示血液中酮酸超过正常，提示有酮症或酮症酸中毒的出现，应进一步检查明确诊断。

746 如何看空腹血糖检查报告单？

空腹血糖检查常采用静脉抽血和血糖仪快速指尖血检查。静脉抽血查空腹血糖是诊断糖尿病最可靠的方法，当空腹血糖大于5.6mmol/L，小于6.9mmol/L时，可诊断为空腹血糖受损，需进一步做餐后2小时血糖或糖耐量检查；如果空腹血糖大于7.0mmol/L，经过2次重复测定结果相同，即可诊断糖尿病。

747 如何看餐后血糖检查报告单？

餐后2小时血糖是诊断和发现糖尿病的另一种重要方法。如果空腹血糖不高，餐后2小时血糖>11.1mmol/L，也可诊断糖尿病。如果餐后2小时血糖>7.8mmol/L，<11.1mmol/L，可诊断为糖耐量减低。因此，不能仅看空腹血糖正常就认为没有糖尿病。

748 如何看胰岛素功能检查报告单?

胰岛素功能检查是诊断糖尿病和区分糖尿病类型的可靠方法,也是反映胰岛 B 细胞贮备和分泌功能的指标。当患有糖尿病时,无论是空腹胰岛素水平还是胰岛素释放试验分泌曲线都与正常人明显不同,空腹胰岛素分泌减少,胰岛素水平降低,同时胰岛素分泌迟缓,高峰后移。1 型糖尿病患者空腹胰岛素水平在 5mU/L,服糖刺激后,胰岛素释放也不能随血糖升高而上升;2 型糖尿病患者空腹胰岛素水平正常或稍低,或高于正常,服糖刺激后,胰岛素释放随血糖升高而上升;峰值正常或高于正常,但峰值延迟,高峰后移。

749 如何看 C 肽检查报告单?

C 肽检查是判断糖尿病类型的重要方法,通过胰岛 B 细胞分泌,可反映胰岛 B 细胞贮备功能,C 肽没有胰岛素的生理作用,与胰岛素抗体无交叉反应。因此,在已经应用胰岛素的糖尿病患者治疗中,可准确反映 B 细胞功能。空腹 C 肽一般为 0.3~0.6 皮摩尔/毫升,服糖刺激后,1 型糖尿病患者 C 肽水平比空腹高 5~6 倍,C 肽水平呈低平曲线,2 型糖尿病患者 C 肽水平可在正常范围也可稍低,C 肽释放曲线呈高峰后移。

750 如何看糖化血红蛋白测定报告单?

糖化血红蛋白是血中葡萄糖与红细胞的血红蛋白相结合的产物。可反映出患者抽血前 2~3 个月的平均血糖水平。正常值为小于 6.5%,临床上通过此指标判断血糖控制情况及并发症的进展状态。

751 如何看尿微量白蛋白报告单?

尿蛋白是了解糖尿病肾病的依据。糖尿病肾病是糖尿病重要的并发症,可导致肾功能不全甚至肾衰竭,是导致死亡的主要因素之一。发现早期肾功能损害的指标是测定尿中的微量白蛋白含量,微量白蛋白尿是指白蛋白排泄率在 20~200μg/min,若>200μg/min则为临床糖尿病肾病。糖尿病患者一旦发现尿微量白蛋白>200μg/min 时,应及时治疗。

糖尿病患者病程>3年时应每年进行尿白蛋白排泄率检测，增高者应在3~6个月内复查。微量白蛋白尿是指尿清蛋白浓度超过健康人的水平，但常规尿蛋白测定为阴性的低浓度清蛋白，其范围为 20~200μg/m 或 30~300mg 总白蛋白/24 小时。微量白蛋白尿有助于早期发现糖尿病肾病。

752 如何看糖尿病微循环检测报告？

微循环是微动脉间微血管中的血液循环，直接与组织细胞发生密切关系，供给细胞营养，交换代谢产物，以维持机体各器官的生理功能。微循环灌流量减少，不能满足组织氧化代谢的需要，引起组织器官的功能不全或衰竭，是很多疾病发生的直接原因。监测部位多在甲襞，一般从微血管的形态、流态、管周三方面观测。判定结果分为：正常、大致正常、轻度异常、中度异常、重度异常 5 级。微血流测定：正常参考值为 >1000μm/s。糖尿病患者血流速度减慢；管径与管襻长度测定：管径增宽见于高脂血症、糖尿病患者；长度增加见于高血压、高血脂患者。

753 如何看下肢血流图测定？

下肢血流图是利用电阻抗原理测定下肢血流动力学状态的一种无创伤性的生物物理检查方法。不仅通过所描绘图形的分析来了解下肢搏动性血液供应情况、血管内的阻力以及血管弹性和血管的紧张度，还能定量地计算出被检下肢的搏动性血流量，可以比较客观地评定下肢血液循环在正常情况和病变情况下的状态，对诊断由糖尿病所致的周围血管病变有一定参考价值，同时还可以作为评定糖尿病周围血管病变治疗效果的一项客观指标。

754 如何看周围神经传导速度的测定？

糖尿病周围神经病变是糖尿病根常见的并发症之一，四肢周围神经传导速度的检测，可显示周围神经病变累及范围、部位和程度，能提供临床病变证据，还可作为周围神经病变治疗前后的监测指标。周围神经传导速度测定的神经有运动神经和感觉神经。运动神经是测定在电刺激神经时所获得的肌肉动作电位，感觉神经是测定电刺激神经末梢或神经干时所获得的神经诱发电位。周围神经传导速度测定的意义是糖尿病患者远端神经传导速度减慢多发生在其他神经症状之前，周围神经传导速度的测定对本病早期诊断有重要价值，可显示糖尿病性神经病变性质、累及范围和程度，结果与临床症状存在高度一致性。糖尿病患者在测定中可出现任何周围神经运动或感觉传导速度的减慢、远端潜伏期延长及肌肉或神经动作电位波幅的减低，最敏感的是感觉神经传导速度的减慢和动作电位波幅的减低，既可以单独出现在一条神经中，也可同时出现在多条神经中，各条神经之间传导速度的改变多不平行。

（解放军第 309 医院　陈立英）

案 例 分 析

1. 小张今年 35 岁，患糖尿病 1 年，小张一直不愿意把自己患有糖尿病的事情告诉同事和朋友，内心常常自责，长期的遮遮掩掩也让小张变得闷闷不乐，请问，小张应该怎么做呢？

首先，小张应该认识到得了糖尿病，并不是一件难以启齿的事情，不是自己的过错，无需自责，把患有糖尿病的事情告诉亲朋好友，不仅不用再因为隐瞒而烦恼，同时周围的人会在必要的时候提供帮助：比如低血糖的时候同事或朋友可以提供帮助，或者一些聚会的场合上，可以礼貌的避免暴饮暴食或过度饮酒；也可以避免因为工作导致的不规律的饮食运动等。同时坦然的参加一些糖友之间的交流活动，不仅会让自己保持愉快的心情，还会进一步学习到糖尿病知识和日常生活中糖尿病的自我管理，更有利于控制糖尿病病情。

2. 王大爷今年 60 岁了，患有糖尿病 15 年，今年刚查出糖尿病视网膜病变和糖尿病肾病，王大爷认为是自己忽略了自我管理才导致出现了糖尿病并发症，加大了运动量，每天运动 3 次，每次运动 1 小时，每次运动后都是大汗淋漓，运动了 1 周后发现自己常常出现低血糖，而且到医院发现蛋白尿增多了，请问王大爷的做法有哪些不当呢？应该如何去做？

运动的原则是量力而为，循序渐进，持之以恒，运动量、运动方式根据自己身体的实际情况来确定，运动时间也不宜过长，一般 30~40 分钟。王大爷已经出现了眼睛、肾脏的并发症，适当的运动有利于血糖的控制，但是过量的运动会有副作用：容易造成血糖的波动，出现低血糖；易导致心脑血管意外，由于运动加重心脏负担，使心脏缺血加重，引起心功能不全或诱发心绞痛、心肌梗死等；会加重微血管并发症：视网膜病变的患者过量运动后视网膜出血的可能性会增加，糖尿病肾病的患者，运动时会使肾血流量减少，蛋白尿排出增加，因此会加重肾脏病变。因此，王大爷正确的运动应该是：每周运动 5 次，每次运动时间在 30~40 分钟，时间在餐后 30 分钟开始运动，运动方式为散步，运动程度以身体微微发汗或感到轻度疲劳为宜。

3. 张大妈今年 52 岁，糖尿病 5 年，听说运动利于血糖的控制，会让并发症来的更晚些。所以她认为运动时出汗越多，效果越好，每次都是大汗淋漓，第二天起床的时候，肌肉酸痛。请问张大妈应该怎么通过自我感觉判断自己的运动是否合适有效？

运动量是否合适表现为糖尿病患者在运动后感觉到微微出汗或者轻度肌肉酸痛、疲劳，经过 5~10 分钟的短暂休息后症状消失，心率恢复到运动前水平。一般来说，糖尿病患者所选择的运动强度应是最大运动强度的 60%~70%。通常用心率来衡量运动强度。最大运动强度的心率（次/分钟）= 200 - 年龄。糖尿病患者运动强度应保持心率（次/分钟）=（200 - 年龄）×（60%~70%）。简易计算法为：运动时保持脉率（次/分钟）= 170 - 年龄。

运动强度还可根据自身感觉来掌握：全身发热、出汗，但不是大汗淋漓。糖尿病患者运动方式可分为有氧运动和无氧运动两种。有氧运动是指大肌肉群的运动，可消耗葡萄糖、动员脂肪，并使心肺活动加强。如慢跑、游泳、骑车等。无氧运动一般是指特定肌肉的力量训练，或短时间、高强度的运动，由于氧气不足，使乳酸生成增加，导致气急、肌肉酸痛等。如举重、百米赛跑等。糖尿病患者可进行中低强度的有氧运动，而不宜进行无氧运动。运动后感觉心情愉快，食欲睡眠良好，次日精力充沛；如果运动量过大，糖尿病患者在结束运动后 10~20 分钟心率仍未恢复常态，并感觉胸闷、气短，饮食、睡眠欠佳，次日全身乏力、酸痛；如果运动量不足会表现为患者在运动后无发热感、脉搏无明显变化，或在两分钟内迅速恢复正常。因此，运动量过大或不足均达不到运动治疗的目的。

4. 张大爷 50 岁了，糖尿病 6 年，张大爷所在的街道居委会召集社区老年朋友进行社区体育运动，其中有羽毛球和乒乓球等球类运动，请问像张大爷这样的糖尿病患者可以打羽毛球吗，应该注意哪些问题呢？

张大爷可以打羽毛球。打球时应注意以下问题：打球的场地需要平整，安全，避免脚踝或身体受伤；打球前要进行全面的体验和制定计划，还要注意选择大小合适且舒适的运动鞋和袜子；选择打羽毛球的时间不宜空腹，可以选择餐后 40 分钟或 1 小时开始运动。运动前后测血糖，运动前如果血糖大于 16.6mmol/L 且出现酮体，应避免运动。如果血糖大于 13.9mmol/l 但没有酮体，应谨慎运动。如果血糖小于 5.6mmol/l，应补充一些碳水化合物如主食类食物后再运动。

5. 李大妈 66 岁，糖尿病史 15 年，今年新确诊了糖尿病肾病，请问李大妈在饮食上应该注意哪些呢？

李大妈确诊了糖尿病肾病，饮食上就要注意低蛋白饮食、高钙低磷低钾饮食，减少盐的摄入量，适当增加碳水化合物。早期适度的低蛋白饮食主张每日膳食中的蛋白质按 0.6~0.8 克/公斤标准体重给予，还要在限量范围内提高优质蛋白的比率，比如：大豆、动物蛋白是优质蛋白，应达到 60%~70%。肾脏损害时对磷的排泄减少，导致血磷升高，而且对维生素 D_3 的合成能力减退，影响钙的吸收，血中钙的浓度降低，容易出现骨质疏松，膳食中可以适当的提高钙的含量，比如，含钙丰富的食物有：牛奶、酸奶等奶制品、鱼类、虾类等海产品、干果类、豆类食物，尽量降低磷的含量。

6. 张大爷 58 岁，糖尿病 10 年，血糖一直控制得很平稳，马上就要到夏季了，请问张大爷想安稳过夏季应该注意哪些呢？

　　张大爷患有糖尿病，要安稳过夏季应注意环境卫生，避免蚊虫叮咬，预防皮肤感染，因为糖尿病患者血糖高，容易合并皮肤感染；应开窗通风，避免空调，尽量使用自然风；夏季水果较多，吃水果时应在血糖控制平稳的情况下，注意控制量及时间，每天吃水果大小如同自己的拳头，分2次吃；注意补充水分，饮用白开水或淡茶水；注意监测血糖；适当运动，避免低血糖；保证足够的睡眠，生活作息时间要规律，不要熬夜，每天最好能保证有15~30分钟的午休。

　　7. 小王36岁，发现糖尿病1年，听周围的人说，糖尿病慢性并发症后果很严重，很担心会发生在自己身上，请问糖尿病慢性并发症是不可避免的吗？

　　严格控制高血糖、血脂紊乱和高血压等代谢综合征高危因素可显著降低糖尿病并发症的发生率。糖化血红蛋白每下降1%，可以降低糖尿病相关死亡风险21%，降低心肌梗死风险14%，降低微血管并发症风险37%，降低外周血管风险43%。而且血糖越早达标，在降低并发症方面所获得的益处就越大。

　　早期进行血糖控制的糖尿病患者，在10年后糖尿病的微血管病变风险、新发心梗的风险、死亡的风险仍然持续降低。因此，只要早诊断、早治疗、控制好血糖，慢性并发症是完全可以避免的。而对于已有轻、中度慢性并发症的糖尿病患者，血糖控制则可延缓原有慢性并发症的发展。所以，小王不用太担心，只要控制好血糖、血压、血脂等代谢指标，并发症就没有那么严重了。

　　8. 老李自从确诊为糖尿病后，只有第一次住院时做过眼部检查，认为自己眼睛一直没有什么症状，请问老李需要定期做眼部检查吗，该如何进行糖尿病视网膜病变的定期筛查呢？

　　糖尿病视网膜病变早期，患者常常没有典型症状，因此即使是没有糖尿病视网膜病变的糖尿病患者，也应该在确诊糖尿病后立即到眼科进行全面的散瞳眼底检查和视力评估，每年1次。如果眼底检查有出血点和血管瘤，每年1次，轻度、中度和重度非增殖性糖尿病视网膜病变患者，则分别需要每9个月、6个月和3个月检查1次。出现黄斑水肿的患者，每2~4个月检查1次。如果是增殖性病变的患者，需要每2~3个月检查1次。患有糖尿病的孕妇则需要在确定怀孕后立即进行眼底检查，并且3个月检查1次。所以，老李尽管认为自己眼睛没有什么症状，也需要定期做眼部检查。

　　9. 老王56岁，口服阿卡波糖（拜糖苹）及注射胰岛素治疗。一天，午餐后运动时出现心慌、出汗等低血糖的症状，立即自测血糖3.8mmol/L，王大爷进食了一些饼干后症状不缓解，服用了一些糖水后才缓解，请问老王对低血糖的处理有哪些不正确的地方呢？

　　阿卡波糖的作用是延缓碳水化合物在肠道中的分解，使葡萄糖的生成和吸收进入血液的速度变慢，因此双糖类或多糖类食物如米饭、面条、馒头、面包、饼干等均不能迅速升高血糖，必须直接摄入葡萄糖如白糖水、果汁等来迅速缓解低血糖。所以，此时老王应直接服用糖水或果汁来纠正低血糖。

10. 老李 78 岁，糖尿病 30 年，病情一直控制得很好，之所以能这样成功控制糖尿病，他从心里感激一个人，他的老伴张大妈。如果没有她的支持，他一定不会快乐的走在抗糖路上。请问家属如何更好地支持糖尿病患者的治疗？

糖尿病的治疗效果和家属的配合是分不开的，家属在精神上支持、鼓励患者，在生活上照顾患者可以更好地支持糖尿病患者控制病情。首先家属要增加对糖尿病的了解，认识到糖尿病虽然不能根治，但是可控可治的。糖尿病患者对家属的表情、态度及举止言行都十分敏感，因此无论患者病情如何，家属在患者面前都要镇定自若，使患者得到心理上的安慰和精神上的支持。要充分理解糖尿病患者的情绪波动，配合医务人员尽力解决患者的思想问题，一定不能给患者增添困扰，督促患者按时、按量服药，不要乱投医，以免耽误治疗。家属在遵守糖尿病饮食原则的基础上尽可能做品种多样、患者爱吃又富于营养的饭菜，鼓励患者少食多餐、饮食平衡，督促并陪伴患者饭后定时运动，以达到降低血糖、预防低血糖的作用。

11. 老赵 58 岁，糖尿病 15 年，医生告知他属于肥胖体型，要注意运动。请问中老年肥胖的 2 型糖尿病患者运动时有哪些注意事项呢？

中老年人由于年龄增大，各器官功能相对衰退。肥胖者更是如此，一些老年患者还会伴有不同程度的并发症，因此中老年患者在运动时要特别注意安全。因此在运动时要考虑以下几点：运动项目上可以选择长距离步行或远足、慢跑、打太极拳、游泳等；强度上：一般 40 岁的人心率在 140 次/分以内，50 岁心率在 130 次/分，60 岁心率在 120 次/分。运动频率上：中老年人机体代谢水平降低，疲劳后恢复时间延长，因此运动频率可根据具体情况增减，每周 3~4 次为宜，每次 30~40 分钟即可，运动中还要预防低血糖的发生以及摔倒等情况的发生。

12. 老李 72 岁，今年刚被确诊为糖尿病，老李担心不知道什么该吃，什么不该吃，每天都为吃饭发愁，请问老年糖尿病患者在糖尿病饮食上需注意哪些呢？

老年人由于活动量少，能量消耗少，饮食应该适当减少。禁忌吃高糖、肥腻及胆固醇高的食物，避免引起肥胖；多吃新鲜蔬菜，在血糖控制较好的情况下可适量吃些含糖量较低的水果，比如苹果、梨、柚子等；同时注意补充矿物质和微量元素，比如缺钙和磷能引起糖尿病并发症，可适当吃些含钙较多的牛奶、鸡蛋、豆制品、海带、海鱼、蔬菜等，而瘦肉、蛋、奶、紫菜等食物中含磷较丰富，同时注意三餐饮食要科学合理，所谓科学合理即是每餐饮食都有碳水化合物、蛋白质、脂肪、无机盐和维生素。

13. 老王 48 岁，糖尿病 9 年，这几天血糖特别高，因为牙龈发炎，食欲缺乏，饮食量减少。老王很困惑，为什么血糖还会那么高。请问糖尿病患者需要注意牙齿健康吗？该怎么做呢？

糖尿病患者容易合并口腔疾病，而且血糖过高会使伤口难以愈合。因此，糖尿病患者血糖过高就会使牙周病难以愈合，甚至加剧发展，同时，口腔中含有数百种细菌，其中有些细菌可以产生毒素，毒素入血，导致胰岛素受体不敏感，使得胰岛素不能有效发挥作用，所以牙周病也会导致血糖升高。因此糖尿病患者应注意牙齿健康，可以每年请牙医进行两次正规洗牙，同时注意口腔卫生，选择柔软的牙刷，每天至少刷牙两次。

14. 老李56岁，糖尿病15年，近三个月自觉手脚麻木，发凉，被医院确诊糖尿病神经病变，医生告知他将来有糖尿病足的风险，需要注意日常的足部护理？请问老李该怎么做呢？

糖尿病患者无论有没有糖尿病神经病变，都需要注意糖尿病足病的日常保健和护理。糖尿病患者注意足部保暖，观察皮肤表现，有无水疱、红肿、皮肤温度及动脉搏动情况，糖尿病患者的鞋子需要鞋内有足够空间，透气性良好，鞋底较厚硬而鞋内较柔软，能够使足底压力分布更合理。袜子可以选松口且透气性好的纯棉或者羊毛袜，裤子可以选羊毛裤或者棉裤，保证下肢及足部的血液循环。

每天检查脚，特别是足趾间隙；定期洗脚，用干燥柔软的毛巾擦干，尤其是擦干足趾间隙；洗脚时的温度不高于37℃；冬天不能用热水袋或者电热器等物品给足部加温以免烫伤；避免赤脚行走，不要在热的沙地上行走；避免自行修剪胼胝或用化学制剂处理胼胝及趾甲；穿鞋前要检查鞋内是否有异物；干燥的皮肤可以用油膏类护肤品，但避免在脚趾缝中涂抹；每天换袜子，不穿高过膝盖的袜子；水平的剪趾甲；由专业人员修剪胼胝或过度化的组织，必要时，找专科医生或护士来帮忙检查和诊治足部问题。

15. 老王62岁，糖尿病13年，双脚麻木5年，昨天外出登山后回家发现左脚足底有一水疱，自己用针挑破后，没有在意，3天后发现变黑，溃疡。请问老王应该怎么处理，同时外出时该如何预防下肢与足部损伤？

糖尿病患者一旦出现足部皮肤破溃，形成溃疡，无论大小和症状轻重，都要及时到医院糖尿病足专科或者血管外科就诊，而且不可以自行处理，以免贻误病情，导致更为严重的后果，如截肢甚至威胁生命。同时，糖尿病患者在外出时，由于长时间乘坐交通工具不活动，可能会出现下肢麻木、肿胀。因此，应注意定时活动下肢，常变化体位，或站或坐或走，也可以进行下肢按摩，促进血液循环。远足或登山容易引起运动损伤，注意保护踝关节和足部。穿合适的鞋袜，每天检查双足，如果有擦伤或者水疱，应及时就医。日常出行时需要经常检查鞋内有无沙石等异物。

16. 老张60岁，糖尿病14年，这几天频繁在夜间被噩梦惊醒，醒后心慌，饥饿，测血糖3.7mmol/L，进食后好转，老张对于夜间出现低血糖很担心，请问该如何减少夜间出现低血糖的发生？

血糖控制的越是严格，低血糖的发生率越高，因此，对于老年糖尿病患者来说，血糖控制不宜过于严格，遵医嘱适当减少夜间使用的药物剂量，不要自行增加胰岛素用量。另外，监测血糖很重要，尤其是睡前血糖，对于预测夜间出现低血糖很关键，如果睡前血糖低于5.6mmol/L，可以适当加餐，例如喝一杯牛奶，同时，患者及家属应该了解低血糖的症状如心慌、手都、饥饿、出虚汗等及出现低血糖后的处理方法，当发生症状时及时自测血糖，及时进食含糖丰富的食物如糖水、果汁等迅速纠正低血糖，避免严重后果。

17. 老王 60 岁，糖尿病 5 年，一天突然觉得心慌、出汗，饥饿，测血糖 3.2mmol/L，进食 3 块巧克力，症状不缓解，又喝了半瓶可乐后缓解。请问老王对于低血糖的处理哪些不当，发生了低血糖我们该如何正确处理呢？

出现了低血糖后应迅速进食糖类食物 15～20 克，例如糖果、糕点、糖水或者含糖饮料等，巧克力含有脂肪，吸收速度缓慢，因此不适合低血糖后选择加餐的食物，加餐后 15 分钟复测血糖，血糖出现回升，但是距离下一次进餐时间大于 6 小时以上，可以进食蛋白质类食物或者碳水化合物，如果为餐前低血糖，在加餐后，可以正常进行下一餐。如果低血糖症状较重，没有昏迷的患者，有吞咽能力的，家属可以把白糖放入口夹和牙齿之间，让患者含化，如果患者已经昏迷，切勿喂食，防止发生吸入性肺炎，应该立即送到医院进行救治。

18. 老王 58 岁，糖尿病 2 年，口服诺和龙控制血糖，近期朋友聚会频繁。老王经常空腹饮酒，结果半夜出现了低血糖，请问糖尿病患者能喝酒吗，该怎么喝呢？

空腹饮酒容易引起低血糖，因为酒精会减少和抑制糖原异生，同时减弱了低血糖时升糖激素的释放，从而增加了低血糖的发生；酒精刺激胰岛素分泌增多，从而增加低血糖的发生几率，同时酒精还可以促进降糖药如磺脲类药物的作用。同时大量的饮酒还可以加快血糖上升，造成血糖的波动，所以糖尿病患者可以选用低浓度的啤酒、果酒，以红葡萄酒为佳，因为红酒对预防心血管疾病有益。同时限制饮酒量，不超过 1～2 份标准量/日，一份的标准量为：啤酒 185ml，清淡啤酒 375ml，红酒 100ml，各约含酒精 10 克。同时注意避免空腹饮酒，以及饮酒后的血糖监测，防止发生低血糖。

19. 老张 56 岁，糖尿病 4 年，近期老伴发现老张经常闷闷不乐，不喜欢出门，经常发呆，带老张到医院看医生后，医生判断老张是出现了糖尿病抑郁的情况，请问对糖尿病抑郁的患者该如何做家庭护理呢？

糖尿病也是一种心理疾病，出现抑郁很常见。首先治疗抑郁的药物发挥着重要的作用，但是患者不能单纯靠药物而忽视生活和心理方面的调理。首先家属应该帮助患者树立起长期与疾病作斗争的决心，有战胜疾病的坚定信念；其次家属鼓励患者学会倾诉，争取旁人的关心和帮助，多与患者沟通交流；生活要规律，注意规律饮食和适当运动，运动不仅能降低血糖，而且还有利于缓解抑郁的情绪；扩宽自己的兴趣范围，集中注意力做一些自己感兴趣的事情。培养对生活的幽默感，调整好心态；经常与人交往，参加集体活动，交友尽可能选择幽默的朋友，集体活动以轻松娱乐为主。

20. 小王 27 岁，刚发现糖尿病，认为不吃主食可以降低血糖，请问糖尿病患者可以不吃主食吗？

饮食是糖尿病治疗的基础应做到：食物品种多样化，全面获得营养，四大类食品不可缺：谷薯类、菜果类、肉蛋奶豆类、油脂类，粗细粮搭配，荤素食搭配，干稀食搭配，勿挑食，勿偏食。简单饮食 1，2，3，4，5：每天 1 袋牛奶；每天 200～250g 碳水

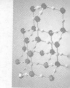

化合物；每天 3 个单位优质蛋白（1 单位优质蛋白＝猪肉 1 两＝鱼 2 两＝鸡蛋 1 个）；4 句话：有粗有细，不甜不咸，少吃多餐，七八分饱，每天 500g 蔬菜。

　　糖尿病患者根据病情、食欲、身高、体重、年龄、劳动强度和环境条件确定每日所需能量，合理安排每日摄入的食物量。这是糖尿病饮食干预的基础和前提条件。糖尿病患者确定每日总量后，就进入到饮食的搭配阶段，而主食量就是第一步，主食（大米、玉米、小米、面粉等）主要含碳水化合物，是全天食物热量的主要来源。糖尿病患者是需要控制主食的摄入量，但不是越少越好。主食中所含的碳水化合物有刺激胰岛素分泌的作用，因此许多糖尿病专家建议碳水化合物的比例要在合适的范围，主张每日碳水化合物的比例不低于 50%。

（中日友好医院　李阳溪）

参 考 文 献

1. 中华医学会糖尿病学分会. 中国动态血糖监测临床应用指南（2012年版）. 中华糖尿病杂志，2012，4：582-590.

2. 《中国糖尿病外科治疗专家指导意见》（2010）.

3. 中华医学会糖尿病学分会. 中国2型糖尿病防治指南（2013年版）. 北京：北京大学医学出版社，2014.

4. 国际糖尿病足工作组：糖尿病足国际临床指南（许樟荣，敬华译）. 北京：人民军医出版社，2003.

5. 王玉珍，译. 糖尿病足病的流行病学和分级. 国外医学内分泌学分册，2004，24（5）：301-302.

6. 李红，李军. 前2滴末梢血在微量法血糖检测时差异的探讨. 中国实用护理杂志，2005，21（12）：16.

7. 郭晓蕙，孙子林. 中国糖尿病运动治疗指南. 北京：中华医学电子音像出版社.

8. 陈伟. 中国糖尿病营养治疗治疗指南解读.

9. 郑成竹，丁丹. 国内开展手术治疗糖尿病的原则及相关问题. 中国实用外科杂志，2010，30（7）：574-577.

10. Mitka M. Bariatric surgery continues to show benefits for patients with diabetes. JAMA，2012，307（18）：1901-1902.

11. Schauer PR，Kashyap SR，Wolski K，et al. Bariatric surgeryversus intensive medical therapy in obese patients with diabetes. N Engl J Med，2012，366（17）：1567-1576.

12. Toghaw P，Matone A，Lenbury Y，et al. Bariatric surgery and T2DM improvement mechanisms：a mathematical model. Theor Biol Med Model，2012，9（1）：16.

13. 文海，张学利，章勇，等. 不同胃转流术式治疗2型糖尿病的疗效研究. 中国临床医学，2010，3（17）：442-444.

14. Lee WJ，Wang W，Lee YC，et al. Effect of laparoscopicmini-gastric by-pass for type 2 diabetes mellitus：Com-parison of BMI>35 and<35kg/m^2. J Gastrointest Surg，2008，12（5）：945-952.

15. 李威杰. 全球手术治疗糖尿病最新进展. 中国实用外科杂志，2010，30（7）：571-573.

16. 许曼音.《享受健康人生：糖尿病细说与图解》. 上海：上海科学技术文献出版社.

17. 胡绍文. 实用糖尿病学. 北京：人民军医出版社（第二版），2003：8.

18. 王君，舒仪琼. 2型糖尿病骨质疏松症发病机制研究进展. 中医药临床杂志，2012，24（2）：183-184.

19. 刘素荣，刘瑞霞，程益春，等. 糖尿病并发骨质疏松症的机制探讨. 山东中医药大学学报，2001，25（2）：88.

20. 卢明，赵莉娟. 糖尿病骨质疏松症的发病机理及影响因素研究进展. 山西中医学院学报，2010，11

（4）：73-75.

21. Kannikar W，NarattapholC. Osteoporosis in diabetes mellitus：Pos-sible cellular and molecular mechanisms. World J Diabetes，2011，15（3）：41-48.
22. Bandeira E，Neves AP，Costa C，et al. Association between vascularcalcification and osteoporosis in men with type 2 diabetes. J Clin Densitom，2012，15（1）：44-60.
23. Jeon CY，Murray MB，Baker MA. Managing tuberculosis in pa-tients with diabetes mellitus：why we care and what we know. Expert Rev Anti Infect Ther，2012，10（8）：863-868.
24. Jiménez-Corona ME，Cruz-Hervert LP，García-García L，et al. As-sociation of diabetes and tuberculosis：impact on treatment andpost-treatment outcomes. Thorax，2013，68（3）：214-220.
25. 陈灏珠，林果为. 实用内科学. 第 13 版. 北京：人民卫生出版社，2009：1271.
26. 中华医学会结核学会. 肺结核诊断和治疗指南［S］. 中华结核和呼吸杂志，2001，2（24）：70-74.
27. 郭茹，杜亚东. 肺结核合并糖尿病 46 例临床分析. 临床肺科杂志，2012，17（12）：2216-2217.
28. 奚志鹰，倪庆红. 肺结核合并糖尿病 75 例临床分析. 临床肺科杂志，2012，17（4）：652-654.
29. 中华医学会. 临床诊疗指南-结核病分册. 北京：人民卫生出版社，2004：86.
30. 周顺祥. 糖尿病与高脂血症及高尿酸血症的关系. 检验医学与临床，2009，6（1）：53-54.
31. 中国成人血脂异常防治指南制订联合委员会. 中国成人血脂异常防治指南. 中华心血管病杂志，2007，35（5）：390-413.
32. 裘晓富. 实用糖尿病诊治. 北京：人民卫生出版社，1998：257.
33. 蔡永敏，杨辰华，王振涛. 糖尿病临床诊疗学. 上海：第二军医大学出版社，2006：270-271.
34. 原发性骨质疏松诊治指南讨论稿（2011 年）. 中华医学会骨质疏松和骨矿盐疾病分会，2011.
35. 杨文英. 糖尿病防治现代观念，北京：西苑出版社，2006.
36. 邢秋玲. 糖尿病患者规范化教程. 天津：天津科学技术出版社，2009.